HOMÖOPATHIE FÜR FRAUEN

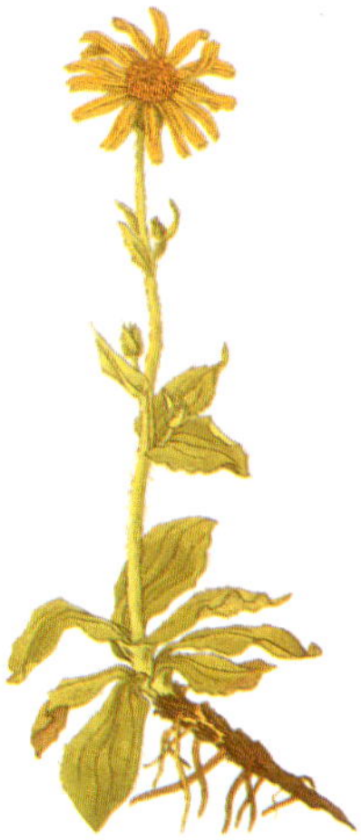

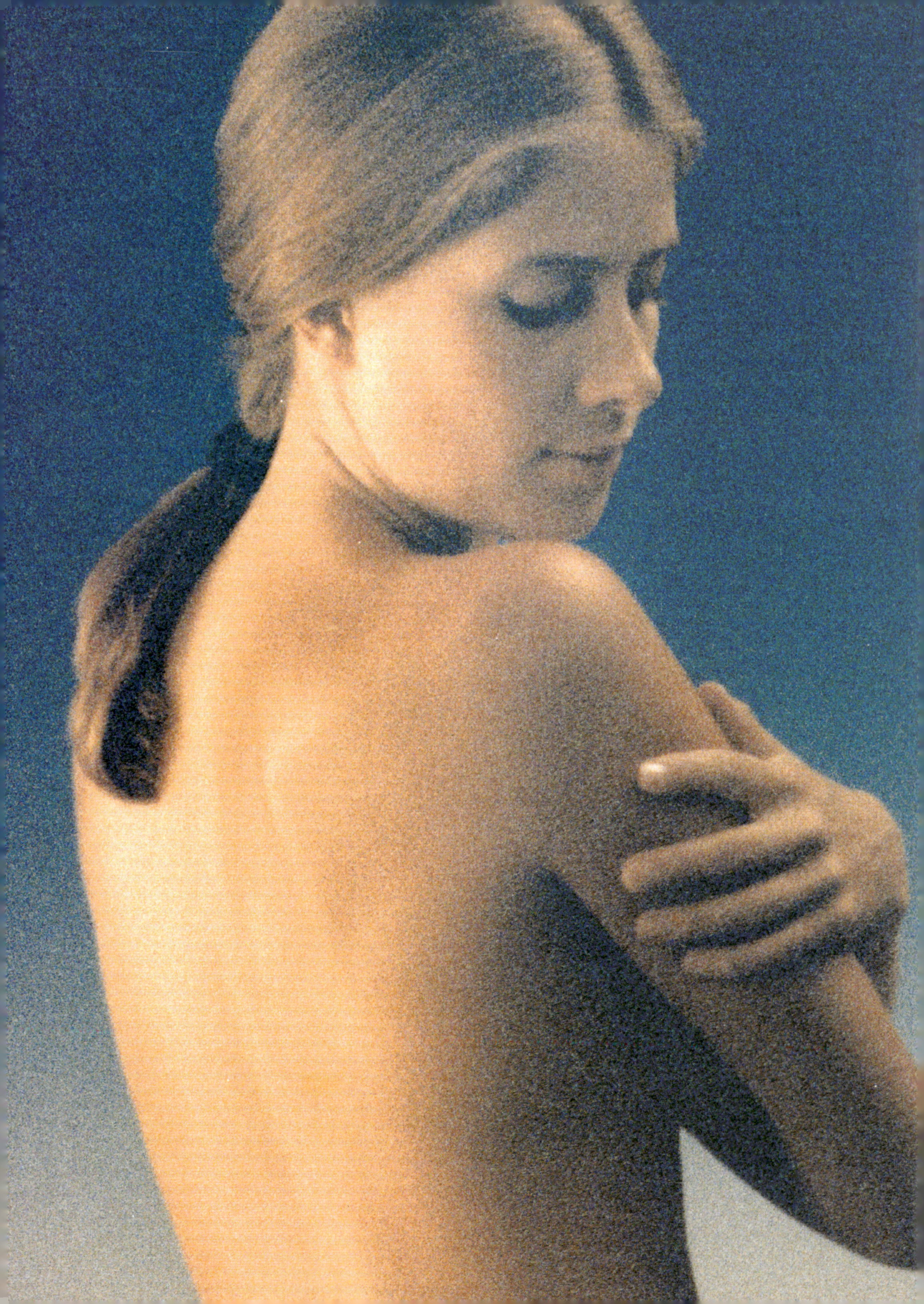

HOMÖOPATHIE FÜR FRAUEN

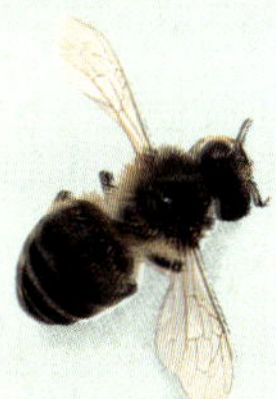

Barry Rose
Christina Scoot-Moncrieff

KÖNEMANN

Hinweis des Herausgebers
Die in diesem Buch gegebenen Informationen können keinesfalls eine fachmännische Diagnose oder Behandlung ersetzen. Bei ernsten Erkrankungen oder in Zweifelsfällen ist ein Arztbesuch dringend anzuraten.

Originaltitel: Homeopathy for Women.

Übersetzung aus dem Englischen: Waltraud Grützner
Lektorat: Sabine Meyer
Satz: Easy Pic Library GmbH, München

Projektkoordination: Dr. Birgit Wüller
Herstellung: Ursula Schümer

Druck und Bindung: Kossuth Printing House Co., Budapest
Printed in Hungary

ISBN 3-8290-3963-8
10 9 8 7 6 5 4 3 2 1

Inhalt

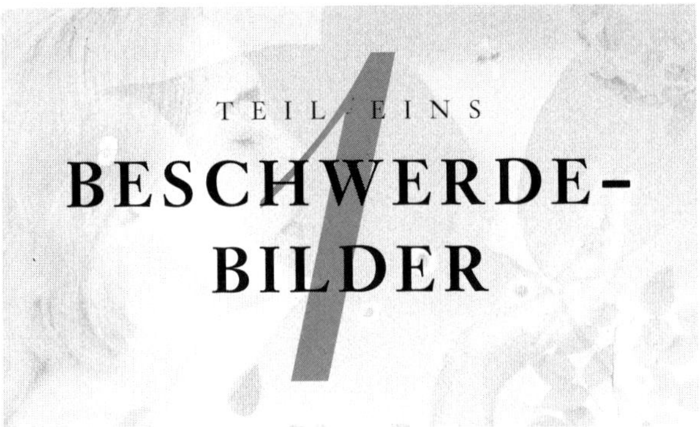

KAPITEL 1

BRÜSTE, FORTPFLANZUNGSORGANE & HARNWEGE

Seite 14

KAPITEL 2

SCHWANGERSCHAFT, GEBURT & WOCHENBETT

Seite 32

KAPITEL 3

DIE MENOPAUSE

Seite 50

KAPITEL 4

KOPF & HALS

Seite 60

KAPITEL 5

BRUSTRAUM, HERZ & KREISLAUF

Seite 74

KAPITEL 6

DER VERDAUUNGSAPPARAT

Seite 86

KAPITEL 7

HAUT, GELENKE & MUSKELN

Seite 98

KAPITEL 8

STOFFWECHSELSTÖRUNGEN

Seite 110

KAPITEL 9

PSYCHISCHE PROBLEME

Seite 116

KAPITEL 10

NOTFÄLLE

Seite 134

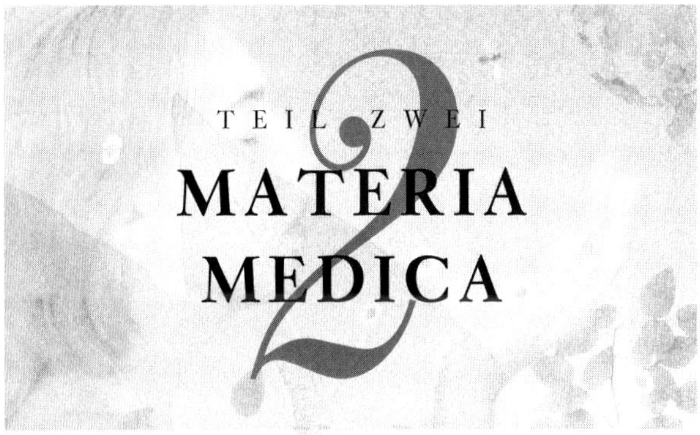

KAPITEL 11

WICHTIGE HOMÖOPATHISCHE MITTEL

Seite 146

Vorwort

Mein Interesse an der Homöopathie reicht in meine Studienzeit zurück. Damals begann ich als Medizinstudent zu erkennen, daß vielen Krankheiten vorgebeugt werden kann. Obwohl unser Geist und Körper unser wertvollstes Gut sind, setzen wir sie von Zeit zu Zeit oft extremer und unnötiger Belastung aus. Einige dieser Belastungen sind nur schwer vermeidbar. Die Umweltverschmutzung nimmt rasant zu. Kummer, Streß und Angst sind allgegenwärtig. Oft essen wir Dinge, auf die wir allergisch oder empfindlich reagieren und die uns daher nicht guttun. Ich begann mich jedoch zu fragen, ob nicht vielleicht die Arzneimittel selbst, die wir zur Behandlung von Krankheiten einsetzen, zu diesen Risiken beitragen und doch nicht so unbedenklich sind, wie gemeinhin angenommen wird. So begann ich, nach Alternativen zur Schulmedizin zu suchen, um herauszufinden, ob diese Vermutung wirklich stimmte.

Während meiner schulmedizinischen Ausbildung erkannte ich, daß mit modernen Arzneimitteln bisweilen Mißbrauch getrieben wird. Fast scheint es, als ob sie zu gut in ihrer Wirkung seien. Sie sind so stark, daß sie oft vielfältige Nebenwirkungen haben und zu Störungen von Organsystemen führen können, für die sie eigentlich gar nicht gedacht sind. Anders gesagt: Sie können krankmachen. Manchmal überwiegen die Beschwerden einer Erkrankung bei weitem die Risiken der verwendeten Arzneimittel. In dieser Situation muß genau überlegt werden, wie man bei der Behandlung vorgeht. Als homöopathischer Arzt verfüge ich jedoch über eine andere Behandlungsmethode, die sicher und frei von Nebenwirkungen ist und bei vielen Erkrankungen zu einer schnellen und sanften Genesung führt. Homöopathie ist allerdings kein

Allheilmittel und muß wie jede andere Therapieform verantwortungsvoll eingesetzt werden.

Die Homöopathie ist ein Teilgebiet der Komplementärmedizin. Diese Bezeichnung wird anstelle von „Alternativer Medizin" verwendet, weil sie nicht nur statt einer allopathischen Arznei eingesetzt wird, sondern im Bedarfsfall auch in Ergänzung dazu. Es spricht nichts dagegen, die beiden Systeme, d. h. Schulmedizin und Homöopathie, zusammen anzuwenden. Im Gegenteil, wenn dies der Fall ist, stellt man häufig fest, daß eine erheblich niedrigere Dosis der allopathischen Arznei nötig ist. Wo immer es möglich ist, verwende ich natürlich ausschließlich homöopathische Mittel und habe in vielen Praxisjahren herausgefunden, daß ein sehr hoher Prozentsatz von Krankheitsfällen durch homöopathische Behandlung therapiert werden kann.

In einigen Fällen, die in diesem Buch aufgeführt sind, ist eine ausschließliche Selbstmedikation nicht ratsam, aber selbst dann kann eine homöopathische Behandlung vorübergehend bis zum Arzttermin eingeleitet oder das homöopathische Mittel zusammen mit den vom Arzt verordneten Medikamenten verabreicht werden. Heutzutage wissen viele Ärzte, daß die Homöopathie bei der Behandlung von Krankheiten etwas zu leisten vermag und begrüßen deren Anwendung.

Und schließlich vervollkommnet man seine Kenntnisse durch die praktische Anwendung. Je öfter Sie also homöopathische Mittel anwenden, desto mehr Sicherheit im Umgang damit erwerben Sie. Auf diese Weise werden Sie den Beweis für die Wirksamkeit sehen und fühlen können.

Dr. Barry Rose

Einleitung

Seit etwa 200 Jahren werden die verschiedensten Krankheiten sanft und wirkungsvoll homöopathisch behandelt. Homöopathie heißt wörtlich übersetzt »ähnliche Leiden«. Dies beschreibt das Prinzip der homöopathischen Behandlung, wonach Krankheiten durch eine Substanz geheilt werden können, die beim gesunden Menschen genau die gleichen Symptome erzeugt. Dieses Wirkprinzip wurde von Hippokrates vor 2400 Jahren erkannt. Systematische Anwendung jedoch erfuhr es erst, als Dr. Samuel Hahnemann (1755–1843) mit neuen Behandlungsmethoden experimentierte.

Hahnemann versammelte eine Gruppe gesunder Menschen um sich, die die Substanz einnahmen, die er

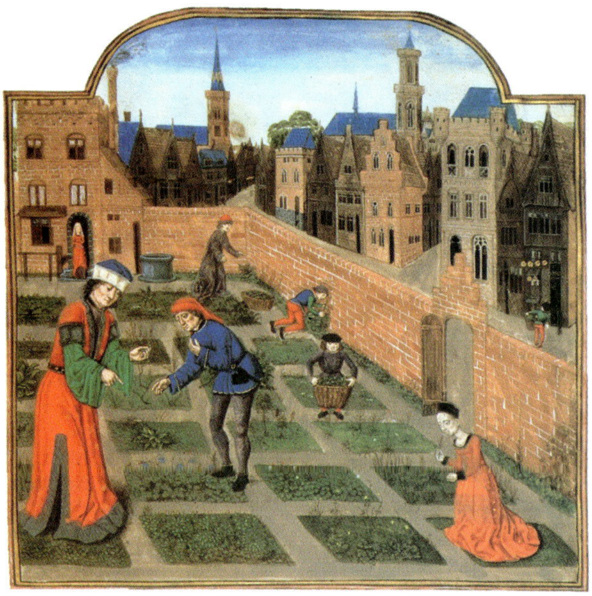

Schon im Mittelalter erkannte man die Heilkraft der Kräuter als Heilmittel bei Krankheiten. Oft wurden sie zu medizinischen Zwecken in Gärten angebaut, so wie in diesem Stadtgarten.

gerade untersuchte, und beschrieb anschließend ihre Symptome. Dabei setzte er anfangs Kräuter und später andere Stoffe ein, hierunter auch die zur damaligen Zeit üblichen Arzneien Arsen und Quecksilber. Diese Versuche wurden als Erprobung bezeichnet. Sie bildeten die Grundlage der Rezepturen, die Hahnemann später an Kranke mit den gleichen Symptomen gab. Die Einnahme von Arzneien, die die gleichen Symptome hervorriefen, unter denen ein Patient bereits litt, führte manchmal zu einer *Verschlimmerung* der Symptome. Um dies zu vermeiden, entwickelte Hahnemann ein Arzneiherstellungsverfahren, bei dem das Ausgangsmedikament, auch *Urtinktur* genannt, systematisch verdünnt und zwischen jedem einzelnen Verdünnungsvorgang kräftig verschüttelt wurde. Zu seiner Überraschung verstärkte diese Methode die Wirkung der Arznei. Er nannte dieses Verfahren Potenzierung und die entstandenen Arzneien *Potenzen.*

Auch heute noch kommt Hahnemanns Methode zur Anwendung. Die Urtinktur wird entweder in Dezimalpotenzen 1:10 oder in Centesimalpotenzen 1:100 verdünnt. Die Anzahl der Verschüttelungen, die eine Arznei durchlaufen hat, wird durch eine Zahl auf jeder einzelnen Flasche festgehalten. Diese Zahl wird meist direkt hinter der Bezeichnung der Arznei angegeben. Der Verschüttelungsgrad wird durch einen Buchstaben markiert. So bedeutet D, daß die Lösung 1:10 verdünnt wurde, während sich der Buchstabe C auf Verschüttelungen von 1:100 bezieht. Ist eine Arznei mit C6 bezeichnet, dann wurde die Urtinktur sechsmal 1:100 verdünnt. Eine C1000-Lösung wird meist als M-Potenz bezeichnet.

Die Verabreichung solch minimaler Dosen ist immer noch umstritten, da die Ausgangssubstanz irgendwann stofflich nicht mehr nachweisbar ist. Die Chemie lehrt uns, daß dies etwa ab der Potenz C12 geschieht. Wie aber können dann die Hochpotenzen wirken? Man nimmt an, daß die Arznei während des Verschüttelungsvorgangs eine Art Botschaft in den Lösungen hinterläßt. Diese Botschaft wird irgendwie an den Körper weitergeleitet und regt ihn zur Selbstheilung an.

Die Lebenskraft

Hahnemann ging davon aus, daß der Körper über eine Selbstheilungskraft verfügt. Er nannte dies die Lebenskraft. Er nahm an, daß diese Kraft im Krankheitsfall gestört ist und durch homöopathische Arzneien wiederhergestellt werden kann. Die Wahl des Arzneimittels hängt dabei von den auftretenden Symptomen ab, dem sogenannten Krankheitsbild.

Bei längeren Krankheiten kann die Lebenskraft einen guten Schutz gegen das Fortschreiten der Krankheit aufbauen, aber im Laufe der Zeit verschlimmert sich die Krankheit. Ein *Symptomenmittel* kann zwar Linderung bewirken, wird aber selten diese Art von Krankheit heilen, so daß ein *Konstitutionsmittel* benötigt wird. Die Wahl eines solchen Mittels ergibt sich aus der Persönlichkeit und dem Erscheinungsbild des Patienten.

Zu diesem Buch

Der erste Teil dieses Buches befaßt sich mit frauenspezifischen Beschwerden. Teil zwei ist der *Materia Medica* gewidmet. Hier sind 50 der bekanntesten Arzneimittel beschrieben. So wählen Sie das Mittel aus, das am besten zu Ihrem Beschwerdebild paßt:

- Benutzen Sie das Inhaltsverzeichnis und/oder den Index, um das Stichwort zu finden, das auf Ihr Problem zutrifft.
- Lesen Sie sich die Symptome durch, und finden Sie die heraus, die am ehesten den Ihren entsprechen, um so die passendste Arznei auswählen zu können.
- Schlagen Sie unter dem Teil *Materia Medica* nach, um die Bestätigung für Ihre Mittelwahl zu erhalten. Die Einführung in die *Materia Medica* wird Ihnen helfen, sich in diesem Teil des Buches zurechtzufinden.
- Vor der Einnahme der Arznei sollte die letzte Mahlzeit mindestens eine halbe Stunde zurückliegen. Auch sollte der Mundraum frei von anderen starken Geschmacksstoffen sein (Pfefferminz, Zahnpasta oder Tabak). Wenn im Notfall keine Wartezeit eingehalten werden kann, sollten Sie den Mund vor der Einnahme der Arznei möglichst mit Wasser ausspülen.
- Lassen Sie das Mittel langsam im Mund zergehen.

Ein Behandlungszyklus

- Tritt eine Besserung ein, dann nehmen Sie die Arznei weniger häufig ein und setzen diese bei Beschwerdefreiheit ganz ab. Bei erneutem Auftreten der Symptome sollten Sie die empfohlene Arznei wieder einnehmen.
- Kommt es zur Verschlimmerung irgendeines Symptoms, dann sollten Sie die Einnahme der Arznei ganz einstellen. Auch bei stark verdünnten und potenzierten homöopathischen Arzneien kann es vorkommen, daß Sie eine Art »Erprobung« durchmachen oder eine Symptomverschlimmerung eintritt (siehe oben). Das ist nicht unbedingt ein schlechtes Zeichen, sondern spricht im Gegenteil für die Wirksamkeit der Arznei. Innerhalb von ein oder zwei Tagen läßt die Reaktion auf das Mittel fast immer nach, und die Symptome klingen ab. Halten einige Symptome an, so nehmen Sie die Arznei versuchsweise ein paar Mal in einer höheren Potenz ein. Es ist jedoch in diesem Fall auch angeraten zu prüfen, ob nicht etwa doch ein anderes Mittel in Frage kommt. Im Zweifelsfall sollten Sie einen Homöopathen zu Rate ziehen. Bei stark ausgeprägter Symptomatik oder bei anderen gesundheitlichen Beschwerden sollten Sie sich an einen Arzt wenden.

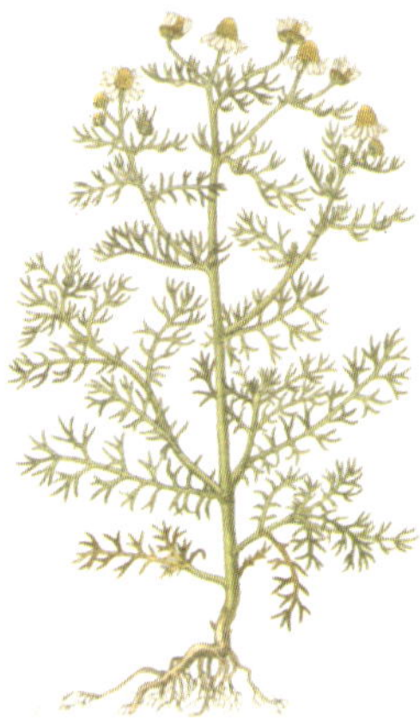

Aus der Tinktur der Kamillenpflanze wird die homöopathische Arznei Chamomilla hergestellt.

- Dauern einige Symptome immer noch an, während andere gerade abklingen, dann sollten Sie das Mittel weniger häufig einnehmen und schließlich ganz absetzen.
- Wenn einige Beschwerden weiterhin bestehen bleiben, werden Sie eine andere Arznei brauchen.
- Kommen neue Symptome hinzu, dann sollten Sie das Mittel absetzen. Alle homöopathischen Arzneimittel besitzen ein breiteres Wirkungsspektrum als in diesem Buch aufgeführt, und Sie könnten quasi einer »Erprobung« unterliegen (siehe oben). Bei anhaltenden Beschwerden sollten Sie das Mittel wechseln.
- Bleiben Ihre Symptome unverändert bestehen, versuchen Sie, eine passendere Arznei zu finden.
- Wenn Sie die Entwicklung beunruhigt, sollten Sie einen Homöopathen zu Rate ziehen. Suchen Sie Ihren Arzt auf, *bevor* Sie die Einnahme herkömmlicher Arzneimittel abbrechen oder die Dosierung ändern. Sie sollten Ihren Homöopathen auch immer über Medikamente informieren, die Ihnen Ihr Arzt verordnet hat.

Weiterführende Hilfe

Homöopathische Arzneimittel sind in Apotheken erhältlich. Obwohl immer mehr Hausärzte Homöopathika verordnen, sollten Sie sich an einen Arzt wenden, der über eine Zusatzqualifikation für Homöopathie verfügt. Beachten Sie hierzu auch die Adressenliste auf S. 173.

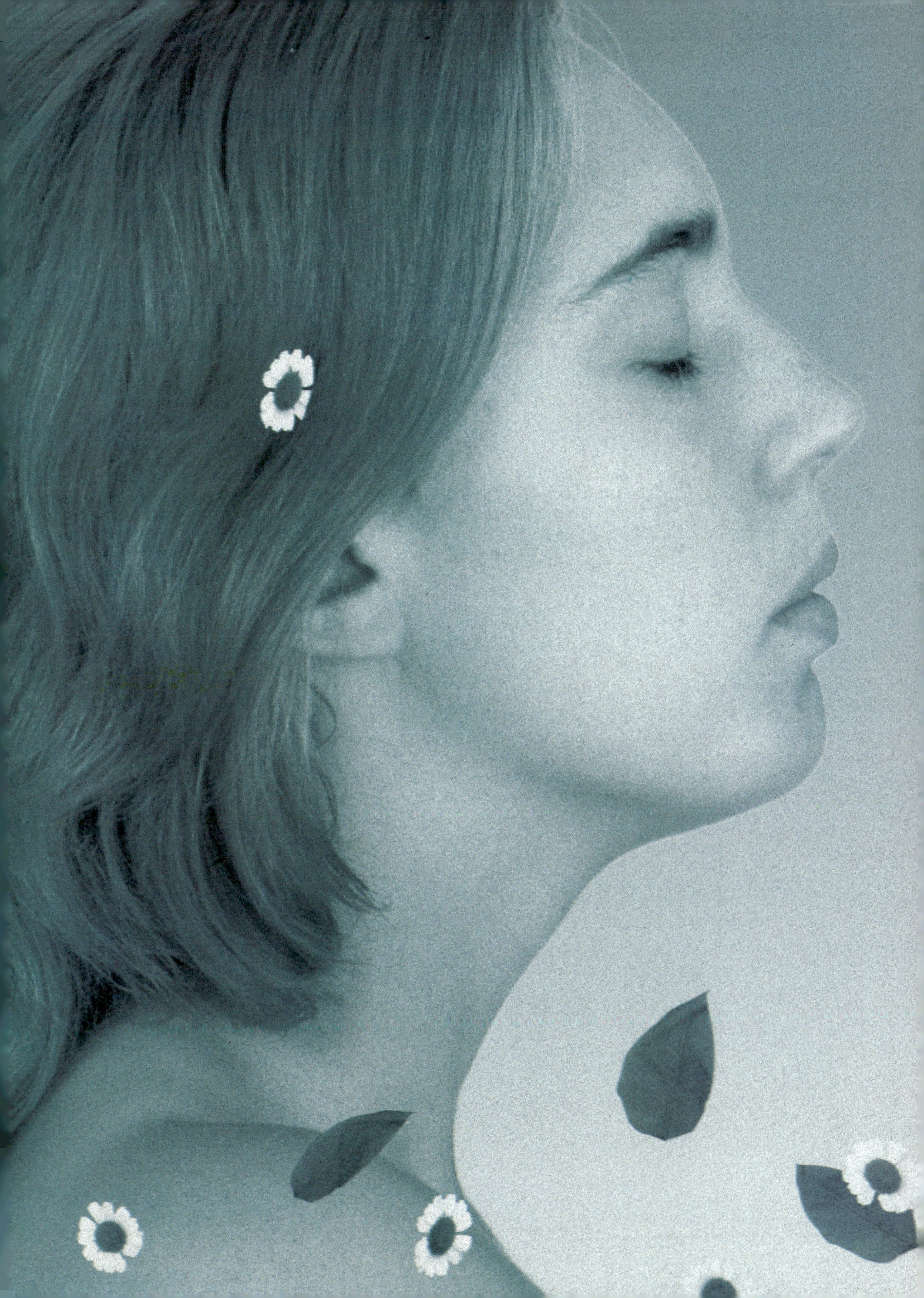

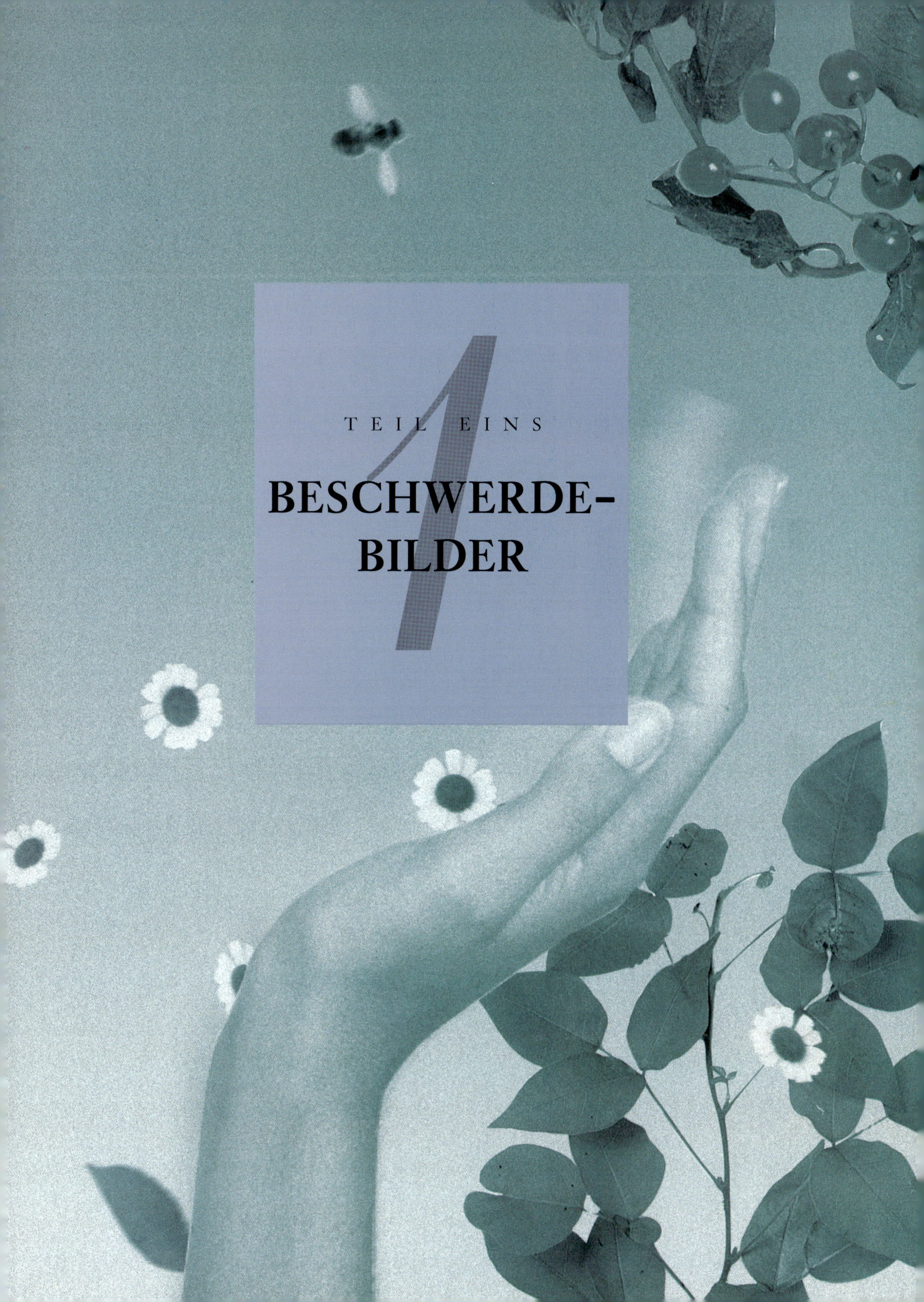

TEIL EINS

BESCHWERDE-BILDER

KAPITEL 1

BRÜSTE, FORTPFLANZUNGSORGANE & HARNWEGE

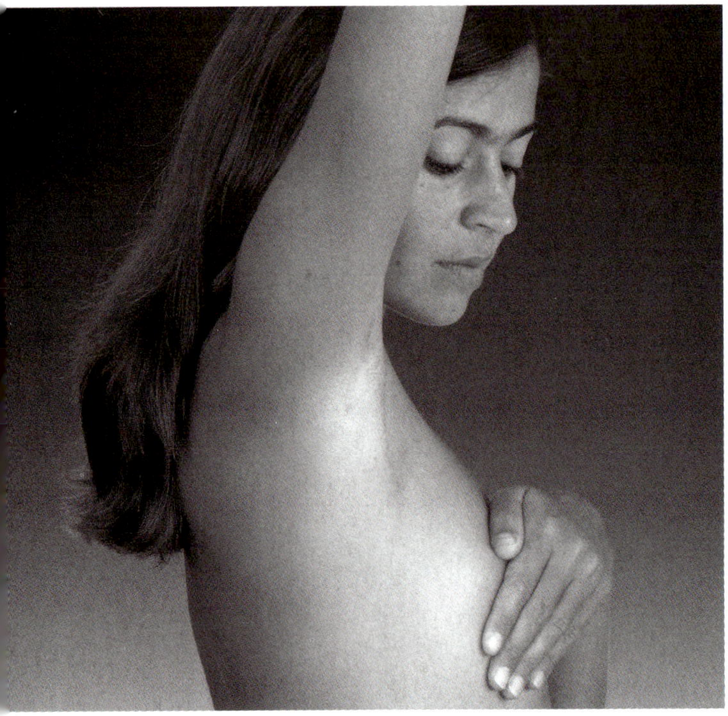

IM GEBÄRFÄHIGEN ALTER finden im Körper der Frau regelmäßige Veränderungen statt, die auf den monatlichen Schwankungen der Hormonspiegel beruhen. Kurz nach der Periode, wenn sich die Eierstöcke auf den Eisprung (Ovulation) vorbereiten, setzen sie das Hormon Östrogen frei. Die Schleimhaut der Gebärmutter (Uterus) beginnt, sich in Bereitschaft für eine Schwangerschaft zu verdicken. Nach dem Eisprung geben die Eierstöcke das Hormon Progesteron ab, das die Gebärmutter weiter auf die Aufnahme eines befruchteten Eies vorbereitet. Wird das Ei nicht befruchtet, kommt es zu einem Absinken der Hormonspiegel.

Schmerzende Brüste sind oft vor der Periode zu beobachten. Die Ursache hierfür dürfte hormonellen Ursprungs sein.

Menstruationsbeschwerden und das sogenannte prämenstruelle Syndrom führen Frauen häufig zum Arzt. Dies sind Beschwerden, bei denen sich die Homöopathie als hilfreich erweist. Falls die in diesem Kapitel (s. a. S. 55 Geschwulste) vorgeschlagenen Mittel wirkungslos bleiben sollten, empfiehlt sich die Verordnung eines Konstitutionsmittels.

DIE BRÜSTE

Unter dem Einfluß der Sexualhormone vergrößern sich die Brüste während der Pubertät. Anfangs kann es sein, daß eine Brust größer ist als die andere, aber später sind sie etwa gleich groß. Während des Menstruationszyklus, während der Schwangerschaft und Stillzeit und nach der Menopause verändert sich jedoch die Größe der Brüste.

Schmerzen in den Brüsten sind ein weitverbreitetes Symptom, das kurz vor dem Einsetzen der Menstruation am schlimmsten ist. Wahrscheinlich liegt die Ursache in geringen Schwankungen bei der Steuerung der Geschlechtshormone. Wenn Sie Schmerzen verspüren sollten und vor allem gleichzeitig Knoten oder Verdickungen in den Brüsten tastbar sind, sollten Sie Ihren Arzt aufsuchen, der Ihnen normalerweise sagt, daß dies kein Grund zur Beunruhigung ist. Vorstadien von Brustkrebs sind nur selten schmerzhaft.

Die Hauptfunktion der weiblichen Brüste ist das Stillen eines Babys, aber sie sind auch Zeichen von Weiblichkeit und Schönheit. Die Brustwarzen sind sehr berührungsempfindlich und enthalten kleine Muskelfasern. Durch Kontraktion dieser Muskelfasern kommt es zur Aufrichtung der Brustwarzen bei sexueller Erregung oder Kälte.

SEXUALVERHALTEN

Vielen Frauen fällt es trotz der größer gewordenen Offenheit im Umgang mit Sexualität immer noch schwer, über ihre sexuellen Probleme zu sprechen. Einige Forscher nehmen an, daß in etwa 50 % aller Ehen früher

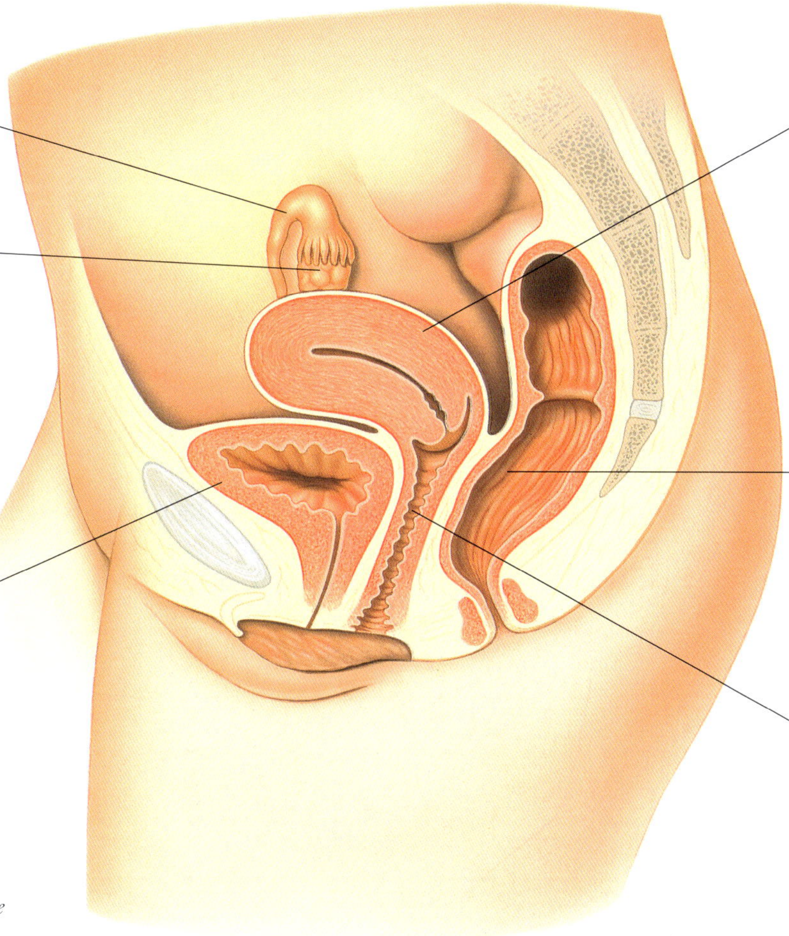

Bei der Frau befinden sich die Fortpflanzungsorgane, die Blase und der Mastdarm im Becken.

oder später sexuelle Probleme auftreten. Die Lösung solcher Probleme dürfte leichter fallen, wenn man sich vergegenwärtigt, was im allgemeinen als normales Sexualverhalten gilt. Dies läßt sich in vier Phasen einteilen:

- *Sexuelles Interesse oder Verlangen* Es ist normal, Interesse an Sex zu haben, sexuellen Kontakt zu suchen und sexuelle Gedanken und Phantasien zu erleben.
- *Sexuelle Erregung* Verstärkte Blutzufuhr zu den Geschlechtsorganen. Die Scheide vergrößert sich und wird feucht. Gedanken und Gefühle konzentrieren sich auf das sexuelle Erleben.
- *Orgasmus* Die Wände der Vagina ziehen sich rhythmisch zusammen. Das intensive sexuelle Gefühlserlebnis breitet sich von der Klitoris über den ganzen Körper aus.
- *Abklingende Erregung* Die körperlichen Veränderungen gehen allmählich zurück.

Es gibt viele Frauen, deren Sexualleben und -empfinden anders ist als das eben beschriebene Muster. Wenn Sie und Ihr Partner mit Ihrem Sexualleben zufrieden sind, sollten Sie sich keine Gedanken machen, wenn es sich von dem anderer Leute unterscheidet.

SCHEIDENAUSFLUSS

Im fortpflanzungsfähigen Alter sondern der Gebärmutterhals und die Scheidenwände Schleim ab, der aus der Vagina austritt. Die Menge und die Beschaffenheit des Ausflusses variieren nicht nur von Frau zu Frau, sondern auch in den verschiedenen Phasen des Menstruationszyklus. Viele Frauen stellen nach sexueller Erregung und während der Schwangerschaft einen vermehrten Ausfluß fest. Die Antibabypille kann ebenfalls die Ausflußmenge beeinflussen. Jede unnormale Veränderung des Scheidenausflusses sollte man mit dem Arzt besprechen, da 80 % aller Fälle durch eine Infektion bedingt sind. Weitere Ursachen für Ausfluß können Hautdefekte oder Polypen der Zervix (Gebärmutterhals) sein, unvollständige Fehlgeburten, Plazentareste und vergessene Tampons. All diese Fälle erfordern schulmedizinische Behandlung. Wenn jedoch kein offensichtlicher körperlicher Befund vorliegt, kann die Homöopathie sehr hilfreich sein.

GESCHLECHTSKRANKHEITEN

Bei vielen Frauen führen Geschlechtskrankheiten zu einer Verklebung oder Schädigung der Eileiter, was Schwierigkeiten bei der Empfängnis und vermehrte Eileiterschwangerschaften zur Folge haben kann (vgl. S. 42). Die rasante Ausbreitung der Geschlechtskrankheiten in den freizügigen sechziger Jahren ist allerdings durch die vermehrte Benutzung von Kondomen zur Vermeidung des Ansteckungsrisikos bei Aids allmählich zurückgegangen.

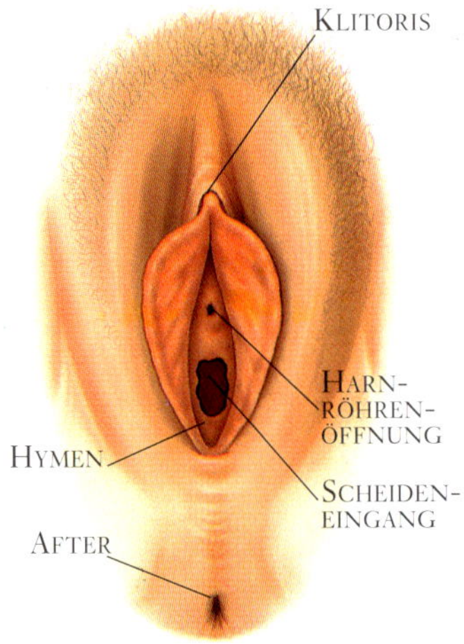

Entzündungen der Blase oder Harnröhre verursachen Schmerzen beim Wasserlassen.

Genitalwarzen und Herpes genitalis werden oft durch Geschlechtsverkehr übertragen. Die Warzen erfordern ärztliche Behandlung, da einige Virusarten unter dem Verdacht stehen, Gebärmutterhalskrebs auszulösen. Die schulmedizinische Behandlung erfolgt durch das sorgfältige Auftragen spezieller Präparate gegen die Warzen. Während der Schwangerschaft kann eine solche Therapie nicht durchgeführt werden. Die homöopathische Behandlung ist konstitutioneller Art, aber es gibt einige spezifische Mittel, deren Anwendung in der Schwangerschaft oder zur Überbrückung bis zum Beginn einer anderen Behandlung vielleicht lohnenswert ist.

Herpes genitalis wird von Herpes-simplex-Viren (HSV) ausgelöst. Die beiden Stämme dieses Virus – HSV 1 und HSV 2 – können Herpes genitalis hervorrufen. Das HSV-1-Virus manifestiert sich häufig in Form von Lippenbläschen und wird durch oralen Kontakt auf die äußeren Geschlechtsorgane übertragen. Die erste Attacke des Herpes genitalis ist normalerweise die heftigste. Der Arzt wird eine antivirale Therapie einleiten. Rückfälle verlaufen meist weniger ausgeprägt. Man sollte bedenken, daß die Infektion auf alle wunden Stellen übertragbar ist. Herpes kann für Babies tödlich sein. Meist wird ein Kaiserschnitt empfohlen, wenn in der Spätschwangerschaft ein Ausschlag auftritt. Sowohl eine konstitutionelle als auch symptomorientierte homöopathische Behandlung können hier Hilfe bringen.

ZYSTITIS (BLASENENTZÜNDUNG)

Das älteste Rezept zur Behandlung dieser Erkrankung ist auf einer ägyptischen Papyrusrolle aus einer Zeit vor über 3000 Jahren überliefert. Das häufigste Symptom ist Schmerzen beim Wasserlassen. Dies kann relativ leichte, aber auch entsetzliche Beschwerden verursachen. Da die Blase gereizt ist, tritt schon dann Harndrang ein, bevor die Blase ihren normalen Füllungsgrad erreicht hat. Viele Frauen haben das Gefühl einer unvollständigen Blasenentleerung, auch wenn sie gerade erst auf der Toilette waren. Manche Frauen mit Zystitis haben auch Blut im Urin. Zystitis wird normalerweise durch eine Infektion verursacht und kann durch eine kurzzeitige Antibiotikabehandlung therapiert werden. Homöopathische Arzneien können sich als sehr hilfreich zur symptomatischen Therapie erweisen, während die Frau noch auf das Untersuchungsergebnis wartet. Blasenentzündung ruft selten Fieber hervor. Wenn dies eintritt und mit Schmerzen in der Nierengegend verbunden ist, muß ärztlicher Rat eingeholt werden.

HARNRÖHRENREIZUNG

Durch leichte und schnelle Labordiagnostik von Harnwegsentzündungen beobachten Ärzte immer öfter, daß bei der Hälfte aller Frauen mit Zystitissymptomen keine bakterielle Infektion vorliegt, sondern eine Reizung der Harnröhre (Urethra). Bei der Urethra handelt es sich um eine kurze Röhre am Blasenausgang. Sie liegt sehr nahe bei der Scheide. Eine Harnröhrenreizung kann nach Geschlechtsverkehr als Folge von Hautabschilferungen auftreten oder auch durch eine Scheidenentzündung bedingt sein. Hier kann die Homöopathie sehr wirksam eingreifen.

BLASENENTZÜNDUNG (ZYSTITIS)

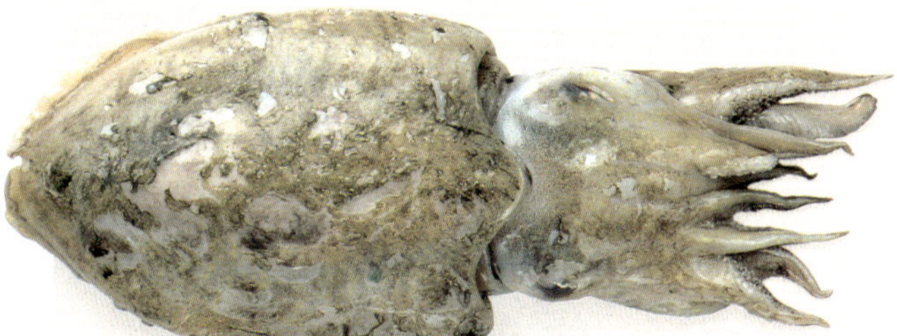

TINTENFISCH
(Sepia *wird aus der Tinte des Fisches hergestellt)*

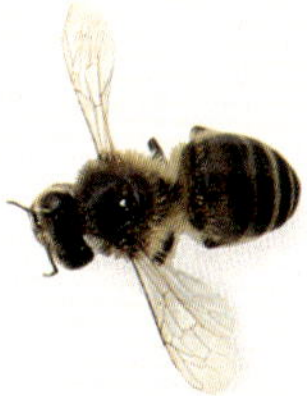

HONIGBIENE
(Apis mellifica *stammt von der Honigbiene).*

PULSATILLA

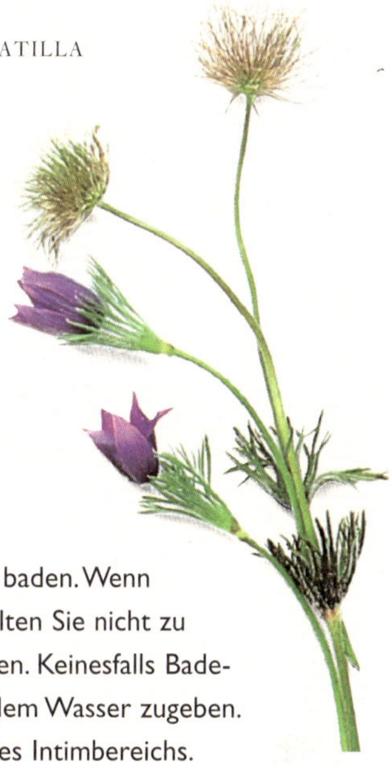

SO BEKOMMEN SIE DIE SYMPTOME EINER BLASENENTZÜNDUNG IN DEN GRIFF

- Nehmen Sie Ihr homöopathisches Mittel ein (s. S. 18).
- Trinken Sie zunächst 500 ml Wasser, und gehen Sie dann dazu über, jede halbe Stunde 250 ml zu trinken. Dies hilft, Krankheitserreger auszuspülen.
- Sorgen Sie für ein basisches Urinmilieu, und lindern Sie auf diese Weise die Symptome. Hierzu geben Sie alle 6 Stunden 5 ml, d. h. einen Teelöffel, Natron in einem Liter Trinkwasser. (Vermeiden Sie Vitamin C und Preiselbeersaft, da dies zu saurem Urin führt.)
- Nehmen Sie ein warmes Bad, oder legen Sie eine Wärmflasche auf Ihren Unterleib oder zwischen die Oberschenkel.

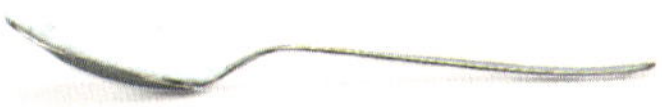

Sie können eine Zystitis lindern, indem Sie Ihrem Trinkwasser etwas Natron zugeben.

MAN SOLLTE EINEN ARZT AUFSUCHEN:

- Wenn durch diese Selbsthilfemethoden innerhalb von 24 Stunden keine Besserung eintritt.
- Wenn es zu Fieber kommt.
- Wenn die Schmerzen in die Nierengegend aufsteigen.

SO VERMEIDET MAN CHRONISCH WIEDERKEHRENDE ZYSTITISATTACKEN:

- Trinken Sie 1,5–2,5 l Wasser pro Tag.
- Tragen Sie kochfeste Baumwollunterhosen.
- Vermeiden Sie enganliegende Hosen und Strumpfhosen ohne Zwickel. Wenn möglich, benutzen Sie Tampons anstelle von Binden.
- Duschen Sie, anstatt zu baden. Wenn Sie ein Bad nehmen, sollten Sie nicht zu lange in der Wanne liegen. Keinesfalls Badesalze oder Antiseptika dem Wasser zugeben.
- Keine Seife zur Pflege des Intimbereichs.
- Vermeiden Sie Scheidenspülungen oder -deodorants.
- Nach dem Stuhlgang von vorne nach hinten reinigen oder ein Bidet benutzen.
- Vor und nach dem Geschlechtsverkehr die Blase leeren, um Keime herauszuspülen, die Zystitis verursachen und sich alle 30 Minuten verdoppeln können.
- Trinken Sie Preiselbeersaft nur als vorbeugende Maßnahme. Die Keime setzen sich gerne an der Blasenwand fest. Preiselbeersaft scheint die Blasenwand hierfür zu glitschig zu machen.
- Bei einigen Frauen wird Blasenentzündung durch eine Nahrungsmittelunverträglichkeit bedingt. Wenn Sie zu Zystitis neigen und unter anderen Allergien leiden, sollten Sie notieren, was Sie essen, um herauszufinden, ob Sie nach dem Verzehr bestimmter Nahrungsmittel Blasenentzündung bekommen.

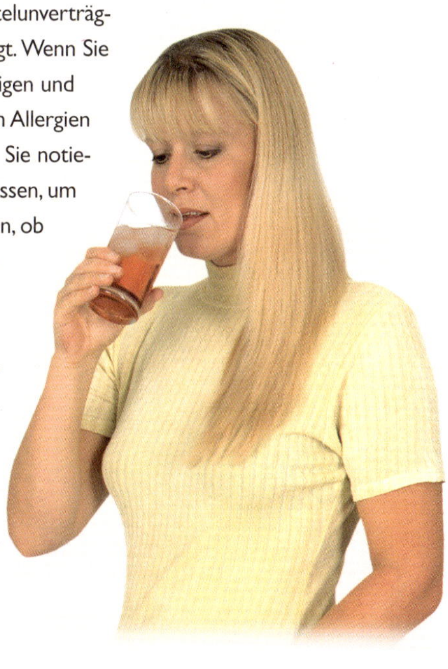

Regelmäßiges Trinken von Preiselbeersaft kann Zystitisattacken vorbeugen.

Akute Zystitis

Fast alle Frauen sind von Zeit zu Zeit von akuter Zystitis und/oder einer Harnröhrenreizung betroffen (s. S. 16). Während wiederkehrende Zystitisattacken immer ärztlich abgeklärt werden sollten, können bei gelegentlichen Beschwerden folgende homöopathische Mittel helfen.

SYMPTOME	ARZNEI
Häufiges Urinieren mit brennenden, stechenden Blasenschmerzen Wasserlassen in kleinen Mengen Fehlender Durst Neigung zu geschwollenen Händen und Füßen	Apis mellifica
Plötzliche Symptome Starke, lähmende, brennende Schmerzen, die beim Wasserlassen am stärksten sind Oft findet sich Blut im Urin.	Cantharis
Weniger heftiger Beginn, aber im Frühstadium Blut im Urin Nachts Verschlechterung der Symptome Indiziert bei vermehrter Speichelproduktion	Mercurius corrosivus
Große Schmerzen und Harndrang Gefühl, daß »es nicht länger auszuhalten ist«, will auf der Stelle Hilfe Die Schmerzen sind vor und nach dem Wasserlassen am heftigsten. Wärme bessert, vor allem ein warmes Bad.	Nux vomica
Stärkste Schmerzen am Ende des Wasserlassens Brennen beim häufigen Urinieren	Sarsaparilla
Beginn der Symptome nach dem Geschlechtsverkehr oder nach Katheterisierung der Blase Gefühl, daß selbst nach der Blasenentleerung ein Tropfen zurückgeblieben ist	Staphisagria

DOSIS

VERWENDEN SIE DIE C30-POTENZ. NEHMEN SIE HALBSTÜNDLICH BIS ZU 10 GABEN DES MITTELS EIN. EINNAHME BEI BESSERUNG BEENDEN. FALLS NÖTIG, WIEDERHOLEN.

Chronische Zystitis

Viele Frauen leiden unter leichteren, chronischen Blasenproblemen, die gekennzeichnet sind durch Harndrang, Schmerzen beim Wasserlassen, Blasenschmerzen und Inkontinenz. Inkontinenz ist ein heikles Thema, nur wenige Frauen möchten darüber mit ihrem Arzt sprechen. Fast die Hälfte aller Frauen über 25 Jahre sind hin und wieder inkontinent. Für jede zehnte Frau stellt Inkontinenz ein echtes Problem dar.

Ist man regelmäßig inkontinent, sollte man den Arzt aufsuchen, da das Problem oftmals beseitigt oder zumindest verbessert werden kann. Hilfe bieten auch verschiedene Verbände (s. S. 173). Bei chronischer Blasenentzündung sollte man mit dem Arzt abklären, ob Antibiotika benötigt werden, bevor man eine homöopathische Behandlung mit den hier vorgeschlagenen Mitteln oder bei Streßinkontinenz durchführt (s. S. 59).

DOSIS

VERWENDEN SIE DIE C12-POTENZ. 2 X TÄGLICH ÜBER 2 WOCHEN EINNEHMEN. DANN ABSETZEN DES MITTELS. IM BEDARFSFALL WIEDERHOLEN.

SYMPTOME	ARZNEI
Schmerzhafter Harndrang Brennen nach dem Urinieren, Gefühl unvollständiger Entleerung Nächtlicher Harndrang	Lycopodium
Blasenschmerzen, stärker nach Urinieren oder bei Harnverhalten Große Harnmengen bei fehlendem Durstgefühl Unfreiwilliger Harnabgang vor allem in der Schwangerschaft, Verschlimmerung durch Husten	Pulsatilla
Unfreiwilliger Harnabgang beim Lachen, Niesen oder Husten Häufiges Wasserlassen, plötzlicher Harndrang Unterleibsschmerzen bei Harnverhalten	Sepia

Knoten in der Brust/ Brustdrüsenentzündung

In der Frühschwangerschaft oder im Verlauf des Zyklus können in den Brüsten knotige Verdickungen auftreten. Dies ist meist hormonell bedingt und ungefährlich. Wenn die Brüste berührungsempfindlich werden und es zu Rötungen kommt, kann es sein, daß sich gerade ein Brustabszeß bildet oder, wenn Sie stillen, eine Brustdrüsenentzündung (Mastitis) entsteht. Gutartige Knoten entwickeln sich oft in der Brust, ähnlich wie einfache Zysten. Trotzdem bedarf jeder Knoten oder jede Zyste unbedingt der medizinischen Abklärung.

Symptome/Arznei

Symptome	Arznei
Mastitis nach Verkühlung	Aconitum
Rote Streifen gehen von einem zentralen Punkt in der Brust aus. Pulsierender Schmerz mit Verhärtung der Brust Die Mastitis ist oft von plötzlichen Kopfschmerzen begleitet.	Belladonna
Schmerzen durch blaue Flecken	Bellis perennis
Die Brust ist äußerst berührungsempfindlich, schwer und schmerzt. Mastitis nach Verkühlung Stechende Schmerzen und Schwellung der Brust mit Spannen	Bryonia alba
Berührungsempfindliche, geschwollene Brüste vor der Periode	Calcium carbonicum
Stechender Schmerz, der sich nachts verschlimmert Berührungsempfindlichkeit der übrigen Brust, die sich hart anfühlt Die Brust schmerzt, sogar bei Berührung durch Kleidung oder beim Gehen.	Conium maculatum
Schmerzende, rissige Brustwarzen	Graphites
Chronische Mastitis (ärztliche Abklärung erforderlich)	Silicea

Dosis

VERWENDEN SIE DIE C30-POTENZ. 4 X TÄGLICH ÜBER 3–4 TAGE EINNEHMEN.

Verminderte Libido

Aus vielerlei Gründen verspüren manche Frauen kein Vergnügen beim Sex. Zu Libidoverlust kann es durch die Einnahme bestimmter Medikamente kommen, z. B. Tranquilizer und Medikamente gegen Bluthochdruck. Auch bei Erkrankungen wie Diabetes, Schilddrüsenunterfunktion, Multiple Sklerose und Muskelschwund kann dies vorkommen. Schmerzen beim Geschlechtsverkehr können ein wichtiger Grund sein. Zu den psychischen Ursachen zählen ungenügende sexuelle Stimulation, Angst, Schuldgefühle und Streß. Ungenügende Stimulation durch den Mann kann dazu führen, daß die Frau unfähig ist, sexuelle Befriedigung zu empfinden. Dies führt oft zu Frigidität. Suchen Sie ärztliche Hilfe, wenn eine homöopathische Behandlung nicht anschlägt.

Dosis

VERWENDEN SIE DIE C12-POTENZ. 3 X TÄGLICH EINNEHMEN, BIS BESSERUNG EINTRITT. BEI WIEDERAUFTRETEN DER SYMPTOME ERNEUT MIT DER EINNAHME BEGINNEN.

Symptome/Arznei

Symptome	Arznei
Abneigung gegen Verkehr Es kommt zu Depressionen.	Agnus castus
Schmerzen beim Verkehr, Brennen und Wundsein der Scheide Auftreten von Lustlosigkeit und Apathie	Berberis vulgaris
Abneigung gegen Verkehr Es kommt zu hellem, dünnem und reichlichem Scheidenausfluß.	Graphites
Völlige Gefühlskälte Große Stimmungsschwankungen Die Patientin ist empfindlich und leicht reizbar.	Ignatia
Trockenheit der Scheide verursacht Schmerzen beim Verkehr.	Lycopodium
Fehlendes sexuelles Verlangen Schmerzende Brüste, Jucken der Brustwarzen Neigung zu Migräne	Onosmodium
Schmerzen in der Scheide beim Geschlechtsverkehr Gefühl des Abwärtsdrangs im Unterleib Spät einsetzende Periode, die spärlich und unregelmäßig ist Traurigkeit, Reizbarkeit und Gleichgültigkeit gegenüber der Familie	Sepia

Gesteigerte Libido

Das Bedürfnis, sexuelle Gefühle zu befriedigen, ist ganz normal und von Frau zu Frau sehr unterschiedlich ausgeprägt. Während die eine Frau täglich Geschlechtsverkehr haben möchte, kann eine andere Frau bereits mit ein- oder zweimal in der Woche oder auch weniger zufrieden sein. Was daher der einen übertrieben erscheint, kann für die andere völlig normal sein. Schuldgefühle können entstehen, wenn das gesteigerte Bedürfnis nach Sex zu häufigem Partnerwechsel führt.

Symptome	Arznei
Juckreiz an den Genitalien mit Wundsein und Schwellung Zwischen den Monatsblutungen kommt es zu Ausfluß mit Blutspuren. Passendes Mittel für nervöse, hypersensible Frauen	Ambra grisea
Brennen und Juckreiz der Genitalien vor und nach der Menstruation Gesteigertes sexuelles Verlangen und leichte Empfängnis	Calcium carbonicum
Starke Schmerzen in der Beckengegend Heftige Rückenschmerzen während der Periode Neigung zu Reizbarkeit und Vergeßlichkeit	Calcium phosphoricum
Heftiges sexuelles Verlangen Ängstliche Ruhelosigkeit Zu früh einsetzende, starke Monatsblutungen	Cantharis
Starke, häufige und lange Perioden Beißender, brennender Scheidenausfluß Gleichgültigkeit und Flucht vor Verantwortung	Acidum fluoricum
Mißtrauisch anderen gegenüber, aber sexuell leicht erregbar Neigung, zuviel zu reden und zu lachen	Hyoscyamus
Die leichteste Berührung führt leicht zu heftiger sexueller Erregung. Passendes Mittel für nervöse, lebhafte und zärtliche Frauen	Murex purpureus
Leichtes Brennen sowohl der äußeren als auch inneren Genitalien Neigung zu Arroganz, Verachtung von anderen Es kommt zu Scheidenkrämpfen.	Platinum metallicum
Zwischen den Monatsblutungen wird ein Ausfluß mit Blutspuren bemerkt. Gesteigertes sexuelles Verlangen Neigung zu Fehlgeburt	Sabina
Die Scheide ist trocken, heiß und juckt. Starke Monatsblutungen sind von erotischen Gefühlen begleitet. Passendes Mittel für launische, hektische Frauen, die musikalisch sind und ein starkes sexuelles Verlangen haben	Tarantula hispanica

DOSIS

NEHMEN SIE DIE C30-POTENZ 3 X TÄGLICH ÜBER EINE WOCHE. BEI BEDARF JEDEN MONAT IN REGELMÄSSIGEN ABSTÄNDEN WIEDERHOLEN, BIS DAUERHAFTE BESSERUNG EINSETZT.

Unfruchtbarkeit

Die Unfähigkeit, schwanger zu werden, kann von jedem der beiden Partner verursacht werden, daher sollten sich beide untersuchen lassen. Es gibt zahlreiche Gründe für weibliche Unfruchtbarkeit. Sie reichen von angeborenen Mißbildungen über Krankheitsfolgen bis hin zu psychischen Problemen. Häufige körperliche Ursachen sind z. B. Verklebung der Eileiter, so daß die im Eierstock herangereifte Eizelle die Gebärmutter nicht erreichen kann, Unfähigkeit der Eierstöcke zur Produktion von Eizellen, Scheiden- und Gebärmutterentzündungen und manchmal Absonderungen der Scheidenschleimhaut, die die männlichen Spermien zerstören oder schädigen. Angst und Streß können bei Unfruchtbarkeit ebenso eine Rolle spielen oder dadurch erst recht hervorgerufen werden. Daher ist psychologische Hilfe wichtig. Die unten aufgeführten homöopathischen Mittel mögen zur Einleitung einer Behandlung genügen, gewöhnlich ist aber eine umfassende konstitutionelle Therapie notwendig.

SYMPTOME / ARZNEI

Symptome	Arznei
Sehr empfindliche Scheide, was zu Verkrampfung und Schmerzen vor dem Verkehr führen kann Häufige Depressivität, die von ernster Natur sein kann Nächtliche Kopfschmerzen	Aurum metallicum
Heller, warmer Scheidenausfluß Die Menstruation setzt oft zu früh ein, ist sehr stark und schmerzhaft mit Magenschmerzen, die in den Rücken übergehen; Übelkeit kommt hinzu.	Borax
Starke Monatsblutungen, die zu früh einsetzen und zu lange dauern Milchig weißer Scheidenausfluß Gesteigertes sexuelles Verlangen	Calcium carbonicum
Heftige Reizung der Scheide Die Monatsblutungen sind übelriechend mit dunklem, reichlichem Blut. Dünner, beißender Scheidenausfluß	Medorrhinum
Die Monatsblutung setzt meist spät ein und ist von einem Gefühl des Abwärtsdranges begleitet. Übelriechender Scheidenausfluß, der Reizungen hervorruft	Natrium carbonicum
Trockenheit der Scheide Die Monatsblutung ist meist unregelmäßig und stark. Dünner, wässriger, brennender Scheidenausfluß Abwärtsdrang, der morgens am schlimmsten ist	Natrium muriaticum
Eierstock -oder Eileiterentzündung in der Vorgeschichte der Patientin Ständiges Kribbeln und Gereiztsein sowohl innerlich als auch äußerlich Eine Verkrampfung der Scheide kann zu Schmerzen beim Geschlechtsverkehr führen.	Platinum
Gefühl, als ob alle Beckenorgane herausfallen würden Grüngelber Scheidenausfluß Spät einsetzende, spärliche oder aber zu frühe und starke Monatsblutungen Geschlechtsverkehr führt zu Schmerzen in der Scheide.	Sepia

DOSIS

NEHMEN SIE DIE C12-POTENZ. EINNAHME 2 X TÄGLICH ÜBER EINEN MONAT.

Schmerzen beim Geschlechtsverkehr

Viele Frauen mit diesen Beschwerden weisen keine offensichtlichen körperlichen Mißbildungen auf. Furcht vor einer Schwangerschaft ist häufig der Hauptgrund, obwohl auch andere Ängste und schlechtes Allgemeinbefinden in Frage kommen. Zu den physischen Ursachen zählen ein intaktes oder zartes Jungfernhäutchen, ein enger Vaginalkanal, Scheidenausfluß, Fissuren der Scheide, Trockenheit der Scheide, empfindliche Eierstöcke, Tumoren und Unterleibsentzündung. Schmerzen beim Geschlechtsverkehr treten oft nach der Geburt eines Kindes vor allem nach einem Dammriß auf. In allen genannten Fällen sollte ärztliche Beratung und Abklärung erfolgen.

DOSIS

VERWENDEN SIE DIE C30-POTENZ. EINNAHME 4 X TÄGLICH ÜBER EINE WOCHE.

Symptome / Arznei

Symptome	Arznei
Eine Schwellung der Schamlippen wird durch kaltes Wasser gelindert. Die Scheide wird als eng empfunden. Wundheit und Empfindlichkeit im gesamten Unterleib und im Becken	Apis mellifica
Die Scheide wird als heiß und trocken empfunden. Gefühl, als ob der Inhalt des Unterleibs gleichsam herausfällt Es kommt zu Kreuzschmerzen.	Belladonna
Schmerzen beim Geschlechtsverkehr mit brennender Scheide und Wundsein Gefühl der Lustlosigkeit und Apathie	Berberis aquifolium
Nach dem Geschlechtsverkehr kommt es zu Blutungen. Brennen und Wundsein der Scheide Gefühl der Wundheit der Beckenorgane; juckende, brennende und geschwollene Scheide	Kreosotum
Schmerzen beim Geschlechtsverkehr durch trockene und schmerzempfindliche Scheide	Lycopodium
Die Geschlechtsorgane sind äußerst empfindlich; Gefühl von innerlichem und äußerlichem Kribbeln. Es treten Schmerzen und Krämpfe der Scheide auf. Starkes sexuelles Verlangen	Platinum
Schmerzen der Scheide beim Geschlechtsverkehr Es handelt sich um einen Prolaps (Vorfall) oder aber wird zumindest als solcher empfunden.	Sepia

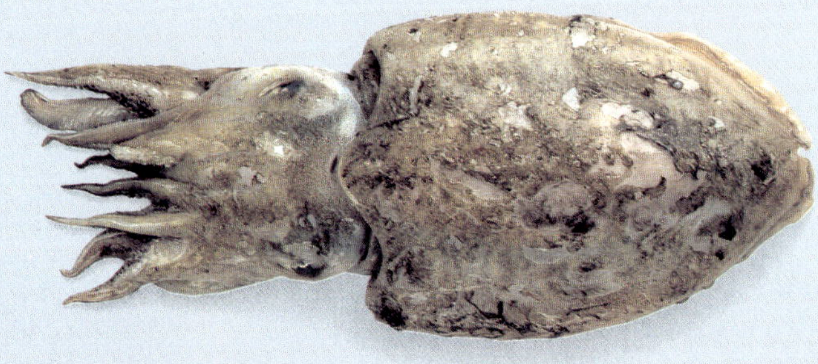

TINTENFISCH
(SEPIA)

Verspätete oder ausbleibende Periode

Die primäre Amenorrhö (d. h. das völlige Ausbleiben der Periode in der Pubertät) beruht meist auf einem hormonellen oder endokrinen Ungleichgewicht oder auf Untergewicht. Die sekundäre Amenorrhö (d. h. das Aussetzen der Periode) kann bedingt sein durch Anorexia nervosa, Streß, Anämie, Endometriose, polyzystische Ovarien, Beginn der Pilleneinnahme oder Schilddrüsenunterfunktion. Bei Leistungssportlerinnen kann es zu Unregelmäßigkeiten kommen. Man sollte auf jeden Fall für eine angemessene Ernährung und eine ausreichende Kalziumzufuhr sorgen. Es gibt noch andere, seltener auftretende Ursachen für ein verspätetes Einsetzen der Periode. Wenn man nicht sicher ist, welcher Grund in Frage kommt, sollte man einen Arzt aufsuchen.

Symptome/Arznei

Symptome	Arznei
Patientin ist kälteempfindlich und leidet unter dröhnenden, plötzlich einsetzenden Kopfschmerzen. Gefühl der Fülle im Becken verbunden mit Abwärtsdrang Das Wasserlassen kann schmerzhaft sein.	Belladonna
Die erste Periode setzt verspätet ein. Nachfolgende Monatsblutungen können unregelmäßig auftreten. Frauen mit hellem Teint, die dazu neigen, schnell am Kopf zu schwitzen	Calcium carbonicum
Oft niedergeschlagen und völlig erschöpft Neigung zu Herzklopfen; die Knöchel können anschwellen. Patientin wird leicht rot, ist sonst blaß mit durchscheinender Haut. Um die Augen liegen blaue Ringe.	Ferrum metallicum
Die erste Periode setzt spät ein. Hat die Periode eingesetzt, so läuft sie stoßweise ab. Spätere Monatsblutungen sind sehr unregelmäßig. Der Zyklus ist unregelmäßig und oft verlängert, häufig nach Durchnässung oder emotionalem Streß. Die Blutung kann schubweise auftreten.	Pulsatilla
Nach verspätetem Einsetzen der Periode ist der Blutverlust sehr gering. Neigung zu Müdigkeit; eher dunkler Teint und empfindliche Haut Anfällig für Depressionen und Launenhaftigkeit, meist Besserung nach körperlicher Betätigung Anstelle der Periode kann es zum fälligen Termin statt dessen zu Ausfluß kommen.	Sepia
Neigung zu verlängerten Menstruationszyklen Die erste Periode kann sich verspäten. Die Blutung ist hell und spärlich.	Graphites

Dosis

VERWENDEN SIE DIE C30-POTENZ, WENN SIE BISHER NOCH GAR KEINE PERIODE HATTEN. EINNAHME 3 X TÄGLICH ÜBER EINE WOCHE. IN MONATLICHEN ABSTÄNDEN WIEDERHOLEN, BIS ES ZU REGELMÄßIGEN ZYKLEN KOMMT. BEI VERSPÄTETER PERIODE EINNAHME 3 X TÄGLICH. MAN BEGINNT MIT DEM TAG, AN DEM DIE PERIODE FÄLLIG IST.

Verstärkte Periode
Menorrhagie

Der durchschnittliche Blutverlust bei einer Regelblutung beträgt 30 ml, erst eine Menge ab 80 ml ist bedenklich. Von einer verstärkten Monatsblutung spricht man dann, wenn sie im Alltag sehr stört. Als Ursachen kommen in Frage: Tumoren (gutartige Geschwulste im Uterus), Polypen, Endometriose, Beginn der Wechseljahre oder hormonelles Ungleichgewicht. Ein sehr starker monatlicher Blutverlust kann langfristig zu Blutarmut (Anämie) führen. Starke Blutungen können auch auf ernste Erkrankungen hinweisen. Falls dieses Problem jeden Monat auftritt, sollte man einen Arzt aufsuchen.

Symptome / Arznei

Symptome	Arznei
Früh einsetzende, starke Regelblutungen mit wehenartigen Schmerzen Die Periode wird von bleierner Müdigkeit begleitet. Während der Periode kommt es zu Verdauungsstörungen und Verstopfung.	Aletris farinosa
Ein Gefühl des Abwärtsdranges tritt ein, beim Hinlegen schlimmer. Starke, früh einsetzende, hellrote Monatsblutungen Krampfartige Rückenschmerzen, schneidende Schmerzen im Unterleib	Belladonna
Starke, unregelmäßige und lang andauernde Regelblutungen Kalte und feuchte Füße	Calcium carbonicum
Abwärtsdrängender Schmerz, der sich bis in die Oberschenkel fortsetzt Starke Uterusblutung	Calcium fluoratum
Früh einsetzende, starke Regelblutungen mit dunkelrotem Blut Blasenreizung	Cantharis
Starke Monatsblutungen, die zu häufig einsetzen Krampfartige Schmerzen während der Periode	Caulophyllum
Früh einsetzende, starke Regelblutungen mit wandernden Rückenschmerzen und Muskelschmerzen Gedrückte Stimmung und Niedergeschlagenheit begleiten die Menstruation.	Cimicifuga
Früh einsetzende, starke und langandauernde Regelblutungen Juckreiz am Körper während der Periode Regelblutung ist von Rückenschmerzen begleitet.	Kalium carbonicum
Aufgeblähter Unterleib vor der Periode Die Menstruation ist von Kopfschmerzen und Tinnitus begleitet. Es kommt zu ziehenden Rückenschmerzen, die sich bei Bewegung bessern. Beißender, wundmachender Ausfluß zwischen den Perioden	Kreosotum
Verlust von dunklem, dickem Blut, meist nachts	Magnesium carbonicum
Früh einsetzende, starke Regelblutung, begleitet von morgendlichem Erbrechen und Frösteln	Nux vomica
Starke, früh einsetzende Regel mit klumpigem Blut Heftige Reizung der Geschlechtsorgane Abwärtsdrang der Gebärmutter Starke Regelblutungen, die vor allem bei hochmütigen, melancholischen Frauen auftreten	Platinum

DOSIS

VERWENDEN SIE DIE C30-POTENZ. EINNAHME 4 X TÄGLICH ÜBER 4 TAGE. BEGINNEN SIE ZWEI TAGE VOR DER PERIODE MIT DER EINNAHME. SETZT DIE PERIODE ZU FRÜH EIN, NEHMEN SIE DAS MITTEL GLEICH ZU DEREN BEGINN.

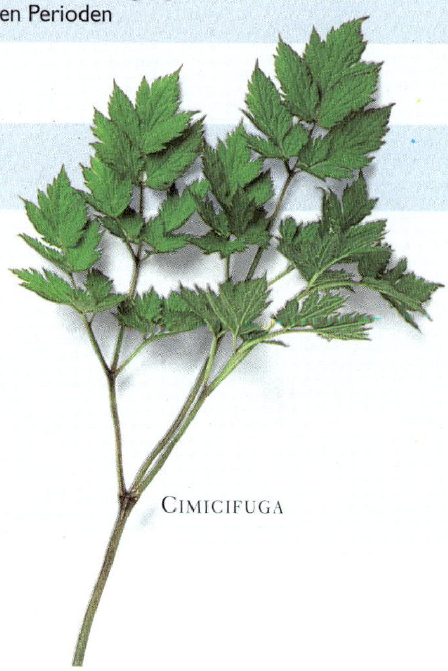

CIMICIFUGA

Unregelmäßige Monatsblutungen

Zu Beginn der Pubertät sind die Monatsblutungen oft unregelmäßig, aber auch vor den Wechseljahren und nach dem Stillen. Dies ist nicht ungewöhnlich. Es ist nur ein Zeichen für die hormonellen Veränderungen, die zu der betreffenden Lebensphase gehören. Einige Frauen weisen nie einen völlig regelmäßigen Zyklus auf (s. S. 23).

Symptome	Arznei
Schmerzhafte, unregelmäßige Periode mit starkem Scheidenausfluß zwischen den Perioden	Calcarea silicata
Periode beginnt spät, hört während der Nacht auf, setzt aber am anderen Tag wieder ein. Verzögerter Beginn der Monatsblutung, verbunden mit Gefühlsausbrüchen bei sehr mitfühlenden Frauen	Causticum
Unmittelbar vor Beginn der Periode auftretende Schmerzen Starke Regelblutung mit dunklem Blut, verbunden mit Unterleibs- und Rückenschmerzen Hautprobleme verschlimmern sich während der Periode.	Cimicifuga
Die Periode wird unregelmäßig und verzögert sich. Hartnäckige Verstopfung ist ein häufiges Problem. Fahle Gesichtsfarbe, häufig kann es zu schlimmen Kopfschmerzen kommen.	Graphites
Verzögerter Beginn der Regelblutung, gleichzeitig häufig Infektionen der Atemwege	Kalium carbonicum
Unregelmäßige, starke und häufige Perioden, Auftreten großer Klumpen Brustschmerzen während der Menstruation Heftige sexuelle Erregung	Murex
Unregelmäßige, starke Menstruation Trockenheit der Scheide mit beißendem, wäßrigem Ausfluß Schwere Kopfschmerzen nach der Periode	Natrium muriaticum
Die Regelblutung variiert sowohl in Menge als auch Zeit. Ohnmacht und Müdigkeit begleiten oft die Menstruation.	Nux moschata
Die Periode ist immer unregelmäßig, verbunden mit Kreuzschmerzen und Stuhldrang. Dunkles, fast schwarzes Menstruationsblut	Nux vomica
Unregelmäßige Periode mit leichter, wäßriger Blutung bis zur nächsten Periode Gefühl des Fröstelns, aber auch Wärme wird nicht vertragen. Reichlich Verlust von dunklem Blut	Secale cornutum
Verzögertes Einsetzen der Periode mit heftigen Rückenschmerzen Verspätete Periode, die häufig auf eine Hals- oder Atemwegsinfektion folgt	Senecio aureus
Periode beginnt sehr zögernd. Verspäteter Beginn der ersten Regel bei Mädchen, die statt einer normalen Periode regelmäßig einen hellen Scheidenausfluß haben Kann sehr hilfreich bei großer Müdigkeit sein.	Sepia

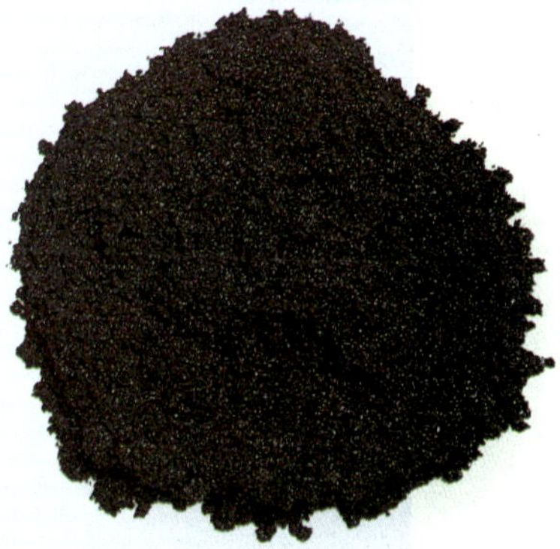

GRAPHITES

DOSIS

VERWENDEN SIE DIE C30-POTENZ. EINNAHME 4 X TÄGLICH ÜBER DREI TAGE VOR FÄLLIGKEIT DER PERIODE.

Schmerzhafte Periode

Dysmenorrhö

Die Schmerzen sitzen meist in Rücken und Unterleib. Sie können durch Angst noch verschlimmert werden. Meist tritt dieses Problem 1–2 Jahre nach dem Beginn der Pubertät auf. Man nimmt an, daß eine rigide, d. h. starre Zervix (Muttermund) dafür verantwortlich ist. Der Schmerz setzt meist kurz vor der Periode oder zu deren Beginn ein und dauert etwa 8–10 Stunden an. Wenn die Schmerzen sehr heftig sind und/oder wiederkehren, sollte man seinen Arzt konsultieren.

Symptome / Arznei

Symptome	Arznei
Die Schmerzen beginnen vor Einsetzen der Periode. Gefühl des Abwärtsdrangs stellt sich ein, das im Liegen schlimmer wird und sich im Stehen bessert. Starke Periode, setzt früh ein. Hellrotes, heißes Blut tritt aus. Ein schneidender Schmerz, der waagerecht durch das Becken verläuft, kann auftreten. Periode beginnt und endet schnell. Patientin erträgt keine durchdringenden Geräusche.	Belladonna
Krampfartige, in Abständen wiederkehrende, abwärtsdrängende Unterleibsschmerzen, manchmal auch in Brust und Gliedern Normale oder spärliche Blutung	Caulophyllum
Blutung mit reichlich dunklem und klumpigem Blut Heftige, krampfartige Schmerzen Äußerste Reizbarkeit und Ungeduld	Chamomilla
Die Schmerzen schießen durch den Unterleib von einer Seite zur anderen bis in die Oberschenkel. Die Schmerzen setzen kurz vor Beginn der Periode ein. Während der Periode stechende Unterleibsschmerzen, so daß sich die Patientin krümmt. Kopfschmerzen vor Einsetzen der Periode	Cimicifuga
Reichliche, dunkle Blutung Kolikartige Schmerzen Schwäche und Müdigkeit Starke Blähungen Die Schmerzen sind nachts schlimmer, stören den Schlaf. Reizbarkeit ist typisch. Starke Kopfschmerzen und Übelkeit begleiten die Menstruation.	Cocculus
Heftige, linksseitige Unterleibsschmerzen; Schmerzen vom Nabel bis zum Genitalbereich Linderung durch Krümmen	Colocynthis
Krampfartige Schmerzen vor der Periode, die während der Regel anhalten Sichtliche Besserung durch Wärme, Zusammenkrümmen und durch Druck Bewegung verstärkt den Schmerz.	Magnesium phosphoricum
Verspätete Regel Die Blutung ist dunkel und tritt periodisch auf. Je stärker die Schmerzen, desto heftiger fröstelt die Frau. Der Schmerz wandert, führt zum Zusammenkrümmen, danach auch zu Unruhe und Tränen.	Pulsatilla
Reichlich Verlust von hellem Blut Schmerzende Oberschenkel Die Patientin kann stark frieren und in kalten Schweiß ausbrechen. Anstrengung führt zu Ohnmacht. Gesteigertes sexuelles Verlangen vor der Periode	Sabina
Plötzliche, kolikartige Schmerzen im Uterus vor der Periode Oft verspätete Periode mit nur spärlicher Blutung Die Periode kann nur einige Stunden dauern. Rückenschmerzen mit Fortsetzung in die Oberschenkel	Veratrum album
Gelegentlich stechende Schmerzen in den Eierstöcken Heftiger Abwärtsdrang, der in Krämpfen endet, die in der Gebärmutter gespürt werden	Viburnum opulus
Beängstigender, brennender Schmerz Der Schmerz strahlt in die Oberschenkel aus und hinterläßt ein lähmendes Gefühl in den Beinen. Die Blutung ist stark. Kopfschmerzen über dem linken Auge am Tag vor der Periode	Xanthoxylum

DOSIS

EINNAHME DER C30-POTENZ 3X TÄGLICH ÜBER 4 TAGE VOR DEM EINSETZEN DER PERIODE. KANN BEI BEDARF AUCH WÄHREND DER REGEL EINGENOMMEN WERDEN.

Das prämenstruelle Syndrom (PMS)

Diese Beschwerden treten in unterschiedlicher Form auf. Mehrere Tage vor Einsetzen der Periode stellen viele Frauen fest, daß sie unter Gefühlsausbrüchen leiden. Hierzu gehören Depressionen, Reizbarkeit, Libidoverlust, Angst und Gleichgültigkeit. Eines oder mehrere dieser Symptome können von Gewichtszunahme, wunden und geschwollenen Brüsten, geschwollenen Knöcheln und Händen und Kopfschmerzen begleitet sein. Zusätzlich können Unterleibs- und Kreuzschmerzen auftreten. Da einige dieser Symptome durch die Retention, d. h. Rückhaltung, von Wasser und Salz im Körper zu dieser Zeit bedingt sind, kann sich eine Kochsalzreduzierung (jedoch nicht gänzliche Vermeidung) als hilfreich erweisen.

DOSIS

VERWENDUNG DER C30-POTENZ. NEHMEN SIE DAS MITTEL 10 TAGE VOR DER NÄCHSTEN PERIODE EIN. EINNAHME 3 X TÄGLICH, BIS DIE PERIODE EINSETZT. DIES SOLLTE JEDEN MONAT NACH DEM GLEICHEN SCHEMA FORTGESETZT WERDEN, BIS EINE ANHALTENDE BESSERUNG EINGETRETEN IST. ERNEUTE EINNAHME NUR BEI WIEDERKEHREN DER SYMPTOME.

SYMPTOME / ARZNEI

Symptome	Arznei
Kopfschmerzen, die beim Aufwachen am schlimmsten sind Das Gesicht erscheint aufgedunsen und fühlt sich auch so an. Enganliegende Kleidung, vor allem in der Hals- und Hüftgegend, wird nicht ertragen. Es kommt zu Herzklopfen, das von einem Gefühl der Ohnmacht begleitet sein kann. Die Patientin kann eifersüchtig, rachsüchtig und uneinsichtig sein. Sie ist geschwätzig, aber dies bessert sich mit Eintritt der Periode.	Lachesis
Die Patientin ist reizbar, lustlos, egoistisch, zurückhaltend und launisch. Stechende Kopfschmerzen, Blässe, Übelkeit und Erbrechen können hinzukommen. Verlangen nach salzigen Speisen vor der Periode. Der Unterleib ist aufgebläht, das Herz »flattert«. Es kommt zu Herzklopfen. Die Symptome verschlechtern sich bei Lärm, geistiger Anstrengung und Mitgefühl, vor allem gegen 10–11 Uhr morgens.	Natrium muriaticum
Fehlendes Durstgefühl wird begleitet von einem teilweisen Verlust des Geschmackssinns. Stechender Schmerz im Hals- und Nackenbereich Die Patientin ist sehr launisch und unbeständig, weint viel und möchte bemitleidet werden. Besserung der Symptome an der frischen Luft	Pulsatilla
Berstende Kopfschmerzen Das Essen schmeckt zu salzig. Gefühl als ob die Organe des Beckens herausfallen würden Patientin friert, ist sehr lustlos und müde, gleichgültig gegenüber der Familie, reizbar und sehr traurig, kommt jedoch in Schwung durch körperliche Bewegung.	Sepia

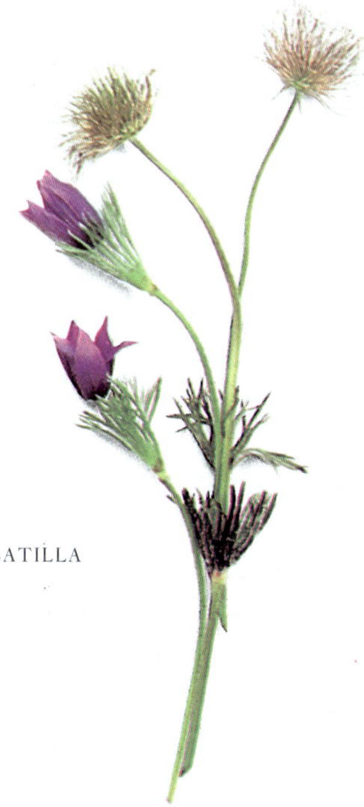

PULSATILLA

Zu schwache Periode

Die häufigste Ursache für diesen relativ unbedenklichen Zustand ist die Antibabypille. Eine zu schwache Menstruation kann auch typisch sein für Pubertät, die Zeit nach einer Schwangerschaft und kurz vor den Wechseljahren. Schwache Menstruation ist nicht unbedingt ernst zu nehmen, es kann sich jedoch um ein Symptom für eine andere Erkrankung handeln. Wenden Sie sich in Zweifelsfall an einen Arzt.

DOSIS

VERWENDUNG DER C30-POTENZ. EINNAHME 3 X TÄGLICH ÜBER 3 TAGE.

Symptome/Arznei

Symptome	Arznei
Unregelmäßige Monatsblutungen Ein beißender, wäßriger Scheidenausfluß tritt auf. Nach der Periode Einsetzen starker Kopfschmerzen Die Patientin ist nervös und angespannt.	Natrium muriaticum
Die Patientin ist launisch und weint viel. Sie braucht viel Mitgefühl. Besserung der Symptome im Freien	Pulsatilla
Gefühl, als ob die Unterleibsorgane gleichsam herausfallen Die Patientin kann sehr stark frieren, ist lustlos und müde, auch gleichgültig gegenüber der Familie, kommt jedoch durch Bewegung in Schwung.	Sepia

Herpes genitalis

Herpes genitalis wird durch ein Virus hervorgerufen. Eine Linderung der Symptome läßt sich erreichen, wenn man die wunden Stellen in einer Lösung aus Johanniskraut und Ringelblume badet (5 Tropfen Urtinktur werden in etwa 300 ml abgekochtes und anschließend abgekühltes Wasser gegeben). Eine Konstitutionsbehandlung kann vorbeugend gegen ein erneutes Ausbrechen des Virus wirken.

Symptome/Arznei

Symptome	Arznei
Ein brennender, stechender Schmerz wird durch Kälteanwendungen gelindert. Rötliche Schwellung, ähnlich einem Bienenstich	Apis mellifica
Brennender Schmerz, der durch Wärmeanwendungen sehr gelindert wird Gefühl der Ruhelosigkeit	Arsenicum album
Wunde Stellen, die sich heiß anfühlen und leicht bluten	Borax
Unerträglicher Juckreiz	Croton tiglium
Trockene Scheide; die Wunden sind heiß und geschwollen.	Natrium muriaticum
Die Wunden der Genitalien greifen auf After und Oberschenkel über. Kratzen führt zu Rissen in der Haut, die sich entzünden kann.	Petroleum
Brennende, juckende Genitalien Allgemeine Verschlechterung der Symptome bei kaltem und feuchtem Wetter Unruhe	Rhus toxicodendron

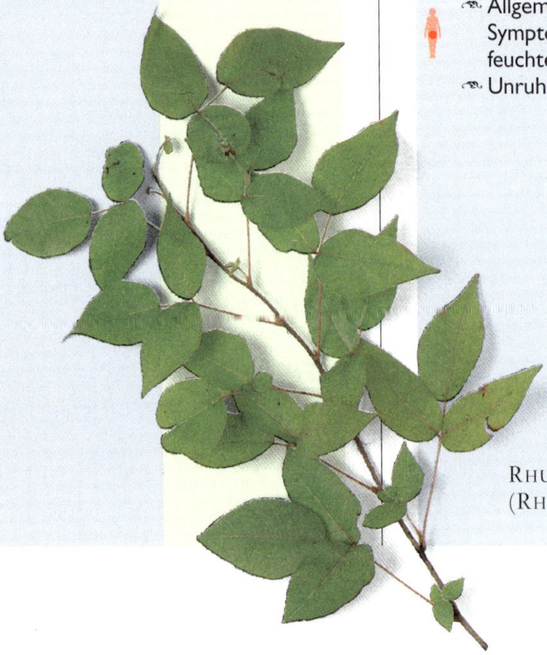

RHUS RADICANS (RHUS TOXICODENDRON)

DOSIS

VERWENDUNG DER C12-POTENZ. EINNAHME 4 X TÄGLICH ÜBER 4 TAGE.

Reizung der äußeren Geschlechtsorgane

Diese Art der Reizung, die einen sehr schwerwiegenden und besorgniserregenden Verlauf nehmen kann, wird im allgemeinen durch Scheidenausfluß (s. S. 30) verursacht. Sie kann auch bei Diabetikerinnen vorkommen.

Der Scheidenausfluß, der mit der Reizung einhergeht, kann entweder mit einer allergischen Reaktion auf Seifen oder Badezusätze zusammenhängen oder auch mit Waschmittelrückständen in der Unterwäsche, die nicht vollständig ausgespült wurden. Ein Scheidenausfluß, der Reizungen hervorruft, bedarf immer einer umgehenden ärztlichen Abklärung.

Symptome	Arznei
Juckreiz und Schmerzen treten nach dem Geschlechtsverkehr auf. Die Brustwarzen jucken und brennen. Abwärtsdrängende Schmerzen	Agaricus muscarius
Juckreiz mit Wundsein und Schwellung Zwischenblutungen im Zyklus (Wenden Sie sich an Ihren Arzt.)	Ambra grisea
Juckreiz, Schwellung und Brennen Beißender Scheidenausfluß Große Müdigkeit als Begleiterscheinung der Periode	Ammonium carbonicum
Vor und nach der Periode Brennen und Juckreiz, vor allem bei jungen Mädchen	Calcium carbonicum
Juckreiz an der Vaginalöffnung	Convallaria
Juckreiz der Scheide und des Afters sind von blutigem Ausfluß begleitet	Copaiva
Heftiger Juckeiz mit Pustelbildung Kratzen ist schmerzhaft.	Croton tiglium
Juckreiz und gelblicher Ausfluß; beide scheinen in Ruhe am schlimmsten zu sein. Vor allem ältere Frauen neigen besonders dazu.	Fagopyrum
Juckreiz der Genitalien und der Brustwarzen setzt während der Periode ein.	Hepar sulfuris
Brennen und Jucken in der Scheide mit Brennen und Schwellung der Schamlippen und Juckreiz zwischen Schamlippen und Oberschenkeln	Kreosotum
Schwellung und heftiger Juckreiz der Scheide Die Monatsblutungen setzen zu früh ein, sind stark, verlängert und beißend und führen zum Wundsein der Scheide.	Rhus toxicodendron
Es tritt ein gelblichgrüner, reizender Ausfluß auf. Heftiges Gefühl des Abwärtsdrangs im Unterleib	Sepia
Die Scheide juckt und brennt durch beißenden, brennenden Ausfluß.	Sulfur

DOSIS

VERWENDUNG DER C12-POTENZ. EINNAHME 3 X TÄGLICH ÜBER FÜNF TAGE.

Scheidenausfluß

Viele Frauen haben einen klaren Scheidenausfluß, der keine Reizungen verursacht und ganz natürlich ist. Wenn der Ausfluß jedoch stark zunimmt oder Blutspuren aufweist, oder wenn er Brennen oder Reizung verursacht, sollte man immer einen Arzt aufsuchen, um die Ursache abklären zu lassen. Da die meisten entzündlichen Arten von Scheidenausfluß sexuell übertragen werden, müssen immer beide Partner behandelt werden. Oft ist eine schulmedizinische Behandlung z. B. mit Antibiotika und Antimykotika notwendig, um den Körper von den jeweiligen Erregern zu befreien. Die häufigsten Arten von Scheidenausfluß neben bakteriellen Infektionen sind:

Pilzerkrankungen (Soor): Sie werden von dem Hefepilz *Candida albicans* hervorgerufen. Zu den Symptomen gehören: Scheidenentzündung, Rötung und Schwellung von Vulva und Vagina, pastenartiger Ausfluß und Brennen beim Wasserlassen.

Trichomoniase (Trichomonadeninfektion): Es kommt zu einem schaumigen, übelriechenden Ausfluß mit Schmerzen, Entzündung und Reizung in der Genitalregion. Die Folge sind Schmerzen beim Verkehr und Brennen beim Wasserlasssen.

Symptome / Arznei

Symptome	Arznei
Sehr dichter, beißender, durchsichtiger oder gelblicher Ausfluß Der Ausfluß tritt meist tagsüber auf.	Alumina
Beißender, ätzender, gelblicher Ausfluß Der Ausfluß betrifft meist ältere und chronisch kranke Frauen.	Arsenicum album
Klarer, reichlicher, heißer, beißender Ausfluß, der eine Schwellung der Schamlippen verursacht und zur Zyklusmitte am schlimmsten ist	Borax
Reichlich milchiger, juckender und brennender Ausfluß Ausfluß wie bei jungen Mädchen vor der Pubertät Ausfluß, wie er bei erwachsenen Frauen vor der Periode auftritt	Calcarea carbonica
Dickflüssiger und zäher Ausfluß Auch Schwäche und Verstopfung treten auf.	Hydrastis
Reichlich dünner, weißer, schleimiger Ausfluß, der zusammen mit Rücken- und Kreuzschmerzen auftritt Der Ausfluß ist morgens beim Aufstehen stärker. Ständiges Frieren	Graphites
Reichlich wäßriger, beißender, reizender und brennender Ausfluß mit Wundsein, Schmerzen und Juckreiz der Vulva Der Ausfluß verschlimmert sich vor der Periode.	Kreosotum
Gelblicher, zäher Ausfluß bei übergewichtigen Frauen mit hellem Haar	Kalium bichromicum
Es kommt zu einem wäßrigen, gelblichbraunen beißenden Ausfluß. Depressive Verstimmungen und ein Gefühl des Abwärtsdrängens im Unterleib	Lilium tigrinum
Beißender, brennender, grünlichgelber Ausfluß, der Schmerzen, Brennen und eine Schwellung der Vulva verursacht Nachts Verschlimmerung der Symptome	Mercurius solubilis
Beißender, brennender, pastenartiger Ausfluß, begleitet von Rückenschmerzen	Pulsatilla
Gelblichgrüner, übelriechender Ausfluß Der Ausfluß verschlimmert sich vor der Periode. Gefühl des Abwärtsdrängens im Unterleib	Sepia
Reichlicher, milder Ausfluß in Form von weißem Schleim, begleitet von großer Abgeschlagenheit und Rückenschmerzen	Stannum metallicum

DOSIS

Verwendung der C30-Potenz. Einnahme 2 x täglich über 10 Tage.

Vaginismus

Unfreiwillige und schmerzhafte Kontraktion der Scheidenmuskulatur wird als Vaginismus bezeichnet. Diese Beschwerde tritt selten auf, jedoch sind Geschlechtsverkehr, die Verwendung von Tampons und eine Untersuchung der Scheide dadurch mit Schmerzen verbunden oder ganz unmöglich. Bei einer rein körperlichen Ursache ist es ratsam, einen Gynäkologen aufzusuchen. Vaginismus hat jedoch eher psychische Gründe. Hier bringt meist eine Sexualtherapie Erfolg. Sollten die beschriebenen Mittel wirkungslos bleiben, ist wahrscheinlich eine Konstitutionsbehandlung notwendig.

SYMPTOME	ARZNEI
Stimmungsschwankungen Kälteempfindlichkeit, aber alle Symptome werden durch Wärme gelindert.	Cimicifuga
Die Scheide ist heiß und brennt. Gefühl der Ruhelosigkeit Man reagiert empfindlich auf jede Berührung oder Bewegung.	Belladonna
Vaginismus nach gescheiterter Beziehung oder Kummer	Ignatia
Vaginismus durch starke Empfindlichkeit der Scheide Verstopfung bereitet Probleme.	Plumbum metallicum
Verkrampfungen der Scheidenmuskulatur aus Angst Schmerzen beim Verkehr mit nachfolgender Blutung	Argentum nitricum
Gefühl, als ob die Scheide umklammert und festgehalten wird Verkehr ist unmöglich.	Cactus

DOSIS

VERWENDEN SIE DIE C30-POTENZ. EINNAHME 2 X TÄGLICH ÜBER BIS ZU 5 TAGE. BEI BEDARF WIEDERHOLEN.

Endometriose

Bei diesem Krankheitsbild lagert sich Gewebe, das der Innenschicht der Gebärmutterauskleidung (Endometrium) ähnlich ist, an anderen Organen an, z. B. in den Eierstöcken, den Eileitern, dem Enddarm und der Blase. In seltenen Fällen kann die Endometriose auf weiter entfernt gelegene Organe, z. B. die Augen oder die Lunge, übergreifen. Diese Gewebsstücke reagieren auf die hormonellen Veränderungen im Menstruationszyklus. Während der Periode können sie bluten und eine örtliche Entzündung hervorrufen. Bei einer Endometriose kommt es zu sehr schmerzhaften Monatsblutungen.

Die Ursachen der Endometriose sind unbekannt. Man nimmt jedoch an, daß Anteile des Menstruationsblutes im Bauchraum entlang der Eileiter versprengt werden und die normale Reinigungsfunktion des Immunsystems überfordern. Das Immunsystem läßt sich durch eine gesunde Ernährung stärken (s. S. 88). Die schulmedizinische Behandlung erfolgt im Rahmen einer Hormontherapie und operativ. Wenn Sie eine homöopathische Behandlung versuchen möchten, sollten Sie einen Fachmann zu einer Konstitutionsbehandlung aufsuchen (vgl. Abschnitt »Schmerzhafte Periode«, S. 26). Wenden Sie sich zur Abklärung an Ihren Arzt.

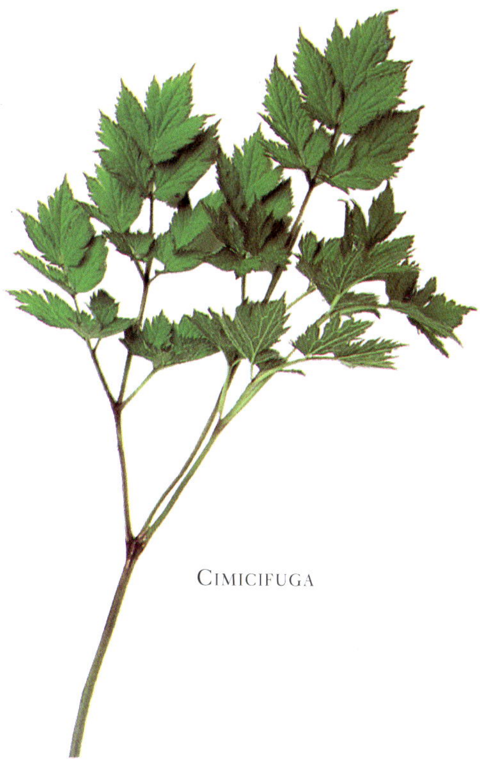

CIMICIFUGA

KAPITEL 2

SCHWANGERSCHAFT, GEBURT & WOCHENBETT

VERHÜTUNG

Empfängnisverhütung beginnt im Idealfall, wenn eine Frau zum ersten Mal Geschlechtsverkehr aufnimmt. Jugendliche werden zur Verwendung von Kondomen zum Schutz vor Aids angehalten. Ein weiterer wichtiger Grund ist jedoch der Schutz vor Geschlechtskrankheiten, die Unfruchtbarkeit und das Risiko einer Eileiterschwangerschaft zur Folge haben können.

Mit der Vorbereitung auf die erste Schwangerschaft sollte man sechs Monate vor dem erhofften Empfängnistermin beginnen. So hat man Zeit zur Abklärung des Rötelschutzes, für eine Impfung und Ernährungsumstellung (s. »Die Ernährungspyramide«, S. 88). Man sollte das Rauchen einschränken oder besser gar nicht mehr rauchen und auf Alkohol verzichten (s. S. 76–77 und 119). Rat zur Familienplanung erteilt Pro Familia (s. S. 173).

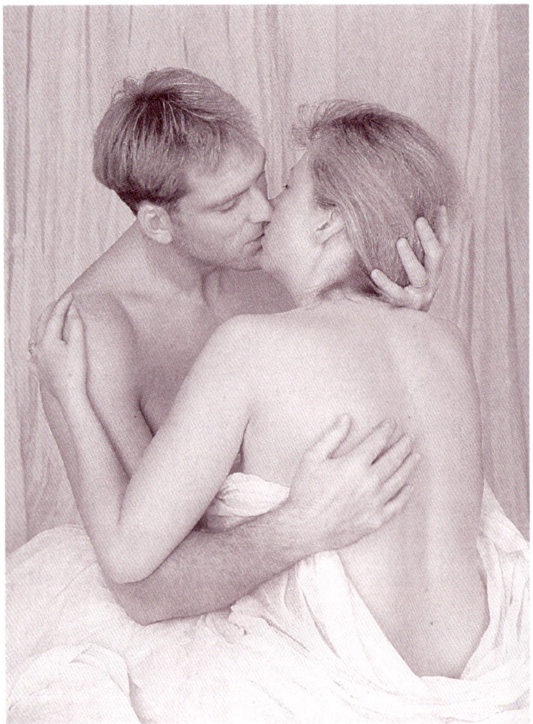

Der beste Zeitpunkt, die Empfängnisverhütung einzustellen, liegt unmittelbar im Anschluß an einen Zyklus.

Manche Ärzte raten einige Monate vor der Empfängnis zum Absetzen der Pille oder zur Entfernung der Spirale (wenn diese Kupfer enthält), um kleine Veränderungen im Stoffwechsel des Körpers rückgängig zu machen. Während dieser Zeit sind Kondome oder ein Diaphragma die besten Mittel zur Empfängnisverhütung. Der beste Zeitpunkt, die Empfängnisverhütung einzustellen, liegt unmittelbar im Anschluß an einen Zyklus. Dies erhöht die Wahrscheinlichkeit, daß eine noch junge Eizelle von einem erst vor kurzem eingegangenen Spermium befruchtet wird. Sobald die Schwangerschaft bestätigt ist, sollte man zum Arzt gehen und entscheiden, wo man entbinden möchte, und die Schwangerschaftsvorsorge planen. Bestimmte schwere Mißbildungen wie z. B. *Spina bifida* und das Down-Syndrom können in der Frühschwangerschaft noch rechtzeitig festgestellt werden, um einen Schwangerschaftsabbruch in Erwägung zu ziehen. Eine seltene, aber ernsthafte Komplikation ist eine Eileiterschwangerschaft, d. h. der Embryo entwickelt sich in einem der Eileiter. Meist wird dies zwischen der sechsten und zehnten Schwangerschaftswoche diagnostiziert, wenn Unterleibsschmerzen auftreten. Dann ist ärztlicher Rat dringend erforderlich.

SCHWANGERSCHAFT

Beim Menschen dauert eine durchschnittliche Schwangerschaft 38 Wochen. In der Medizin ist es jedoch üblich, eine Schwangerschaft vom ersten Tag der letzten Periode an zu datieren, so daß mit der Entbindung in der 40. Woche gerechnet werden kann. Zu Beginn der Schwangerschaft teilt sich das befruchtete Ei in Zellen mit identischem Aussehen. Im Laufe einer Woche jedoch beginnen diese Zellen unterschiedliche Funktionen zu übernehmen. In den folgenden Wochen durchlaufen sie bestimmte Veränderungen bei der Entwicklung der kindlichen Organe wie z. B. der Wirbelsäule und des Herzens. Gleichzeitig bilden sich die Plazenta und die Eihäute heraus. Die Plazenta dient der Ernähung des heranreifenden Embryos, während die Eihäute das Fruchtwasser enthalten, das einen gewissen Schutz vor körperlicher Verletzung bietet.

Infektionen wie Röteln und Medikamente wie Thalidomid können von der Mutter auf das Baby übertragen werden. Solche äußerlichen Einwirkungen stellen vor allem im ersten Drittel der Schwangerschaft ein besonderes Problem dar, da sie den empfindlichen Mechanismus stören können, der die Ausbildung der Organe steuert.

Aus diesem Grund verschreiben Ärzte während der ersten drei Schwangerschaftsmonate ungern Medikamente, es sei denn, das Leben der Mutter ist gefährdet. Diese Einschränkung betrifft auch Mineralstoff- und Vitaminpräparate, wobei eine geringe Dosis Folsäure erlaubt ist. Sie sollten auch freiverkäufliche Arzneimittel und Medikamente auf pflanzlicher Basis meiden. Auch Genußmittel wie Alkohol und Tabak sind verboten. Es gibt keinen Hinweis darauf, daß homöopathische Arzneimittel dem Kind in der Frühschwangerschaft schaden könnten, aber sie sollten nicht in Potenzen unter C6 eingenommen werden. Sie können bei morgendlicher Übelkeit, empfindlichen Brüsten und anderen Beschwerden, die in dieser Zeit auftreten, gute Dienste leisten.

Bestimmte Nahrungsmittel sollten während der Schwangerschaft gemieden werden. Hierzu gehören Leber, die große Mengen an Vitamin A enthalten kann, Weichkäse und Pastete, die von Listerien befallen sein können. Listerien sind eine Ursache für Fehl- und Totgeburten. Im Gegensatz zu den meisten Bakterien vermehren sie sich auch noch bei Kühlschranktemperaturen. Man findet sie auch in vorgekochten Speisen und Tiefkühlkost. Durch gründliches Garen ist letztere jedoch unbedenklich.

Auch eine Toxoplasmoseinfektion kann das ungeborene Kind ernsthaft schädigen. Infiziert sich die werdende Mutter, kann sie leichtes Fieber entwickeln, ansonsten jedoch symptomfrei bleiben. In Mitteleuropa kommt diese Infektion selten vor, dennoch sollten Schwangere einige Vorsichtsmaßnahmen einhalten (s. Kästchen). Gefährdete Frauen werden in der Schwangerschaft überwacht und im Falle einer Infektion entsprechend behandelt.

SPÄTSCHWANGERSCHAFT

Nach den ersten drei Schwangerschaftsmonaten kommt es zu einer kontinuierlichen Gewichtszunahme. Die werdende Mutter hat bis zur Geburt des Babys 9–13 kg zugenommen. Mit dem Fortschreiten der Schwangerschaft fühlen sich die meisten Frauen fit und gesund, andere

SO VERMEIDET MAN TOXOPLASMOSE

- Vor der Essenszubereitung und nach Kontakt mit rohem Fleisch oder Haustieren Hände waschen.
- Flächen und Gegenstände, die mit rohem Fleisch in Berührung gekommen sind, reinigen und eine Kontamination anderer Lebensmittel, die im Kühlschrank aufbewahrt werden, vermeiden.
- Haustiernäpfe sollten getrennt von dem Geschirr der Familie gespült werden.
- Schwangere sollten kein Katzenstreu entsorgen.
- Bei der Gartenarbeit sollte man Handschuhe tragen.

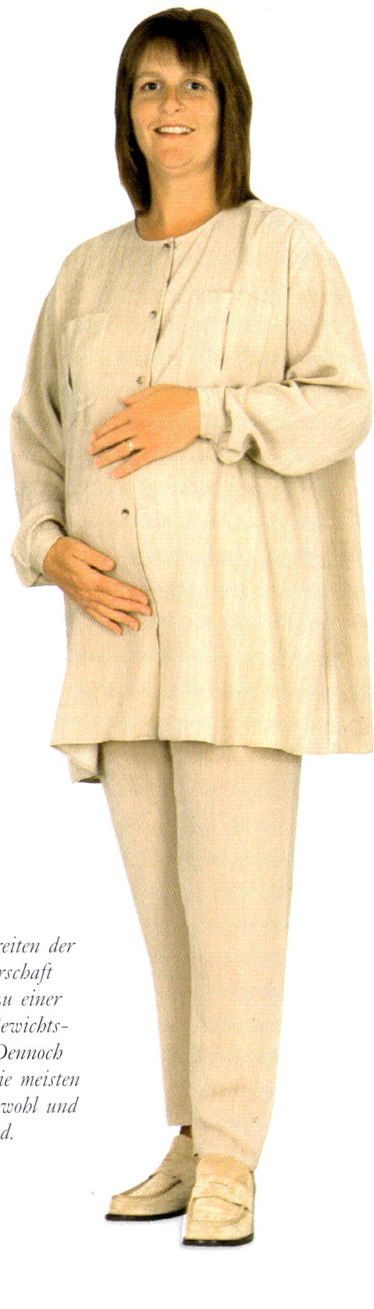

Mit Fortschreiten der Schwangerschaft kommt es zu einer ständigen Gewichtszunahme. Dennoch fühlen sich die meisten Frauen sehr wohl und gesund.

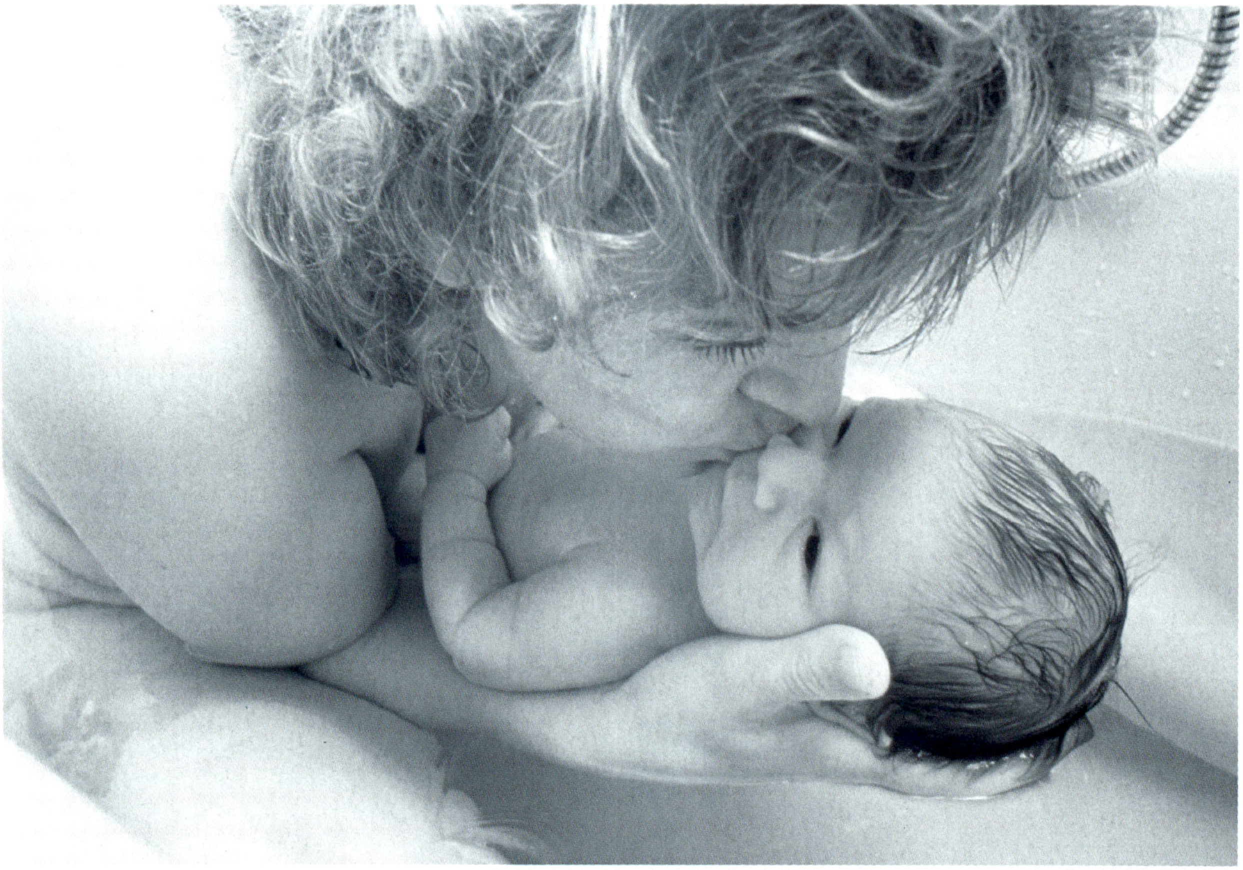

wiederum entwickeln lästige Beschwerden wie z. B. Sodbrennen, Rückenschmerzen und Schlafstörungen, die oft auf homöopathische Mittel ansprechen.

GEBURT

Ärzte begrüßen die moderne medizinische Versorgung bei einer Geburt, da sie für Mutter und Kind größere Sicherheit gewährleistet. In zunehmendem Maße schrecken medizinische Eingriffe bei der Geburt jedoch Frauen ab. Die werdende Mutter hat heute eine größere Auswahl in bezug auf den Ort der Entbindung, aber auch mehr Entscheidungsmöglichkeiten über unkonventionelle Entbindungsmethoden wie Wasserbäder oder -pools, einschließlich der Anwendung der Homöopathie. Wird dies mit moderner medizinischer Überwachung kombiniert, bestehen keinerlei Einwände.

FEHLGEBURT

Vor 200 Jahren löste eine Fehlgeburt bei Frauen, die aufgrund wenig zuverlässiger Verhütungsmittel sehr oft schwanger wurden, eher Erleichterung aus. Heutzutage, wo es so viele Ratschläge für die Geburt eines gesunden Kindes gibt, suchen viele Frauen die Schuld für eine Fehlgeburt bei sich, aber das ist falsch. Auf der Suche nach gesunden Voraussetzungen vor der Geburt steckt die Wissenschaft noch in den Kinderschuhen. In der Praxis läßt sich immer noch nicht mit Sicherheit sagen, ob eine Fehlgeburt hätte verhindert werden können. Weitere Informationen zum Thema Fehlgeburt finden sich auf S. 35 u. 41.

Man sollte wählen können, wo man entbindet und welche unkonventionellen Methoden (Geburt im Wasser, homöopathische Arzneien) man dabei unterstützend einsetzt.

TOTGEBURTEN

Manchmal gibt es eine Erklärung für Totgeburten, aber oft bleibt der wahre Grund im Dunkeln. Vielen Frauen gelingt es nicht, Versagensgefühle loszuwerden. Krankenhauspersonal wird jetzt zwar geschult, um nach einer Totgeburt psychologische Unterstützung bieten zu können. Oft jedoch braucht die Mutter Zeit und Raum zur Trauer. Die Homöopathie kann bei körperlichen und seelischen Problemen nach einer Fehlgeburt Hilfe bieten.

FEHLGEBURT

Der Abgang einer Schwangerschaft in den ersten sechs Monaten wird als Fehlgeburt oder Spontanabort bezeichnet, danach als Totgeburt.

URSACHEN

- Mißbildung des Fötus, z. B. aufgrund einer Chromosomenanomalie oder durch einen schwerwiegenden Entwicklungsfehler
- Hormondefizit
- Zysten oder sonstige Fehlbildungen des Uterus
- Verschlußunfähigkeit des Muttermundes (Zervixinsuffizienz)
- Erkrankung der Mutter, z. B. Bluthochdruck, nicht eingestellte Diabetes oder anderes

SYMPTOME

- Vaginale Blutungen und/oder krampfhafte Schmerzen im Unterleib. In der Frühschwangerschaft sind Blutungen zum Zeitpunkt der erwarteten Periode recht häufig, ähnlich wie bei einer Zervixerosion.
- Rückenschmerzen
- Verschwinden von Schwangerschaftssymptomen wie z. B. morgendlicher Übelkeit

DAS SOLLTE MAN TUN

- Einen Arzt anrufen und sich hinlegen.
- Falls eine Binde benutzt wird, nicht fortspülen, da der Arzt sie vielleicht untersuchen möchte.

WAS DER ARZT EMPFEHLEN WIRD

- In der Frühschwangerschaft wird er Bettruhe verordnen und eine Ultraschalluntersuchung anfordern. Ärzte sind der Meinung, daß eine Fehlgeburt in den ersten drei Monaten auf eine schwerwiegende Mißbildung des Fötus zurückzuführen ist.
- Im Spätstadium einer Schwangerschaft wird ein Gynäkologe versuchen, die bekannten Ursachen für eine Fehlgeburt, z. B. Zervixinsuffizienz, zu therapieren.

NACH DER FEHLGEBURT

- Per Ultraschall wird festgestellt, ob die Fehlgeburt vollständig war; andernfalls sind Ausschabungen an der Gebärmutter notwendig.

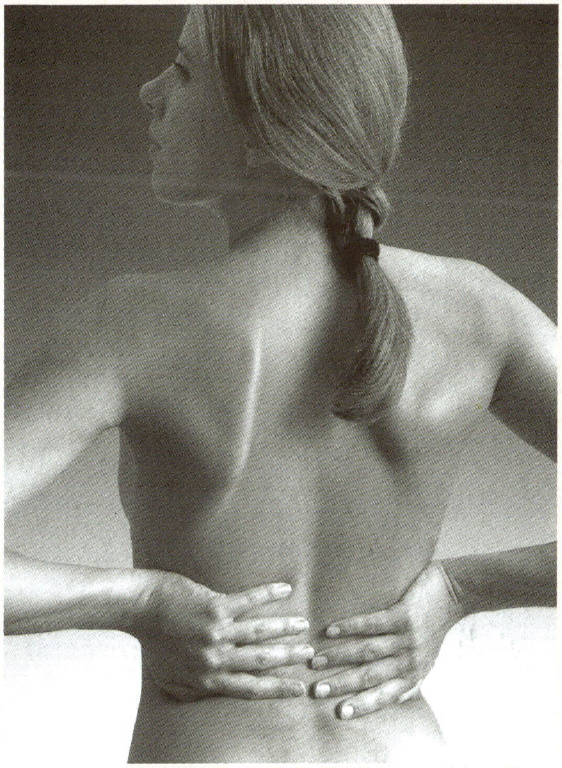

In der Frühschwangerschaft können Rückenschmerzen möglicherweise eine Fehlgeburt ankündigen.

- Bei einem negativen Rhesusfaktor sollte man sich auf Rhesusantikörper testen lassen, auch nach einer frühen Fehlgeburt. Falls diese Antikörper vorhanden sind, wird eine Injektion zur Senkung des Mißbildungsrisikos in einer späteren Schwangerschaft nötig sein.
- Man sollte sich Zeit zur Trauer lassen. Falls die Fehlgeburt spät auftrat und man das Kind nicht gesehen hat, sollte man um ein Foto bitten.
- Wiederaufnahme von Geschlechtsverkehr ist möglich, wenn die Blutungen aufgehört haben und der Muttermund wieder geschlossen ist. Das geschieht meist innerhalb von 3 Wochen. Vor einer erneuten Schwangerschaft sollte man zwei normale Perioden abwarten, wenn eine Fehlgeburt in der Frühschwangerschaft vorlag. Nach einer späten Fehlgeburt raten Ärzte zu längerer Wartezeit. So kann sich der Körper erholen und seine Eisen- und Kalziumspeicher wieder auffüllen.
- Bei der breiten Mehrheit aller Frauen weist die nächste Schwangerschaft einen normalen Verlauf auf. Nach mehreren Fehlgeburten wird der Arzt Tests zur Abklärung der Ursache vorschlagen.

Krämpfe und nächtliche Krämpfe

Bei einem Krampf handelt es sich um eine verlängerte Kontraktion in einem Muskel, die meist auf Übermüdung oder ungünstige Haltung zurückzuführen ist. Eine Massage des schmerzhaften Körperteils hilft, aber manche Schmerzen können noch Stunden nach der Krampfauflösung andauern.

Symptome	Arznei
Schmerzen in den Fußsohlen Ziehende, schmerzhafte Wadenkrämpfe	Agaricus muscarius
Kalte und schweißige Füße	Calcium carbonicum
Schmerzende Füße, die sich bei Berührung auch taub anfühlen	Carbo vegetabilis
Schmerzen in der Hüftgegend strahlen bis zu den Knien aus. Krämpfe bessern sich durch festen Druck und Wärme.	Colocynthis
Krämpfe in Waden und Füßen	Cuprum metallicum
Krämpfe im Unterarm	Gelsemium
Arme und Beine »schlafen ein«. Krämpfe im unteren Bereich der Beine Arme und Beine sind am Morgen wie gelähmt.	Nux vomica
Krämpfe im Nacken, die sich durch Wärme bessern	Trifolium pratense
Wadenkrämpfe Die Haut fühlt sich kalt an. Ohnmacht erfolgt bei kleinster Anstrengung.	Veratrum album

DOSIS

VERWENDEN SIE DIE C12-POTENZ. EINNAHME ZUR SCHLAFENSZEIT UND BEI KRÄMPFEN.

Schwere Beine

Wahrscheinlich verspüren Sie ein Schweregefühl in den Beinen im Spätstadium der Schwangerschaft. Dies könnte auf die Gewichtszunahme zurückzuführen sein oder auf die Tatsache, daß ein gewisser Druck auf den großen Venen lastet, deren Aufgabe es ist, das Blut aus den Beinen zum Herzen zurückzuführen.

Symptome	Arznei
Die Beine sind schwer, matt, lassen sich nur mühsam bewegen. Druckgefühl bessert sich durch Hochlegen der Beine.	Conium maculatum
Zitternde und schwache Beine stellen sich ein. Müdigkeit nach der kleinsten Anstrengung	Gelsemium
Rote, bläuliche, schmerzhafte Schwellung der Beine; bei Thrombose Arzt aufsuchen. Die Beine reagieren empfindlich auf die kleinste Berührung.	Lachesis
Schweregefühl, Taubheit und Schwäche der Beine Die Symptome verschlechtern sich beim Umherlaufen. Die Beine werden kaum warm.	Acidum picrinicum
Die Beine fühlen sich wie abgestorben oder hölzern an. Die Symptome sind zu Beginn der ersten Bewegung am Morgen oder nach einer Pause am schlimmsten. Sie bessern sich bei Bewegung, kehren jedoch bei Ermüdung wieder. Gefühl der Ruhelosigkeit	Rhus toxicodendron

DOSIS

EINNAHME DER C6-POTENZ 3 X TÄGLICH BIS ZU DREI WOCHEN LANG.

Geschwollene Hände, Knöchel und Füße

Sollten diese Symptome besonders gegen Ende der Schwangerschaft auftreten, dann sollte man sich an einen Arzt oder eine Hebamme wenden. In den meisten Fällen werden sie bestätigen können, daß dieser Zustand ganz einfache Gründe hat, wie z. B. zu langes Stehen, allgemeine Gewichtszunahme oder der Druck der Gebärmutter auf die Blutgefäße im Bauchraum. In manchen Fällen tritt Bluthochdruck und Eiweiß im Urin auf und gilt dann als Warnzeichen für das Vorstadium einer Eklampsie. Ein homöopathisch orientierter Arzt wird mit großer Sicherheit auch zu einer Konstitutionsbehandlung raten, aber dieser Zustand erfordert Bettruhe und schulmedizinische Behandlung. Daher sollte man einen Arzt aufsuchen.

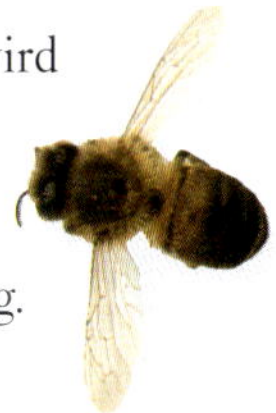

SYMPTOME	ARZNEI
Die Schwellung verschlimmert sich am Spätnachmittag und ist auf der rechten Seite stärker. Über der Schwellung sieht die Haut durchsichtig und wächsern aus. Kein Durstgefühl, obwohl ein Verlangen nach Milch bestehen könnte Der Urin ist spärlich, eventuell mit dunklen Ablagerungen durchsetzt. Große Müdigkeit	Apis mellifica
Großes Verlangen nach häufiger Flüssigkeitszufuhr in kleinen Mengen Kurzatmigkeit bei Anstrengung, auch Schlafstörungen können auftreten. Meist Schwellung der Füße verbunden mit krampfartigen Wadenschmerzen Große Unruhe und doch gleichzeitig Erschöpfung	Arsenicum album
Geschwollene Knöchel und Füße, die wie verstaucht sind Geschwollene Finger, die an den Spitzen jucken können Stechende Kopfschmerzen Heftiger Harndrang, jedoch geht der Urin nur sehr langsam ab.	Prunus spinosa

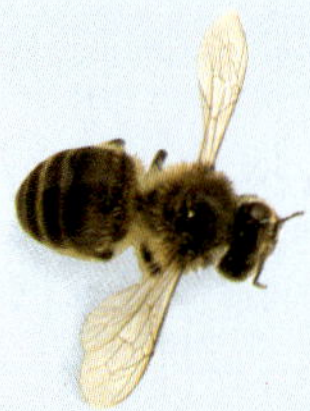

Apis mellifica *stammt von der Honigbiene.*

DOSIS

EINNAHME DER C12-POTENZ JEDEN MORGEN, BIS BESSERUNG ERFOLGT, DANACH ABSETZEN DES MITTELS. WIEDERHOLUNG IM BEDARFSFALL NACH GLEICHEM SCHEMA.

Seltsame Gelüste

Schwangere weisen ein mitunter recht eigenartiges Verlangen nach bestimmten Speisen auf. Dabei kann es sich um eine ungewöhnliche Kombination von Lebensmitteln handeln oder manchmal auch um unverdauliche Substanzen wie z. B. Kohle.

DOSIS

EINNAHME DER C12-POTENZ, 2 X TÄGLICH, BIS DAS VERLANGEN AUFHÖRT.

Symptome / Arznei

Verlangen nach Fleisch, Pickles, Radieschen, Rüben, Artischokken und einfachen Speisen	Abies canadensis
Verlangen nach Speisen jeder Art mittags und nachts	Abies nigra
Häufiger Heißhunger auf Süßigkeiten	Alfalfa
Verlangen nach Kaffee	Angustura vera
Verlangen nach Milch	Apis mellifica
Verlangen nach Süßigkeiten	Argentum nitricum
Verlangen nach Tabak	Caladium seguinum
Verlangen nach unverdaulichen Stoffen wie Kreide und Kohle, aber auch Eiern, Salz und Süßigkeiten	Calcium carbonicum
Großer Appetit auf Schinkenspeck, Schinken, Pökel- und Räucherfleisch	Calcium phosphoricum
Verlangen nach Genußmitteln einschließlich Kaffee, Alkohol und Tabak	Capsicum
Verlangen nach Salz und salzigen Speisen	Carbo vegetabilis
Verlangen nach Süßigkeiten	Cina
Verlangen nach diesem und jenem, jedoch der bloße Geruch ruft bereits Übelkeit hervor.	Colchicum
Großer Appetit auf saure und stark gewürzte Speisen	Hepar sulfuris
Verlangen nach Wein	Hypericum
Verlangen nach säuerlichen Speisen	Ignatia
Verlangen nach Alkohol und Austern	Lachesis
Heißhunger auf Schokolade und Süßigkeiten	Lycopodium
Verlangen nach Fleisch	Magnesium carbonicum
Verlangen nach Salz	Natrium muriaticum
Verlangen nach stark gewürzten Speisen	Nux moschata
Verlangen nach Eiswasser und häufiges Trinken kalter Getränke	Onosmodium
Verlangen nach pikanten Speisen jeder Art	Sanguinaria
Verlangen nach Pickles, säuerlichen Speisen und Getränken	Sepia
Verlangen nach mehreren Tassen heißen Wassers	Spigelia
Verlangen nach süßen und fettigen Speisen	Sulfur
Verlangen nach Äpfeln	Tellurium

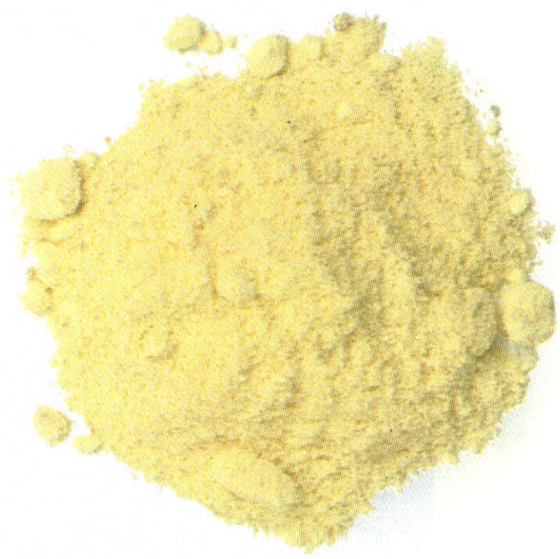

SULFUR

Übelkeit am Morgen

Erbrechen in der Frühschwangerschaft kann ein lästiges Problem sein. Es kommt bei fast der Hälfte aller Frauen vor und tritt oft mit der ersten Schwangerschaft auf. Es kann unterschiedlich stark ausgeprägt sein und äußert sich meist in einem Übelkeitsgefühl beim Aufwachen, dem ein einmaliges Erbrechen nach dem Aufstehen folgt. Es kann aber auch zu anderen Tageszeiten auftreten und beginnt während des zweiten Schwangerschaftsmonats. Am Ende des dritten Monats hört es normalerweise auf, kann jedoch in einigen Fällen die gesamte Schwangerschaft hindurch anhalten. Die morgendliche Übelkeit mag unangenehm sein, hat aber keine Auswirkungen auf die Gesundheit. Wenn der Zustand anhält oder außergewöhnlich häufig auftritt, sollte man zum Arzt gehen.

SYMPTOME	ARZNEI
Saures Aufstoßen mit Sodbrennen Reichlicher Speichelfluß tagsüber und nachts	Acidum aceticum
Die Übelkeit ist ständig vorhanden oder tritt wiederholt auf. Die Übelkeit ist nach dem Essen schlimmer.	Asarum europaeum
Ständige Übelkeit; Erbrechen bringt keine Erleichterung. Trotz Erbechens bleibt die Zunge sauber, aber eventuell übermäßiger Speichelfluß. Abneigung gegen Essen Reizbarkeit	Ipecacuanha
Ständiges Erbrechen, unabhängig von den Mahlzeiten Das Erbrochene hinterläßt einen sehr sauren und bitteren Geschmack.	Lac defloratum
Übelkeit und säuerlicher Geschmack nach dem Frühstück Große Druckempfindlichkeit des Magens Man ist reizbar und nörgelig. Lärm- und Geruchsempfindlichkeit Starke Blähungen	Nux vomica
Anhaltendes und quälendes Erbrechen Mittel für ängstliche und nervöse Patientinnen Verlangen nach kalten Getränken, die jedoch wieder erbrochen werden Erbrechen kann durch Kontakt der Hände mit heißem Wasser beschleunigt werden.	Phosphorus
Der Anblick oder der Geruch von Speisen löst Übelkeit aus, vor allem am Morgen vor dem Essen. Essen bessert die Übelkeit zeitweilig. Verlangen nach sauren Speisen Gefühl der Leere im Magen, sogar unmittelbar nach dem Essen	Sepia

DOSIS

EINNAHME DER C6-POTENZ 3 X TÄGLICH BIS ZUR BESSERUNG. DANACH MITTEL ABSETZEN. IM BEDARFSFALL WIEDERHOLEN.

Schlafstörungen

Menschen, die unter Schlafstörungen leiden, haben meist nur Schwierigkeiten beim Einschlafen. Sind sie erst einmal eingeschlafen, können sie auch durchschlafen. Schlafstörungen treten häufig während der Schwangerschaft, vor allem in den letzten Monaten, auf. Vielen Frauen kann jedoch leicht durch eine entsprechende Entspannungstechnik oder das richtige homöopathische Mittel geholfen werden. Dies ist auch während der Schwangerschaft unbedenklich und führt nicht zur Gewöhnung oder Abhängigkeit. Es kann jedoch eine andere Art von Schlafstörung auftreten. Dabei erwacht man in den frühen Morgenstunden (zwischen 4 und 5 Uhr). Darauf folgen bis zum Aufstehen kurze und wenig erholsame Schlafphasen. Diese Art von Schlaflosigkeit kann manchmal auf die Entstehung einer depressiven Störung hinweisen und erfordert ärztlichen Rat. Sie sollte jedoch nicht mit einer anderen Schlafstörung verwechselt werden, bei der man einen sehr leichten Schlaf hat und beim geringsten Geräusch erwacht, dann aber sofort wieder einschläft.

Symptome	Arznei
Unfähigkeit einzuschlafen durch Überreizung am Abend Schlaflosigkeit aus Angst	Aconitum
Schlaflosigkeit durch ein am nächsten Tag bevorstehendes Ereignis wie z. B. eine Prüfung	Argentum nitricum
Unfähigkeit einzuschlafen oder Erwachen gegen etwa 2 Uhr Man ist sehr unruhig, muß aufstehen und im Zimmer umhergehen.	Arsenicum album
Gedanken an vor kurzem Erlebtes führen zu Aufregung und Schlaflosigkeit. Die Probleme des Tages gehen einem immer wieder durch den Kopf. Starke Lärmempfindlichkeit	Coffea cruda
Schlaflosigkeit durch ein unglückliches oder besorgniserregendes Ereignis	Ignatia
Erwachen gegen 4 Uhr morgens und Unfähigkeit, wieder einzuschlafen, durch geistige Überaktivität	Lycopodium
Geistige Überaktivität; die Gedanken kreisen immer wieder um die tägliche Arbeit. Ärger über die Tatsache, nicht einschlafen zu können	Nux vomica
Man hat einen leichten Schlaf und erwacht beim kleinsten Geräusch.	Sulfur
Juckreiz am Körper und Zuckungen der Glieder beim Versuch einzuschlafen Oft schlechte Träume	Valeriana

DOSIS

EINNAHME IN DER C30-POTENZ. MÖGLICHST ABENDS, VOR DEM ZUBETTGEHEN WIEDERHOLEN. EINNAHME EINER WEITEREN DOSIS KANN BEI BEDARF NACHTS ERFOLGEN.

Fehlgeburt

Die Beendigung einer Schwangerschaft mit dem Verlust des Fötus erfolgt meist in den ersten drei Monaten. Meist geschieht dies dann, wenn eine Monatsblutung fällig gewesen wäre. Blutungen und regelmäßig wiederkehrende Unterleibsschmerzen sind hierfür die ersten Symptome. Diese verstärken sich, bis die Frucht schließlich abgeht.

Nicht alle Fehlgeburten werden vollständig abgestoßen. Gelegentlich bleibt noch etwas Gewebe im Uterus (Gebärmutter) zurück, zu dessen Entfernung ein kleinerer operativer Eingriff unter Narkose notwendig ist. Da nicht alle drohenden Fehlgeburten mit dem Abgang des Embryos enden, sollte absolute Bettruhe immer Bestandteil der Behandlung sein. Man sollte fachärztliche Hilfe in Anspruch nehmen, sobald der Verdacht besteht, daß es sich um eine Fehlgeburt handeln könnte.

DOSIS

MAN VERWENDET DIE C30-POTENZ BEI DROHENDER FEHLGEBURT. EINNAHME 4 X TÄGLICH BIS ZUM ABKLINGEN DER SYMPTOME. ZUR VORBEUGUNG FÜR FRAUEN MIT EINER FEHLGEBURT IN DER ANAMNESE. IN DIESEM FALL EINNAHME DES ENTSPRECHENDEN MITTELS BIS ZUR 16. SCHWANGERSCHAFTSWOCHE.

SYMPTOME / ARZNEI

Symptome	Arznei
Drohende Fehlgeburt nach Ärger	Aconitum
Drohende Fehlgeburt nach einem Trauma	Arnica montana
Es kommt zu einem starken, heißen, blutigen Ausfluß mit Rücken- und Kopfschmerzen. Wehenartige Schmerzen setzen ein und hören plötzlich wieder auf; Gefühl, als ob der Bauchinhalt herausfällt.	Belladonna
Wiederholte Fehlgeburten Starke Rückenschmerzen, auch seitlich des Unterleibs mit leichten Uteruskontraktionen und spärlichem Blutfluß	Caulophyllum
Die Fehlgeburt ist begleitet von Ärger mit großer Aufregung.	Chamomilla
Wandernde Schmerzen von einer Seite des Unterleibs zur anderen, so daß man sich krümmen muß. Geeignetes Mittel bei Rheumaanfälligkeit	Cimicifuga
Fehlgeburt etwa im dritten Monat; Blutungen sind ein erstes Symptom, dann folgen wandernde Kreuzschmerzen mit Ausstrahlung bis in die Vorderseite des Unterleibs. Das Blut ist hellrot und klumpig.	Sabina
Fehlgeburt schon in einem sehr frühen Stadium der Schwangerschaft Oft passend für blasse und kränkliche Patientinnen Häufig wehenartige Schmerzen mit reichlichem, sehr dunklem Blutfluß	Secale cornutum
Mittel gegen Fehlgeburten Anfälligkeit für Nervosität und Reizbarkeit mit gleichzeitiger Schwäche der Muskeln im Unterleib und einer Neigung zu Mastdarmvorfall	Sepia
Einsetzen der Schmerzen im Rücken, die zur Vorderseite des Unterleibs und hinunter zu den Oberschenkeln wandern Mittel der Wahl bei häufigen, schon früh auftretenden Fehlgeburten	Viburnum opulus

Nach einer Fehlgeburt

DOSIS

EINNAHME IN DER C30-POTENZ 4 X TÄGLICH ÜBER 4 TAGE.

Diesem Erlebnis folgt oft ein seelisches Trauma. Die Ratschläge für Angst, Depression und Kummer (s. S. 124, 126 u. 128) sind dabei sehr hilfreich. Das andere Problem in diesem Zusammenhang sind die Monatsblutungen, die nach erneutem Einsetzen recht unregelmäßig sein können. Hierzu finden sich auf S. 25 Hinweise.

SYMPTOME/ARZNEI	
Kreuzschmerzen mit Prolaps Entweder eher spärliche oder sehr starke und häufige Monatsblutungen	Helonias
Rückenschmerzen mit sehr großer Müdigkeit	Kalium carbonicum
Starke Monatsblutungen mit hellem, teils klumpigem Blut	Ustilago maydis

Ektopische Schwangerschaft

DOSIS

EINNAHME IN DER C30-POTENZ ALLE 30 MINUTEN BIS ZUR BESSERUNG.

Bei einer ektopischen Schwangerschaft entwickelt sich der Fötus außerhalb der Gebärmutter, gewöhnlich in einem der Eileiter. Da sich der Eileiter nicht ausdehnen kann, um sich dem wachsenden Fötus anzupassen, kommt es meist zwischen der sechsten und zehnten Schwangerschaftswoche zur Ruptur mit Unterleibsschmerzen. Die Blutung kann sehr heftig sein. Eine ektopische Schwangerschaft ist immer ein medizinischer Notfall. Vermutet man eine ektopische Schwangerschaft, sollte umgehend ein Arzt oder eine Hebamme aufgesucht werden. Eine ektopische Schwangerschaft wird normalerweise ausgeschabt. Auch wenn der Gynäkologe bemüht sein wird, den betroffenen Eileiter zu erhalten, so ist dies oft nicht möglich. Ähnlich wie bei einer Fehlgeburt kann es zu körperlichen und seelischen Problemen kommen (s. S. 41 und links). Wenn man sehr ängstlich und besorgt ist, während man auf medizinische Hilfe wartet, sollte man Aconitum einnehmen.

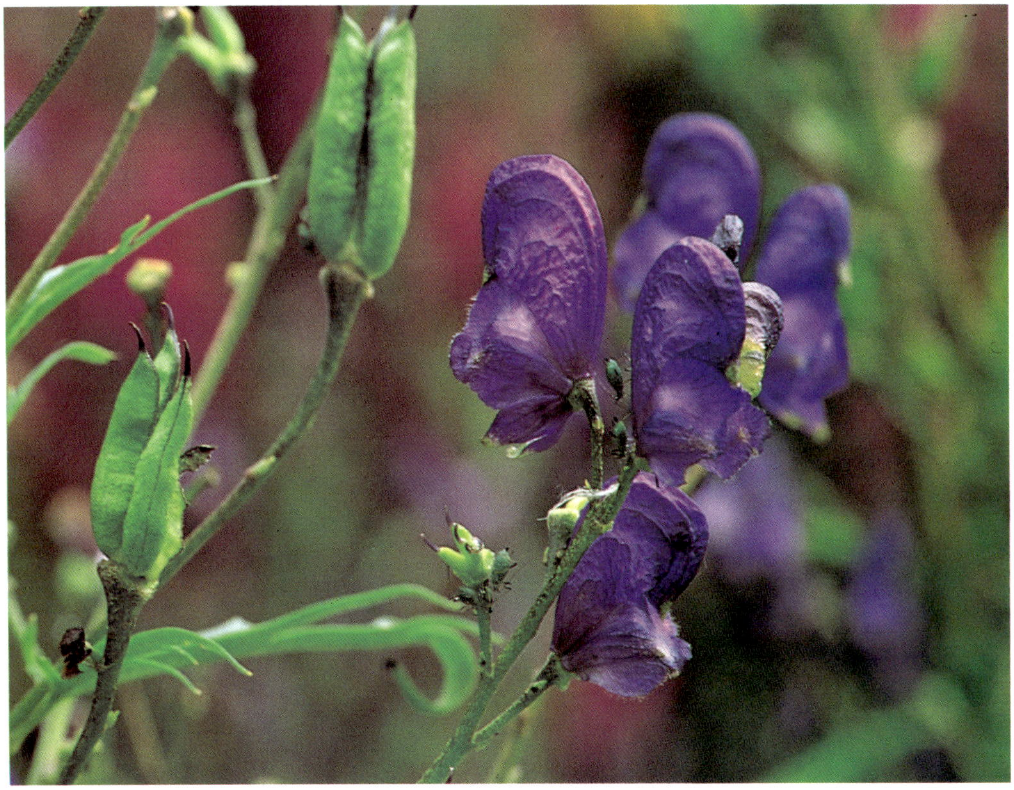

Aconitum, das aus der hochgiftigen Pflanze Aconitum napellus *gewonnen wird, wirkt gegen große Furcht mit nachfolgenden Angstzuständen, Panik und rasender Ungeduld.*

Senkungswehen

DOSIS

EINNAHME IN DER C12-POTENZ STÜNDLICH BIS SCHMERZFREIHEIT EINTRITT.

Senkungswehen können in den letzten Wochen der Schwangerschaft auftreten. Sie kommen unregelmäßig, meist im Unterbauch. Man nimmt an, daß sich der Uterus (Gebärmutter) für die Geburt »in Form bringt«. Falls die Wehen sehr häufig oder regelmäßig auftreten, oder wenn Blut zu sehen ist, sollten Arzt oder Hebamme verständigt werden.

SYMPTOME	ARZNEI
Kontraktionen in der Frühschwangerschaft Plötzlicher Schmerz im Unterleib, so daß man sich krümmt	Cimicifuga
Kontraktionen in den letzten Schwangerschaftswochen	Caulophyllum
Schmerzen, die in Rücken und Hüften ausstrahlen	Gelsemium
Kolikartige, krampfartige Schmerzen	Viburnum opulus

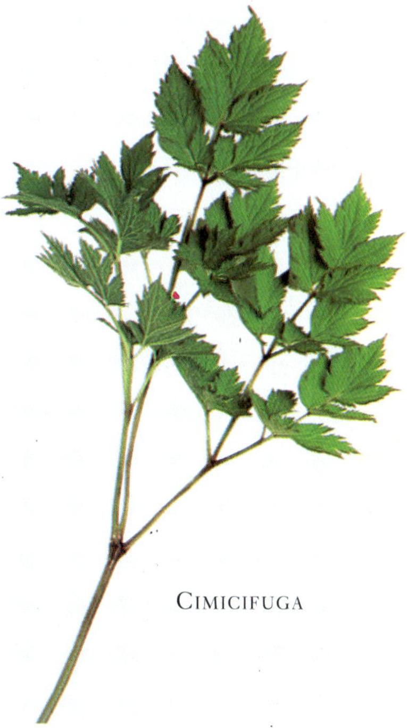

CIMICIFUGA

Geburtsvorbereitung

Die Homöopathie kann den meisten Frauen in der Geburtsvorbereitungsphase sehr helfen. Durch die Einnahme von Caulophyllum in den letzten Schwangerschaftswochen und durch die Gabe von Arnica kurz vor der Geburt lassen sich mögliche Verletzungen und Blutungen lindern. Man nimmt auch an, daß Caulophyllum den Uterus sozusagen auf die Geburt »einstimmt«, indem es zu kräftigen Kontraktionen beiträgt und einer Übermüdung der werdenden Mutter während der Wehen vorbeugt.

SYMPTOME	ARZNEI
Vermindert Verletzungen und Blutungen bei normalen Wehen	Arnica montana
Wird routinemäßig eingesetzt zur Wehenförderung und für einen leichten Geburtsverlauf.	Caulophyllum
Kann sich als hilfreich erweisen, wenn es bei einer früheren Schwangerschaft zu sehr starken Blutungen gekommen war.	Millefolium

DOSIS

ARNICA SOLLTE IN DER HÖCHSTEN POTENZ EINGENOMMEN WERDEN, DIE IM HANDEL ERHÄLTLICH IST. WENN MÖGLICH, SOLLTE ES DIE M10-POTENZ IN PULVERFORM SEIN. SONST VERWENDET MAN DIE C30-POTENZ IN PULVERFORM. FALLS DAS MITTEL NICHT ALS PULVER ERHÄLTLICH IST, ZERSTÖSST MAN EINE TABLETTE FÜR EINE GABE. EINNAHME EINER DOSIS ZU BEGINN DER WEHEN UND EINER WÄHREND DER WEHEN KURZ VOR DER GEBURT. ES IST HILFREICH, EINE C30 DOSIS 3 X TÄGLICH ÜBER DREI TAGE HINWEG NACH DER GEBURT EINZUNEHMEN.

DOSIS

CAULOPHYLLUM SOLLTE IN DER C30-POTENZ IN DREI DOSEN IMMER AM GLEICHEN TAG EINER JEDEN WOCHE AB DER 34. SCHWANGERSCHAFTSWOCHE EINGENOMMEN WERDEN. (ES GIBT KEINEN KLINISCHEN BEWEIS DAFÜR, DASS DIESES MITTEL VORZEITIGE WEHEN HERVORRUFT. DIES SEI HIER EIGENS ERWÄHNT, DA CAULOPHYLLUM IN NICHTHOMÖOPATHISCHEN DOSEN ZU VORZEITIGEN WEHEN FÜHRT. ES WIRD IN HOMÖOPATHISCHER DOSIS GEGEN VORZEITIGE WEHEN VERABREICHT, WOBEI ES FÜR EINEN NORMALEN WEHENVERLAUF SORGEN SOLL.)

DOSIS

MILLEFOLIUM SOLLTE IN DER C30-POTENZ EINGENOMMEN WERDEN. EINNAHME IN DREI GABEN AN EINEM TAG DER LETZTEN SCHWANGERSCHAFTSWOCHE.

Einsetzen der Wehen

Eine normale Schwangerschaft dauert 40 Wochen. Wenige Wochen vor der Geburt können im Unterbauch gelegentliche, schmerzlose Kontraktionen wahrgenommen werden (s. »Senkungswehen«, S. 43). Setzen dann die eigentlichen Wehen ein, werden die Kontraktionen zwar spürbar, können aber zunächst unregelmäßig sein. Mit fortschreitender Wehentätigkeit nimmt ihre Häufigkeit zu, und sie treten regelmäßig auf. Sie können auch leichte Beschwerden verursachen. Zuerst werden sie im Rücken wahrgenommen. Der Beginn der Wehen kündigt sich durch einen geringen Blutverlust an. Irgendwann platzt die Fruchtblase, die das Baby umgibt. Es kommt zum Abgang des Fruchtwassers aus der Vagina. Dies ist ein normaler Vorgang. Die tatsächliche Dauer der Wehen kann sehr unterschiedlich sein, ist jedoch bei einer ersten Schwangerschaft länger. Es besteht gewöhnlich genügend Zeit, das Krankenhaus zu erreichen oder die Hebamme kommen zu lassen.

Symptome	Arznei
Die Wehen setzen in rascher Folge, aber unregelmäßig ein. Gutes Heilmittel, wenn die Patientin ruhelos, ängstlich und furchtsam ist und meint, sterben zu müssen	Aconitum
Schmerzhafte Wehen; die Schmerzen beginnen im Kreuz mit Ausstrahlung in die Oberschenkelinnenseite. Patientin kann überreizt und sogar böse sein; sie sträubt sich gegen eine Untersuchung. Wehleidigkeit	Chamomilla
Krampfhafte, unregelmäßige Kreuzschmerzen Gefühl der Erschöpfung und mangelnden Selbstkontrolle	Cocculus
Sehr schmerzhafte Wehen, jedoch ohne Ergebnis Ruhelose, gereizte Stimmung	Coffea cruda
Periodisch auftretende, relativ schmerzlose Kontraktionen ohne Ergebnis Sehr große Müdigkeit	Gossypium
Frühe Wehen mit Rückenschmerzen	Kalium carbonicum

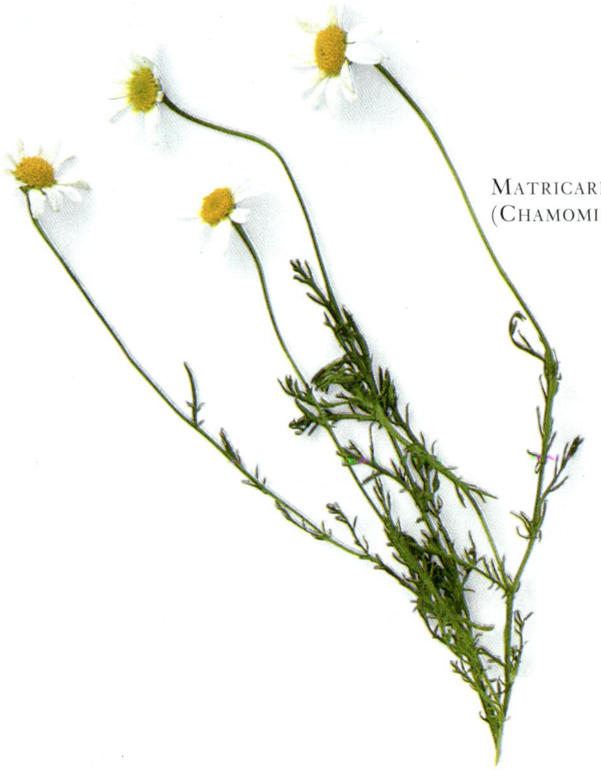

MATRICARIA (CHAMOMILLA)

DOSIS

EINNAHME IN DER C12-POTENZ ALLE 30 MINUTEN BIS ZUR BESSERUNG.

Die Zeit im Wochenbett

Die Hauptbeschwerden einer Mutter nach der Geburt stehen im Zusammenhang mit dem Wundsein im Geburtskanal. Auch benachbarte Organe wie Blase und Harnröhre können in Mitleidenschaft gezogen werden. Bei langandauernden Wehen oder großem Schlafmangel kann auch Müdigkeit als Problem hinzukommen. Dieser Schlaf läßt sich jedoch leicht in einer Nacht wieder nachholen. Nach einem Kaiserschnitt treten meist Probleme wie nach jeder anderen Operation auf.

DOSIS

EINNAHME IN DER C12-POTENZ 3 X TÄGLICH ÜBER 5 TAGE.

Den meisten Komplikationen kann jedoch durch die Behandlung mit Arnica und Caulophyllum vor der Geburt vorgebeugt werden (s. S. 43). Die anderen Probleme nach der Geburt betreffen das Stillen. Ratschläge hierzu finden Sie auf S. 47. Siehe auch S. 46 zum Thema »Nachwehen«.

SYMPTOME/ARZNEI

Symptome	Arznei
Probleme beim Wasserlassen Unruhe, Schlaflosigkeit und Angst	Aconitum
Verstopfung Gefühl des Wundseins im Rektum und Juckreiz des Afters Sogar weiche Stühle werden nur schwer ausgeschieden.	Alumina
Probleme beim Wasserlassen	Arsenicum album
Reizung der Scheide Krampfartige Schmerzen im Uterus (Gebärmutter), hauptsächlich nachts	Caladium seguinum
Verhalten des Urins, vor allem nach langandauernden Wehen	Causticum
Nervosität und Unruhe	Chamomilla
Gereiztheit, Überempfindlichkeit und störende Schlaflosigkeit Unterleibsschmerzen	Coffea cruda
Schmerzhafte Hämorrhoiden	Collinsonia
Blähungen und Koliken im Unterleib	Nux moschata
Rückenschmerzen Juckreiz zwischen den Brüsten Apathie	Acidum phosphoricum
Hämorrhoiden und Mastdarmvorfall	Podophyllum
Völlige Erschöpfung und Überhitzung	Secale cornutum
Zur Förderung der Wundheilung nach Katheterisierung oder Dammschnitt	Staphisagria

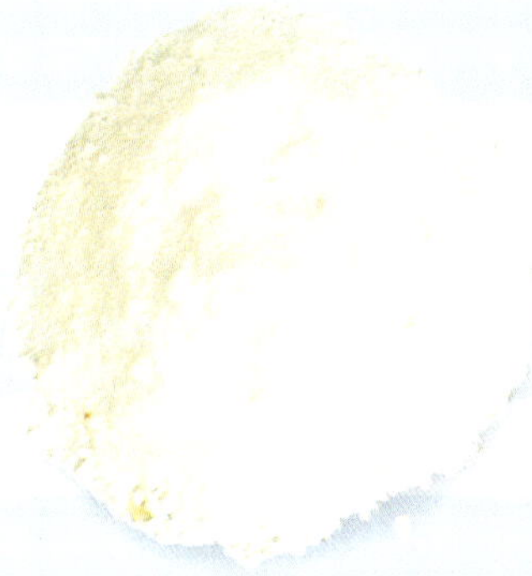

CAUSTICUM

Nachwehen

Es handelt sich dabei um Schmerzen, die mit Wehenschmerzen vergleichbar sind und nach einer Geburt auftreten. Sie sind auf Kontraktionen des Uterus (Gebärmutter) zurückzuführen, der sich wieder auf seine ursprüngliche Größe vor der Schwangerschaft verkleinert. Die Wahrscheinlichkeit, daß diese Nachwehen auftreten, steigt, wenn man stillt, da dieser Vorgang die Hypophyse zur Freisetzung des Hormons Oxytozin anregt, das die Milchbildung und gewisse Uteruskontraktionen fördert.

Symptome	Arznei
Wird routinemäßig nach allen Wehen gegeben, besonders wenn sie von langer Dauer waren.	Arnica montana
Nachwehen mit Kopfschmerzen, gerötetem Gesicht, Nervosität und Unruhe	Belladonna
Wundheitsgefühl erfüllt das gesamte Becken und führt zu Schmerzen beim Laufen und Stehen. Gefühl, als ob die Beine nachgeben	Bellis perennis
Schwere, krampfartige Schmerzen	Camphora
Krampfartige Schmerzen, die durch den gesamten Unterleib ziehen, vor allem nach sehr langen Wehen mit anschließender Erschöpfung Mittel der Wahl bei Nachwehen	Caulophyllum
Schwere Schmerzen, verbunden mit großer Reizbarkeit	Chamomilla
Sehr starke Schmerzen im Unterleib, vergleichbar mit Elektroschocks Erregtheit und Wehleidigkeit	Cimicifuga
Man verspürt Schmerzen eher im Bereich des Darms anstatt im Uterus.	Cocculus
Ungewöhnlich starke Schmerzen führen zu Schlaflosigkeit.	Coffea cruda
Heftige Nachwehen nach einer Schwangerschaft, die nicht die erste ist	Cuprum metallicum
Ängstlichkeit, Furchtsamkeit und Schlaflosigkeit	Gelsemium
Starke Nachwehen strahlen bis in die Oberschenkel aus und sind rechts stärker. Der Schmerz scheint im Rektum oder der Blase zu sitzen.	Lac caninum
Große Blutklumpen gehen ab. Starke Blahungen	Nux vomica
Die Schmerzen schießen von hinten nach vorne in den Körper.	Sabina
Schmerzausstrahlung nach oben Gefühl, als ob ein Gewicht im Unterleib liegt Gefühl, als ob die Beckenorgane herausfallen würden	Sepia
Dieses Mittel ist angezeigt, wenn keine anderen Syptome auftreten und kein anderes Mittel passend erscheint.	Xanthoxylum

DOSIS

EINNAHME IN DER C30-POTENZ 4 X TÄGLICH AN 2 TAGEN NACH DER GEBURT.

Milchstau

Dabei kommt es zur Verhaltung der Milch im Gangsystem der weiblichen Brust. Dies geschieht häufig wenige Tage nach der Geburt des Kindes, wenn eine größere Menge Milch produziert wird. Er kann aber auch durch plötzliches Abstillen auftreten. Im folgenden Abschnitt »Stillprobleme« können Sie mehr über die passenden homöopathischen Mittel erfahren.

Stillprobleme

Unter Laktation versteht man die Zeit nach der Entbindung, wenn die Milchausschüttung der weiblichen Brust einsetzt. Manchmal kann es zu Schwierigkeiten kommen: Es wird entweder zuviel oder zuwenig Milch gebildet, oder aber die Milch ist von schlechter Qualität und deckt den Nährstoffbedarf des Babys nicht. An dieser Stelle sei auch auf das Thema »Wunde, aufgesprungene Brustwarzen« auf S. 48 hingewiesen.

SYMPTOME	ARZNEI
Es wird zuviel Milch gebildet, die sehr reichlich fließt. Gerötete, heiße, geschwollene und berührungsempfindliche Brüste, die steinhart sein können Gerötetes Gesicht, Hitzegefühl	Belladonna
Stechender Schmerz der benutzten Brust nach dem Stillen	Borax
Bildung von wäßriger, wenig nahrhafter Milch, die vom Baby abgelehnt wird Frösteln mit Gefühl von Angst und Furcht Übermäßiges nächtliches Schwitzen, vor allem im Kopfbereich	Calcium carbonicum
Die Milchbildung setzt aus. Tiefe Depression, großer Durst, Vorhersagen vom eigenen Tod innerhalb der nächsten 24 Stunden	Lac defloratum
Milchüberschuß; die Brüste fühlen sich hart, klumpig und schmerzhaft an; sie sind sehr berührungsempfindlich. Der gesamte Körper schmerzt, verbunden mit Gereiztheit und Unruhe.	Phytolacca
Die Milch ist wäßrig und wird nur spärlich gebildet. Neigung zur Weinerlichkeit beim Versuch zu stillen Die Brüste können schmerzen und spannen. Es wird auch nach dem Stillen noch Milch gebildet.	Pulsatilla
Die Brüste sind schmerzhaft angeschwollen.	Rhus toxicodendron
Es wird wenig oder gar keine Milch gebildet. Gefühl der geistigen und körperlichen Schwäche	Ricinus communis
Stark verminderter Milchfluß Die Brüste schwellen stark an und sind sehr berührungsempfindlich.	Urtica urens

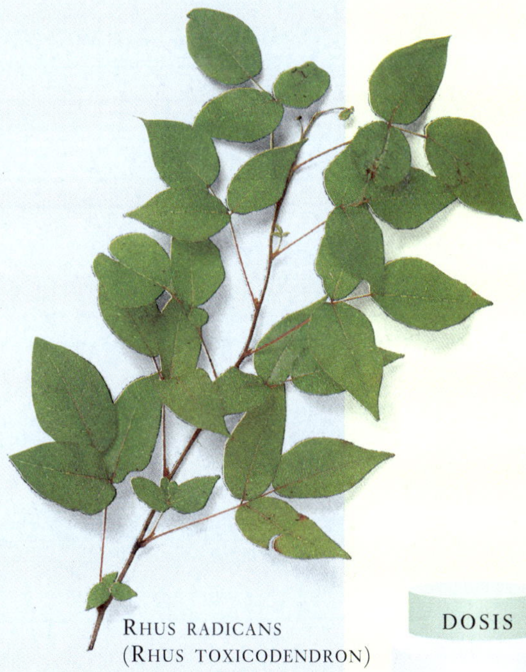

RHUS RADICANS (RHUS TOXICODENDRON)

DOSIS

EINNAHME IN DER C12-POTENZ 2 X TÄGLICH, BIS BESSERUNG EINTRITT. DANN DAS MITTEL ABSETZEN UND BEI BEDARF WIEDERHOLEN.

Wunde, aufgesprungene Brustwarzen

Dies ist ein häufiges Problem bei stillenden Müttern. Hilfreich ist eine lokale Behandlung der Brustwarzen mit 1 Teil Arnicatinktur auf 10 Teile Wasser. Nach jedem Stillen Brustwarzen mit Arnicatinktur betupfen, Brust unbedeckt lassen, bis Flüssigkeit gut abgetrocknet ist. Calendulacreme, die dreimal täglich aufgetragen wird, beruhigt den empfindlichen Brustwarzenbereich. Wenn die Brustwarzen rissig werden, kann auch Graphitessalbe (3 x täglich) zur Behandlung der Brust zusammen mit einem hier aufgeführten Mittel benutzt werden.

Symptome	Arznei
Wundsein und Juckreiz	Agaricus muscarius
Entzündete und sehr berührungsempfindliche Brustwarzen Große Wehleidigkeit Starke Reizbarkeit	Chamomilla
Die Brustwarzen schmerzen bei Berührung und beim Stillen. Schmerzausstrahlung vom Brustkorb in den Rücken	Croton tiglium
Rissige, wunde Brustwarzen Die Brustwarzen bluten beim Stillen.	Lycopodium
Starke Berührungsempfindlichkeit der Brustwarzen mit schneidenden Schmerzen Heftiges Frösteln	Acidum nitricum
Wunde und rissige Brustwarzen, die auch beim Stillen sehr schmerzen Die Brüste sind schwer und hart. Von den Brüsten in den ganzen Körper ausstrahlende Schmerzen	Phytolacca
Äußerst starke Schmerzen beim Stillen Man ist sehr empfindlich, gefühlsbetont und schlecht gelaunt. Das kleinste Wort kann einen aus der Fassung bringen.	Staphysagria
Schmerzende und brennende Brustwarzen nach dem Stillen	Sulfur

DOSIS

EINNAHME IN DER C30-POTENZ 3 X TÄGLICH ÜBER 3 TAGE.

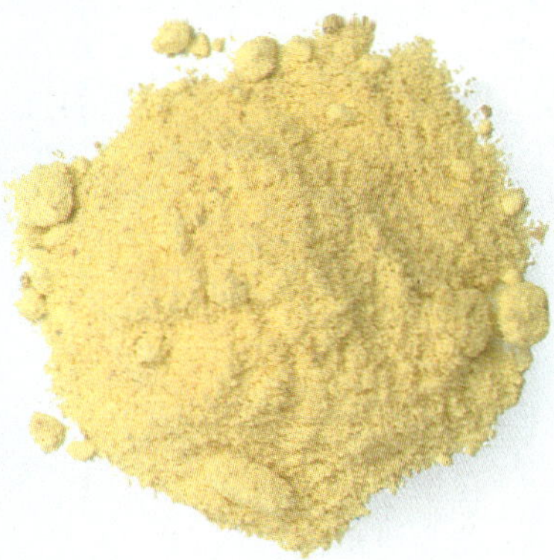

SULFUR

Postnatale Depression

Viele Frauen, die zum ersten Mal Mutter geworden sind, leiden einige Tage unter einer milden Verlaufsform der postnatalen Depression, die normalerweise bei der Rückkehr aus dem Krankenhaus auftritt, wenn sie sich mit der Verantwortung für das Neugeborene, für die übrige Familie und mit dem Haushalt konfrontiert oder überfordert sehen. Gelegentlich tritt jedoch eine viel ernstere und gefährlichere Form der Depression auf. Diese bedarf dann sorgfältiger medizinischer Behandlung. Sobald die ersten Anzeichen hierfür erkennbar werden, sollte ein Arzt zu Rate gezogen werden.

Symptome	Arznei
Geistige Unruhe, große Furcht vor dem Tod, zwischen 24 und 3 Uhr morgens am schlimmsten Man kann Selbstmordabsichten äußern und möchte eine »sinnlose« Behandlung verweigern.	Arsenicum album
Man fühlt sich wertlos, ist aber auch zänkisch, widerspricht und reagiert geräuschempfindlich. Stöhnen im Schlaf mit Erwachen um 4 Uhr, danach wiederholt nur kurze Nickerchen	Aurum metallicum
Man ist traurig und hoffnungslos. Bei der kleinsten Bemerkung weint man oder ist verärgert. Geistige Erschöpfung mit häufigen und schnellen Stimmungsschwankungen Man hat das Gefühl, nie wieder richtig durchschlafen zu können. Die Depression tritt ein nach Kummer, Schlaflosigkeit und plötzlichen Gefühlsausbrüchen. Man reagiert nervös und sensibel, regt sich leicht auf und ist schnell beleidigt. Man steckt voller Widersprüche und lacht z. B. über schlechte Nachrichten.	Ignatia
Man erhofft sich Mitleid. Mitgefühl hilft einem. Beruhigung durch Berühren und Streicheln Man fürchtet sich vor allem und jedem. Man fühlt sich beim Liegen auf der linken Seite schlechter. Überempfindlichkeit gegen Licht, Geräusche und Gerüche Verlangen nach kalten Getränken, die oft sofort wieder erbrochen werden Passendes Mittel für große, schlanke Frauen mit feinem Haar und langen Wimpern	Phosphorus
Man braucht sehr viel Mitgefühl. Man ist vor allem nachts sehr unruhig, steht oft auf und geht im Haus umher. Man ist traurig und weint leicht, vor allem beim Stillen des Babys. Neigung zu Tränenausbrüchen, wenn man über eigene Probleme spricht, aber die Traurigkeit verfliegt schnell, wenn man getröstet wird. Wechselnde, widersprüchliche Stimmungen Aufenthalt im Freien und leichte Bewegung bessern. Man fröstelt leicht, meidet aber andererseits Hitze. Bevorzugung kalter Speisen; fehlendes Durstgefühl trotz Mundtockenheit	Pulsatilla
Gleichgültigkeit gegenüber dem Baby, dem Ehemann und der Familie, man möchte am liebsten davonlaufen und fürchtet sich vor dem Alleinsein. Patientin möchte kein Mitleid. Wird sie dennoch bemitleidet, bricht sie in Tränen aus. Man fühlt sich nach dem Essen besser, aber Essensgeruch führt zu Übelkeit. Man ist schnell beleidigt. Gefühl der körperlichen und geistigen Erschöpfung	Sepia

DOSIS

EINNAHME DER C30-POTENZ 3 X TÄGLICH ÜBER 4–5 TAGE.

KAPITEL 3

DIE MENOPAUSE

Im engeren Sinn ist mit dem Begriff Menopause das Aufhören der Monatsblutungen gemeint. Meist ist dies mit etwa 50 Jahren der Fall. Die letzte Periode ist jedoch nur eine von vielen Veränderungen, die in diesem Lebensabschnitt, auch »Wechseljahre« genannt, eintreten. Dieser Ausdruck ist sehr treffend, da es aufgrund der niedrigen Hormonspiegel zu vielerlei Veränderungen kommt. Der medizinische Fachausdruck lautet »Klimakterium«.

MONATSBLUTUNGEN UND FRUCHTBARKEIT

Die meisten Frauen bemerken nach dem 40. Lebensjahr Veränderungen in ihrem Monatszyklus. Zunächst einmal verkürzt sich oft die Zyklusdauer um bis zu zehn Tage, dann wird der Zyklus länger und schließlich hören die Monatsblutungen ganz auf. Ein plötzliches Aussetzen der Menstruation ist jedoch ungewöhnlich.

Bei Frauen in den Vierzigern findet ein Eisprung nicht mehr in jedem Zyklus statt, die Fruchtbarkeit nimmt somit rasch ab. Ärzte raten jedoch dazu, entweder bis zu einem Jahr nach der letzten Periode Verhütungsmittel zu benutzen oder bis die Hormonspiegel den Eintritt der Wechseljahre anzeigen. Man sollte zum Arzt gehen, wenn starke, schmerzhafte Monatsblutungen und auch Zwischenblutungen auftreten, da diese Symptome nicht unbedingt ein Zeichen für die Wechseljahre sind. Auch Blutungen, die auftreten, wenn die letzte Periode länger als ein Jahr zurückliegt, bedürfen der Abklärung.

KÖRPERLICHE VERÄNDERUNGEN

Niedrige Hormonspiegel führen zu einer ganzen Reihe körperlicher Veränderungen. Am deutlichsten äußert sich dies in Hitzewallungen und Nachtschweiß, Trockenheit der Scheide und möglicherweise Gelenkschmerzen. Auch die Anfälligkeit für Angina und Herzattacken nimmt zu. Der Kalziumverlust in den Knochen geht rascher vor sich.

Mit dem Fortschreiten der Wechseljahre verliert das Gewebe unter der Haut an Festigkeit. Auch die Straffheit der Bauchmuskulatur nimmt ab und kann zu Organprolaps oder Streßinkontinenz führen.

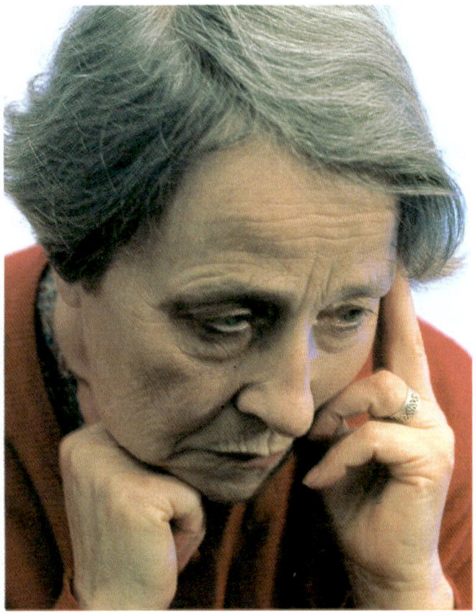

Viele Frauen sind insgeheim oder ganz offensichtlich unzufrieden mit den Veränderungen ihres Aussehens, die in den Wechseljahren stattfinden.

HORMONSUBSTITUTION

Ärzte werden vielleicht zu einer Hormonsubstitution raten, die die Symptome der Wechseljahresbeschwerden oftmals lindert. Die zusätzliche Gabe von Hormonen ist jedoch nicht für jede Frau geeignet oder hilfreich. Wenn persönliche oder medizinische Gründe dagegen sprechen, dann kann die Homöopathie den Übergang in die Wechseljahre für eine Frau beträchtlich erleichtern. Die Entscheidung ist nicht immer einfach. Es ist daher ratsam, diese Angelegenheit mit einem Arzt zu besprechen.

PSYCHISCHE SYMPTOME

Sinkende Östrogenspiegel können zu einer leichten Form von Angst oder Depression führen. Aber Sie dürfen gewiß sein, daß eine schwere Depression in den Wechseljahren auch nicht häufiger auftritt als in anderen Lebensphasen. Andere Ereignisse jedoch, z. B. wenn die Kinder aus dem Haus gehen, aber auch der Tod oder die zunehmende Abhängigkeit älterer Verwandter fallen oft in diese Zeit und sorgen für psychischen Streß. Während der Wechseljahre beobachten manche Frauen ein fehlendes Interesse am Sex und verlieren die Fähigkeit, einen Höhepunkt zu erreichen. Auf jeden Fall stellen sie auch eine Trockenheit der Scheide fest. Andere Frauen wiederum führt ein verstärktes sexuelles Verlangen dazu, außerhalb ihrer Ehe weitere Beziehungen einzugehen.

Viele Frauen sind mit den Veränderungen ihres Aussehens, die durch die Wechseljahre bedingt sind, unzufrieden. Dieses Problem wird noch verschlimmert, wenn Hautprobleme einsetzen, wie z. B. Trockenheit oder *Acne rosacea.* Gelegentlich kann es vorkommen, daß sie ihr Äußeres vernachlässigen und das Interesse an ihrer Arbeit und ihrer Familie verlieren. All diese Faktoren können zu einem geringeren Selbstwertgefühl und sogar zum Scheitern einer Ehe führen. Viele psychische Probleme sprechen gut auf eine homöopathische Behandlung an, aber es dürfte eine Konstitutionsbehandlung nötig sein. Sollten die in diesem Abschnitt des Buches genannten homöopathischen Arzneien oder die in Kapitel 9 über psychische Probleme aufgeführten Mittel keine Abhilfe leisten, dann lohnt es sich, einen Homöopathen aufzusuchen.

Nach der Menopause

Heutzutage können sich viele Frauen nach der Menopause noch auf weitere 30 oder mehr Lebensjahre freuen. Man kann vieles dazu beitragen, diese Jahre wirklich lebenswert zu gestalten.

ERNÄHRUNG

Eine bewußte Ernährung gewinnt zusehends an Bedeutung. Es gilt als erwiesen, daß ältere Menschen eine hochwertige Ernährung brauchen, die in fünf Mahlzeiten pro Tag vor allem aus Obst und Gemüse besteht. So läßt sich das Abwehrsystem gegen Infektanfälligkeit und Krebs stärken (s. S. 88). Neuere Forschungsergebnisse empfehlen auch den Verzehr von dunkelgrünem Blattgemüse zur Vorbeugung gegen Altersblindheit. Wenn die Zähne Schwierigkeiten beim Kauen von Obst und Gemüse bereiten, sollte man einen Mixer zum Pürieren verwenden.

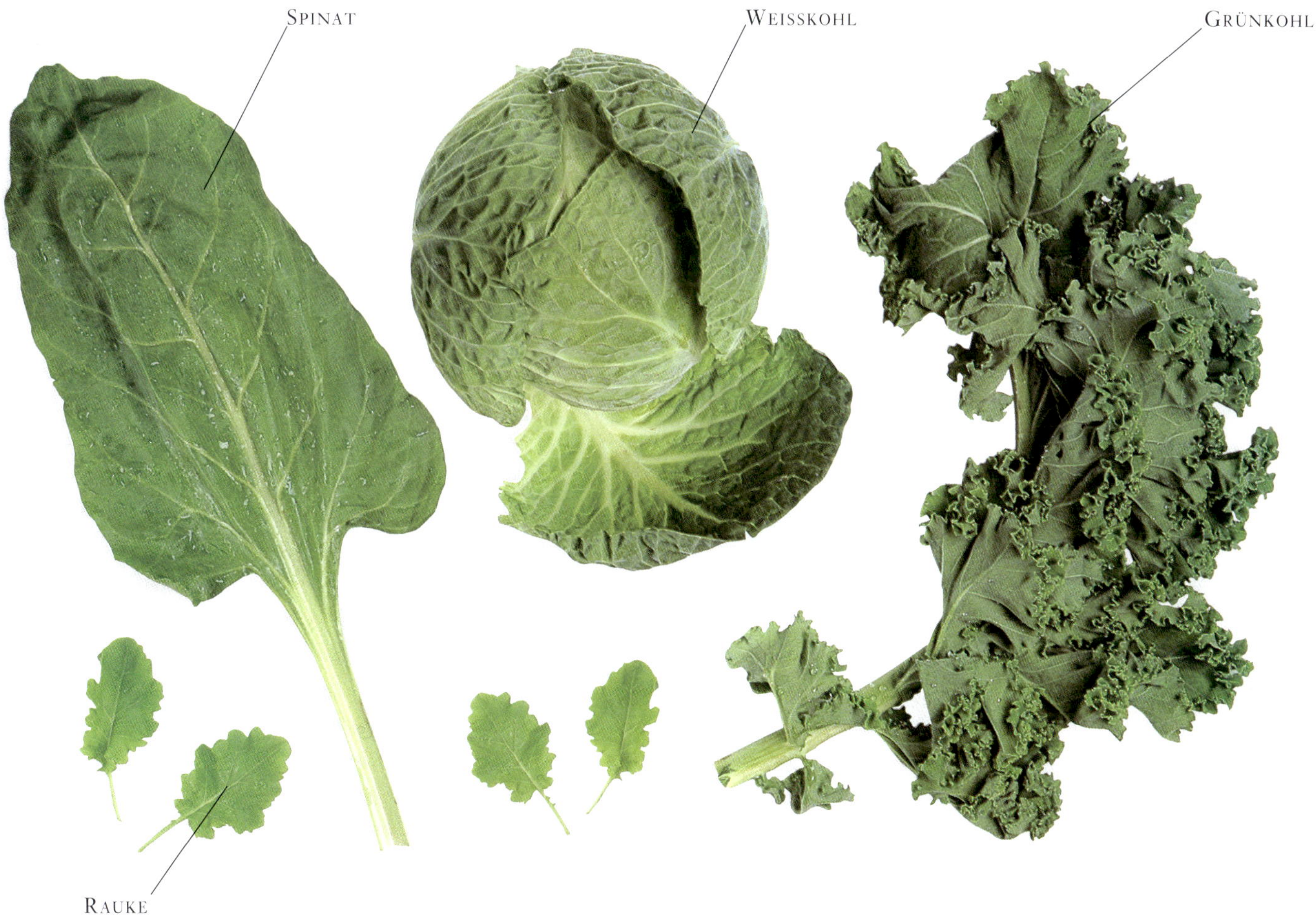

Jüngsten Forschungsergebnissen zufolge beugt der Verzehr von dunkelgrünem Blattgemüse u. a. der Altersblindheit vor.

GEWICHT

Ältere Menschen haben einen niedrigeren Kalorienbedarf pro Tag, da sie allgemein weniger aktiv sind und leichter zunehmen. Übergewicht verschlimmert eine ganze Reihe von Erkrankungen, wie z. B. Diabetes und Bluthochdruck, und führt zu einer stärkeren Abnutzung arthritischer Gelenke. Sehr strenge Diäten sollten vermieden werden (es sei denn, sie werden unter ärztlicher Aufsicht durchgeführt). Statt dessen sollten Sie verstärkt auf eine gesunde Ernährung achten. Regelmäßige Bewegung ist ebenfalls hilfreich, vor allem Schwimmen, da es die Gelenke schont.

DIABETES

Bei manchen älteren Menschen kann Diabetes auftreten, der sich in nur wenigen Symptomen äußert. Oftmals wird dies im Verlauf einer routinemäßigen Urinkontrolle diagnostiziert, oder aber der Optiker stellt Veränderungen der Netzhaut im Augenhintergrund fest. Wenn man Eltern oder Großeltern mit Altersdiabetes hat bzw. hatte, sollte man vom Arzt von Zeit zu Zeit eine Urinkontrolle machen lassen, vor allem wenn man Übergewicht hat.

Altersdiabetes ist nur selten insulinpflichtig. Die Ärzte raten zu einer Ernährungsumstellung und verordnen Medikamente. Es gibt homöopathische Arzneien, die hilfreich sein können. Diese sollten jedoch nicht ohne ärztliche Aufsicht eingenommen werden.

OSTEOPOROSE

Bei älteren Menschen kommt es zu einer Verringerung der Knochendichte. Dies macht sich verstärkt bei Frauen nach der Menopause bemerkbar. Osteoporose ist eine ernste Erkrankung, da leicht Knochenbrüche auftreten können. Die klassische schulmedizinische Behandlung besteht in der Hormonsubstitution, aber viele Frauen können oder wollen sich dieser Therapie nicht unterziehen. Wenn man zu diesem Kreis gehört, bieten sich andere Maßnahmen zur Senkung des Osteoporoserisikos an (s. rechts).

ALTENPFLEGE

Wenn man Angehörige pflegt, sollte man nicht zögern, ihnen die symptomatisch wirkenden homöopathischen Mittel zu geben, die in diesem Buch beschrieben werden. Sie sorgen für eine sanfte Behandlung und haben keine Wechselwirkung mit anderen Medikamenten.

OSTEOPOROSE

Die Hormonsubstitution ist nicht die einzige Methode zur Erhaltung der Knochenfestigkeit. Es ist nie zu spät, etwas für die Stabilität der Knochen zu tun, wenn man die nachfolgenden Vorschläge beachtet:

SO STELLT MAN SEINE ERNÄHRUNG UM:

- Die Kalziumaufnahme pro Tag sollte 1000–1500 mg betragen (s. Nahrungsmitteltabelle rechts). 2000 mg sollten nicht überschritten werden.
- Reichlich grünes, gelbes und rotes Gemüse und Obst essen.
- Maßvolle Eiweißaufnahme

REDUZIEREN SIE:

- Alkohol (maximal 3 Einheiten pro Tag, s. S. 119)
- Koffein (enthalten in Kaffee, Tee, Cola und vielen freiverkäuflichen Schmerzmitteln)
- Kochsalz

VIEL BEWEGUNG

Man sollte sich dreimal in der Woche mindestens 30 Minuten Zeit nehmen (vgl. hierzu die Vorschläge rechts), wenn man sich fit fühlt. Ist dies nicht der Fall, sollte man sich bewegen, soweit und sooft dies möglich ist.

SONNE

Man sollte seiner Haut an möglichst vielen Tagen natürliches Sonnenlicht gönnen. Versuchen Sie, vor zehn Uhr morgens oder am Spätnachmittag 15–30 Minuten lang Sonne an Ihre Haut zu lassen (ohne Sonnenschutzmittel). Man spart Zeit, wenn man draußen gleich für Bewegung sorgt.

RAUCHEN

Gewöhnen Sie sich das Rauchen ab (s. S. 85) und vermeiden Sie Drogenkonsum.

MEDIKAMENTE

MEIDEN SIE FOLGENDE REZEPTFREIE ARZNEIEN:

- Abführmittel: Nehmen Sie statt dessen mehr Ballaststoffe über die Nahrung zu sich und reduzieren Sie die Abführmitteldosis.
- Aluminiumhaltige Antazida: Wenn Sie auf Antazida nicht verzichten wollen, nehmen Sie ein kalziumhaltiges Präparat ein.

NAHRUNGSMITTEL MIT HOHEM KALZIUMGEHALT

Nahrungsmittel	Menge	Kalziumgehalt in mg
Entrahmte Milch	*150 ml*	180
Naturjoghurt	*100 g*	180
Cheddarkäse	*50 g*	400
Lachs als Konserve (mit Gräten)	*100 g*	195
Sardinen in der Dose (mit Gräten)	*100 g*	460
Getrocknete Feigen	*100 g*	280
Rote Kidney-Bohnen, gekocht	*100 g*	140
Mandeln	*100 g*	250
Melasse	*25 g*	170
Roher Sellerie	*100 g*	50
Brokkoli	*100 g*	75
Rohe Petersilie	*25 g*	80
Brunnenkresse	*50 g*	110
Weiches Leitungswasser	*1 Liter*	10–30
Hartes Leitungswasser	*1 Liter*	100

VORSCHLÄGE FÜR EIN BEWEGUNGSPROGRAMM

Gestalten Sie Ihr Bewegungsprogramm vielfältig, damit keine Langeweile aufkommt und verschiedene Bereiche trainiert werden. Vergessen Sie das Aufwärmen nicht. Wenn Sie gesundheitliche Probleme haben, sollten Sie mit Ihrem Arzt Rücksprache halten, bevor Sie irgendein Bewegungsprogramm beginnen.

- Beim Gehen werden Ihre Füße, Beine, Hüften und Kreuz trainiert. Gehen Sie so zügig, daß Sie dabei etwas aus der Puste kommen, sich aber noch unterhalten können.
- Laufen und Tanzen tun denselben Körperbereichen gut, sind aber belastender für die Gelenke.
- Tennis hilft denselben Knochen, außerdem dem oberen Rücken und den Handgelenken.
- Radfahren, Golfspielen, Rudern, Windsurfen und Kegeln sind gut für das Arm- und Beinskelett.
- Krafttraining muß nicht unbedingt in einem Fitneßstudio stattfinden. Versuchen Sie es mal mit Dosen und Plastikflaschen aus Ihrem Vorratsregal, um die Knochen und Muskeln Ihrer Arme und des oberen Rückens zu stärken.
- Yoga erlernt man in der Gruppe bei einem erfahrenen Lehrer am besten. Suchen Sie sich eine Gruppe aus, die altersmäßig zu Ihnen paßt.

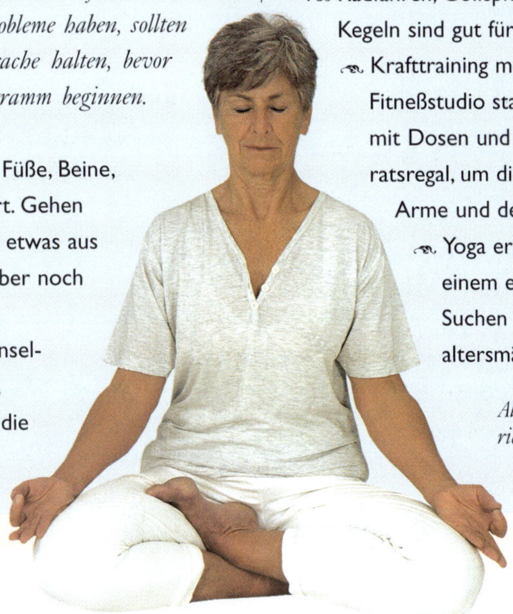

Altersgemäßes Yoga verhilft zur richtigen Atmung und hält fit und beweglich.

Zerstreutheit

Nachlassendes Gedächtnis

Die nachfolgend aufgeführten Symptome treten zusammen mit Zerstreutheit auf.

SYMPTOME	ARZNEI
Nervös bedingte Magenverstimmungen Depression und Reizbarkeit Nachlassen von Geschmackssinn, Seh- und Hörvermögen	Anacardium
Es zeigt sich eine Gedächtnisschwäche.	Argentum nitricum
Gefühl der Apathie und Lustlosigkeit	Aurum metallicum
Schwäche und hypochondrisches Verhalten Gedächtnisschwäche, Störungen im Harntrakt und sexuelle Schwäche	Conium maculatum
Zusammenhangloses Reden mit dummem und albernem Verhalten	Duboisia
Beeinträchtigung der Koordination In den Gliedern tritt Taubheit und Kribbeln auf.	Kalium bromatum
Gedächtnisschwäche Wirre Gedanken Fehlerhaftes Schreiben und Buchstabieren	Lycopodium
Verlust der Willenskraft Gedächtnisschwäche	Mercurius solubilis
Verwirrtheit und nachlassendes Gedächtnis	Nux moschata
Verlangsamte Wahrnehmung Gedächtnisschwäche	Oleander
Schwindel und Benommenheitsgefühl Drang zu ständigem Reden	Physalis

DOSIS

EINNAHME IN DER C12-POTENZ 2 X TÄGLICH, BIS ANHALTENDE BESSERUNG EINTRITT.

Schlafstörungen

Die Unfähigkeit zu erholsamem Schlaf ist ein häufig auftretendes Problem während der Wechseljahre. Ganz allgemein fällt es Frauen schwer, ein- und durchzuschlafen. Dies ist eine Lebensphase, in der man sich nur allzuleicht an die Einnahme von Schlaftabletten gewöhnen kann. Leider kommt es schnell zur Abhängigkeit, und die Dosis muß ständig erhöht werden.

Homöopathische Arzneimittel (Ihre Apotheke berät Sie) bieten eine sanfte Alternative zu den üblichen Schlafmitteln, da sie nicht zur Abhängigkeit führen und kein »Katergefühl« hinterlassen. Weitere Informationen zu homöopathischen Mitteln bei Schlafstörungen finden sich im Abschnitt über Schwangerschaft auf S. 40.

Schlaffördernde Selbsthilfemethoden:

1. Entspannen Sie sich vor dem Zubettgehen, lesen Sie ein Buch, nehmen Sie ein warmes Bad oder schlafen Sie mit Ihrem Partner.
2. Vermeiden Sie schwere Mahlzeiten am Abend.
3. Nehmen Sie einen Schlummertrunk mit warmer Milch oder Kräutertee zu sich, vermeiden Sie Schwarztee, Kaffee oder Kakaogetränke, da sie Koffein enthalten.
4. Zusätzliche Bewegung einige Stunden vorher sorgt für ein größeres körperliches Müdigkeitsgefühl.
5. Wenn Sie nachts aufwachen, wälzen Sie sich nicht hin und her. Stehen Sie lieber auf, und beschäftigen Sie sich eine halbe Stunde lang mit etwas.
6. Stehen Sie jeden Tag zur gleichen Zeit auf, wenn Sie schlecht geschlafen haben.

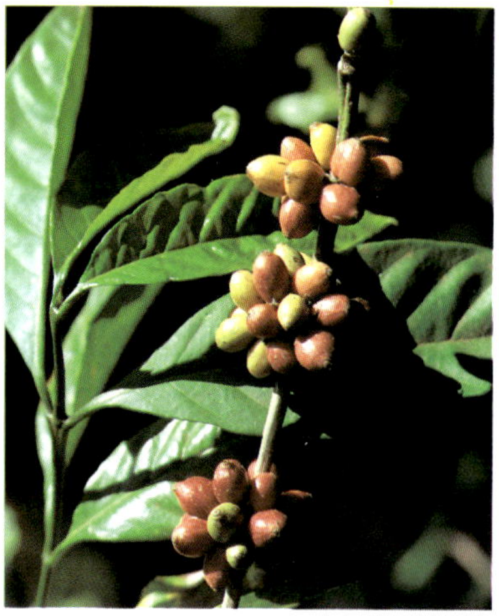

Wenn Sie während der Wechseljahre unter Schlafstörungen leiden, kann Coffea cruda *helfen. Es ist eine homöopathische Arznei, die nicht zur Gewöhnung führt.*

Acne rosacea

Bei der Acne rosacea handelt es sich um eine Hautveränderung, die die Wangenpartie befällt und vorwiegend bei Frauen in den Wechseljahren auftritt. Die kleinen Blutgefäße an der Hautoberfläche dehnen sich aus. Die Talgdrüsen vergrößern sich. Die Rosacea wird oft durch einen akneartigen Ausschlag noch verschlimmert. Dieses Krankheitsbild wird mit übermäßigem Konsum von Schwarztee, Orangensaft und dem Verzehr von Orangen und Schokolade in Verbindung gebracht.

SYMPTOME	ARZNEI
Rosacea mit violetten Pickeln auf der Nase Verschlimmerung im Frühjahr	Arsenum bromatum
Die Haut fühlt sich trocken und heiß an, kann jedoch zwischen Rötung und Blässe wechseln.	Belladonna
Der Ausschlag ist eher kupferfarben als rot.	Carbo animalis
Purpurfarbener Ausschlag, der sich bei Wärme verschlimmert.	Kalium hydroidicum
Ein gelbbräunlicher Ausschlag tritt auf, der die Wangen und die Nase sattelähnlich überzieht.	Sepia
Spärliche Regelblutungen und Kreislaufstörungen Hitzewallungen und Rötung der Wangen, die sich bei Wärme verschlimmern	Sanguinaria
Ausschlag auf der Nasenspitze und auch den Wangen	Causticum
Im Gesicht treten kleine, rote Pusteln auf.	Psorinum

DOSIS

EINNAHME 2 X TÄGLICH IN DER C6-POTENZ, BIS BESSERUNG EINTRITT. DANACH MITTEL ABSETZEN. BEI BEDARF WIEDERHOLEN.

Geschwulste

Hierbei handelt es sich um nicht bösartige Tumoren, die entweder an den Gebärmutterwänden oder an deren Oberfläche sitzen. Nach dem 35. Lebensjahr treten sie häufig auf, verschwinden aber etwa um das 45. Lebensjahr. Wenn es sich um kleine Geschwulste handelt, kann es sein, daß sie gar keine Symptome hervorrufen. Sie können aber die Ursache für starke, mitunter schmerzhafte Monatsblutungen sein. Gelegentlich werden sie so groß, daß sie zu Funktionsstörungen von Blase und Darm führen und Unfruchtbarkeit und Fehlgeburten bewirken. Ihre Entfernung erfolgt operativ. Aus homöopathischer Sicht ist meist eine Konstitutionsbehandlung notwendig. Folgende Mittel können hierbei helfen. Man sollte aber bei Zwischenblutungen zum Arzt gehen.

DOSIS

EINNAHME 2 X TÄGLICH IN DER C12-POTENZ, BIS BESSERUNG EINTRITT. DANN ABSETZEN DES MITTELS. BEI BEDARF WIEDERHOLEN.

SYMPTOME	ARZNEI
Der Uterus ist vergrößert und kann schmerzhaft sein. Krämpfe der Vagina und ständiger Ausfluß	Aurum muriaticum
Kleine Geschwulste und gelber Scheidenausfluß Regelschmerzen bereits vor der Periode	Calcium iodatum
Kurze, schmerzhafte Monatsblutungen; Kleidung und Bettdecken werden nicht ertragen. Besserung der Symptome mit Einsetzen der Periode Mittel, das gerade in den Wechseljahren besonders nützlich ist	Lachesis
Große Geschwulste Starke, schmerzhafte, früh einsetzende Monatsblutungen Unruhe	Tarantula hispanica

Schweißausbrüche und Hitzewallungen

Hitzewallungen und Schweißausbrüche gehören zu den häufigsten und sicherlich unangenehmsten Begleiterscheinungen der Wechseljahre.

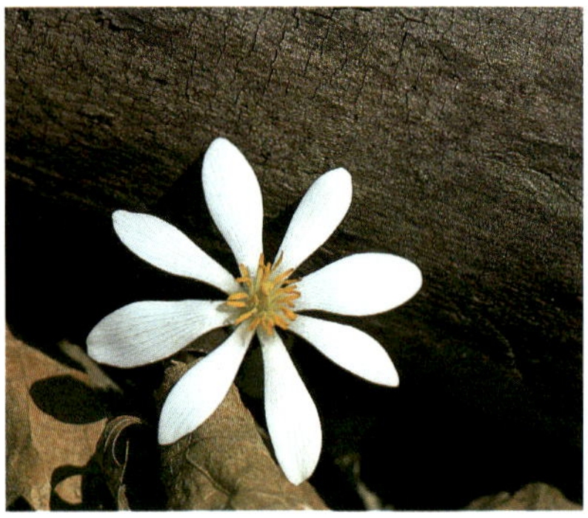

Hitzewallungen, die mit schweren Kopfschmerzen verbunden sind, können durch Sanguinaria canadensis *gelindert werden.*

Symptome / Arznei

Symptome	Arznei
Auf die Hitzewallung folgt stets Schwitzen.	Amylenium nitrosum
Plötzlich auftretende, heftige Hitzewallungen	Glonoinum
Plötzliche Hitzewallungen gefolgt von Nervosität und Schwäche; die kleinste Bewegung verschlimmert.	Digitalis
Häufige Hitzewallungen, auf die Kopfschmerzen folgen; dabei ist der Kopf selbst heiß, während die Füße kalt sind.	Lachesis
Gefühl der ständigen Überhitzung	Manganum aceticum
Hitzewallungen führen zu mehrmaligem nächtlichem Erwachen. Schweißausbrüche auch tagsüber, vor allem in einem heißen, ungelüfteten Raum. Daher läßt man das Fenster offen. Trockene Zunge bei fehlendem Durst	Pulsatilla
Hitzewallungen mit schweren, oft rechtsseitigen Kopfschmerzen, auch über dem rechten Auge	Sanguinaria
Man friert und fröstelt trotz häufig auftretender Hitzewallungen.	Sepia
Hitzewallungen als alleiniges Symptom Man kann sehr streitsüchtig werden.	Veratrum viride

DOSIS

EINNAHME 2 X TÄGLICH IN DER C12-POTENZ, BIS DIE SYMPTOME 48 STUNDEN NACHGELASSEN HABEN. DAS MITTEL KANN DANN ABGESETZT WERDEN, SOLLTE ABER WIEDER EINGENOMMEN WERDEN, WENN DIE SYMPTOME ZURÜCKKEHREN. BEI NEUEN SYMPTOMEN EVTL. AUF EIN ANDERES MITTEL UMSTEIGEN.

Organvorfall

Wenn ein Organ oder ein Teil eines Organs oder Gewebes aus seiner normalen Lage nach unten sinkt, nannt man dies Organvorfall (Prolaps). Bei Frauen tritt häufig ein Uterusprolaps (Gebärmuttervorfall) auf, der auf die Dehnung des Unterleibsgewebes während der Geburt zurückzuführen ist. Dieses Problem erfordert ärztliche Hilfe, eventuell eine Operation.

Symptome / Arznei

Symptome	Arznei
Prolaps, begleitet von heftigem Gefühl des Abwärtsdrängens	Agaricus muscarius
Prolaps, Schmerzen im linken Eierstock und Rückenschmerzen Starke Regelblutungen	Argentum metallicum

DOSIS

EINNAHME IN DER C12-POTENZ 3 X TÄGLICH ÜBER 3 TAGE.

Menstruationsbeschwerden während der Menopause

Vor der Menopause werden die Monatsblutungen bei einigen Frauen schwächer. Es kann aber auch zu häufigen, sehr starken Blutungen kommen. Wenn die Ursachen für solche starken Blutungen nicht mit der Menopause zusammenhängen, müssen sie von einem Arzt abgeklärt werden. Gebärmutterkrebs ist der schwerwiegendste Grund für sehr starke oder unregelmäßige Blutungen. Dies ist jedoch relativ selten der Fall. Je früher die Diagnose gestellt wird, desto größer ist die Chance auf Heilung. Eines der hier aufgeführten Mittel könnte zwar helfen (s. auch »Starke Monatsblutungen«, S. 24), meist ist jedoch eine Konstitutionsbehandlung nötig.

Symptome	Arznei
Auffallende Müdigkeit und Erschöpfung	China officinalis
Starke Regelschmerzen, die kommen und wieder aufhören; bei Eintritt der Periode Besserung Häufige Hitzewallungen Hitze, enganliegende Kleidung und schwere Bettdecken werden abgelehnt. Es gab vorher mehrere Schwangerschaften.	Lachesis
Schwankende und nur spärliche Monatsblutungen	Manganum aceticum
Starke Monatsblutungen mit dunklen Blutklumpen Die Blutung nimmt mit jeder Bewegung zu.	Medorrhinum
Starke Regelschmerzen, die im Kreuz beginnen und in den Bauch ausstrahlen Schwallartige Blutung mit hellrotem Blut Durch Umherlaufen kann es zur Besserung der Symptome kommen.	Sabina
Anhaltender Verlust von dunklem, dünnem Blut Die Patientin friert, verträgt jedoch keine Hitze.	Secale cornutum
Früh einsetzende und starke Regelblutungen Gefühl des Abwärtsdrängens, als ob die Bauchorgane herausfallen würden Abneigung gegen Sex oder intime Berührungen Hunger wird nicht durch Essen gestillt.	Sepia
Sehr starke Monatsblutungen mit dunklen Klumpen, begleitet von Schwindel	Ustilago maydis

DOSIS

EINNAHME IN DER C30-POTENZ 4 X TÄGLICH ÜBER 4 TAGE, WENN DIE BLUTUNG EINSETZT.

Trockenheit der Scheide

Dies ist ein unangenehmes und deprimierendes Symptom, das oft während der Wechseljahre einsetzt und mit dem Alterungsprozeß des Körpers zusammenhängt. Die Scheidenschleimhaut wird dünner und trockener. Wahrscheinlich sind diese Symptome auch auf die Veränderungen im Hormonhaushalt während der Menopause zurückzuführen. Es kommt zu Schmerzen beim Geschlechtsverkehr. Dies kann eine Beziehung belasten. Außerdem besteht eine verstärkte Neigung zu Scheideninfektionen. Verschiedene Gleitcremes sind in den Apotheken erhältlich und können eine Besserung bewirken.

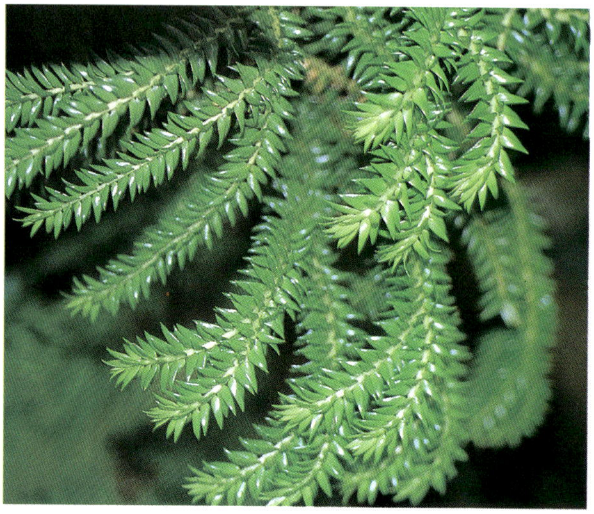

Nach homöopathischer Aufbereitung können die Sporen von Lycopodium clavatum *Beschwerden wie Trockenheit der Scheide bessern.*

Symptome / Arznei

Symptome	Arznei
Die Scheide ist trocken, heiß und empfindlich.	Aconitum
Die Scheide fühlt sich wund an. Scheidenausfluß ist nachts schlimmer. Unfreiwilliger Abgang von Urin beim Husten, Niesen und Naseputzen	Causticum
Gefühl der Trockenheit und Hitze in der Scheide Beim Geschlechtsverkehr kommt es zu einer Verkrampfung der Scheide und zu Schmerzen.	Ferrum phosphoricum
Heftiger Juckreiz in der Scheide Beißender, wundmachender Ausfluß	Kreosotum
Trockenheit der Scheide führt zu Wundsein während und nach dem Geschlechtsverkehr. Beißender Ausfluß verursacht Brennen in der Scheide.	Lycopodium
Trockenheit der Scheide mit beißendem, wäßrigem Ausfluß Schmerzen nach dem Wasserlassen und unfreiwilliger Abgang von Urin beim Husten und Gehen	Natrium muriaticum
Heftige Reizung der Scheide und ihrer Umgebung; Verschlimmerung der Symptome durch Darandenken Gefühl der Wundheit und Berührungsempfindlichkeit der Brüste und Brustwarzen	Medorrhinum
Schmerzen beim Geschlechtsverkehr Gefühl des Abwärtsdrängens, das sich am Abend verschlimmert	Sepia
Die Scheide ist trocken, heiß und juckt.	Tarantula hispanica
Die Periode kann von erotischen Gefühlen begleitet sein. Geschlechtsverkehr ist aufgrund der starken Empfindlichkeit der Scheide unmöglich.	Thuja occidentalis

DOSIS

EINNAHME IN DER C12-POTENZ 3 X TÄGLICH, BIS EINE ANHALTENDE BESSERUNG EINSETZT.

Streßinkontinenz

Oft kommt es beim Niesen, Lachen oder Husten zu einem unfreiwilligen Abgang von Urin, weil der Blasenschließmuskel nicht geschlossen bleiben kann. Obwohl Streßinkontinenz häufiger Frauen betrifft, die mehrere Kinder geboren haben, ist sie auch kennzeichnend für den Alterungsprozeß.

SYMPTOME	ARZNEI
Die Inkontinenz ist nachts und beim Husten schlimmer. Die letzten Tropfen Urin brennen und stechen.	Apis mellifica
Unfreiwilliger Urinabgang beim Schlafen, Husten, Naseputzen oder Niesen. Probleme zu Beginn des Wasserlassens; auch die letzten Tropfen gehen nur unter Schwierigkeiten ab.	Causticum
Ständige Inkontinenz Beim Husten spritzt Urin.	Ferrum phosphoricum
Unfreiwilliger Urinabgang beim Gehen oder Husten	Natrium muriaticum
Etwas Urin wird beim Husten, Abgang von Winden oder bei Erschrecken verloren.	Pulsatilla
Urinabgang beim Lachen, Husten oder Niesen Unfreiwilliger Harnabgang unmittelbar nach dem Einschlafen	Sepia
Urin geht unkontrolliert beim Husten oder Niesen ab. Schmerzen über der Blase	Zincum metallicum

DOSIS

EINNAHME IN DER C12-POTENZ 2 X TÄGLICH, BIS EINE NACHHALTIGE BESSERUNG EINTRITT.

Osteoporose

Vor allem die Knochen der Wirbelsäule und des Beckens verlieren Kalzium und mit dem Alter auch an Dichte. Einige Frauen bleiben völlig symptomfrei. Gewöhnlich jedoch treten mehr oder weniger starke Schmerzen auf, vor allem im Rücken. Der Verlust an Knochenmasse bedeutet, daß es leicht zu Brüchen kommt. Ist die Wirbelsäule betroffen, bedeutet dies, daß eine ständige Größenabnahme eintritt. Eine bewußte Ernährung ist wichtig, da eine angemessene Zufuhr von Eiweiß, Kalzium, Phosphor und Vitamin D schützt. Siehe hierzu auch S. 52–53.

SYMPTOME	ARZNEI
Rheumaartige Schmerzen bei feuchtem Wetter Schmerzen und Schwäche im Rücken, vor allem im Kreuz Verkrümmung des oberen Teils der Wirbelsäule Durch Liegen auf dem betroffenen Bereich tritt Schmerzlinderung ein.	Calcium carbonicum
Steifheit und Schmerzen begleitet von einem Gefühl von Kälte und Taubheit Kreuz- und Hüftschmerzen können so schlimm sein wie bei einem Knochenbruch. Verschlimmerung der Schmerzen bei veränderlichem Wetter	Calcium phosphoricum
Schwäche in den Armen und Beinen Ischiasartige Schmerzen in den Hüften, den Beinen und Füßen Besserung der Schmerzen bei Wärme und feuchtem Wetter	Silicea
Nützlich zur Behandlung von Brüchen infolge von Osteoporose	Symphytum

DOSIS

EINNAHME IN DER C12-POTENZ 2 X TÄGLICH ÜBER 4 WOCHEN. DANACH BEI BEDARF WIEDERHOLEN.

KAPITEL 4

KOPF & HALS

Der Kopf besteht aus einer Art knöcherner Höhle, dem Schädel, in der sich das Gehirn befindet. Auf der Vorderseite des Schädels sitzen Vertiefungen für die Augen, die Nase und die oberen Zähne. Die untere Zahnreihe ist am Unterkiefer befestigt, der mit dem Schädel durch ein Gelenk verbunden ist.

DIE HAARE

Jedes Haar entspringt aus einem Haarfollikel, wächst im Durchschnitt etwa 1 cm im Monat über drei Jahre, geht dann in eine dreimonatige Ruhephase über, fällt aus und wird durch ein neues Haar ersetzt. Auf der Kopfhaut befinden sich etwa 300 000 Haare, 100–150 davon fallen jeden Tag aus. Trockenes und sprödes Haar ist meist die Folge von übermäßigem Waschen oder von Hitzeeinwirkung durch Fönen. Es ist aber auch zurückzuführen auf Chemikalien für Dauerwellen und Tönungsmittel. Gelegentlich entsteht trockenes Haar durch eine Schilddrüsenunterfunktion oder Fehlernährung. Fettiges Haar tritt infolge einer Talgdrüsenüberfunktion auf (s. auch S. 98).

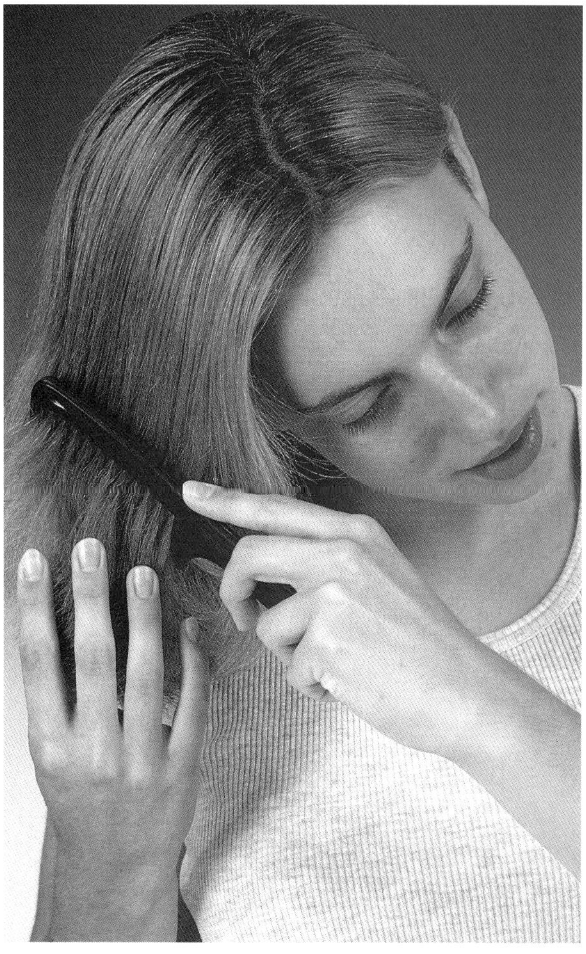

Ein Verlust von 100–150 Haaren pro Tag ist normal; sie wachsen normalerweise nach.

DIE OHREN

Sie sind sowhl Hör- als auch Gleichgewichtsorgane. Das Mittelohr steht über die Eustachische Röhre mit dem Nasen-Rachenraum in Verbindung. Infektionen, die über diese Röhre aus dem Nasen-Rachenraum übertragen werden, können zu Schwerhörigkeit und mitunter zu Gleichgewichtsstörungen führen.

DIE NASE

Sie ermöglicht die Geruchswahrnehmung und sorgt außerdem für Anwärmung und Befeuchtung der Luft, bevor diese die Lungen erreicht. Die Haare in der Nase fangen Staubpartikel ab, die gegebenenfalls durch Niesen entfernt werden. Zu den häufigsten Erkrankungen der Nase gehören Erkältung, Grippe, Nasennebenhöhlenentzündung, Heuschnupfen und andere Allergien.

DER MUND

Der Mund ist der erste Abschnitt des Verdauungssystems. Wenn die Nase verstopft ist oder der Körper vermehrt Luft braucht, atmet man durch den Mund, wie z. B. beim Laufen. Im Mund werden die von den Stimmbändern erzeugten Schwingungen in Laute umgewandelt. Mundinfektionen treten häufig auf. Hierzu gehören auch Geschwürbildungen, die oft gut auf homöopathische Mittel ansprechen. Im Mund kann es zur Zystenbildung kommen, wenn die kleinen Speicheldrüsen verstopft sind. Diese reinigen sich selbst. Jeder Knoten oder jede Wunde, die länger als einen Monat besteht, sollte immer von einem Arzt oder Zahnarzt untersucht werden.

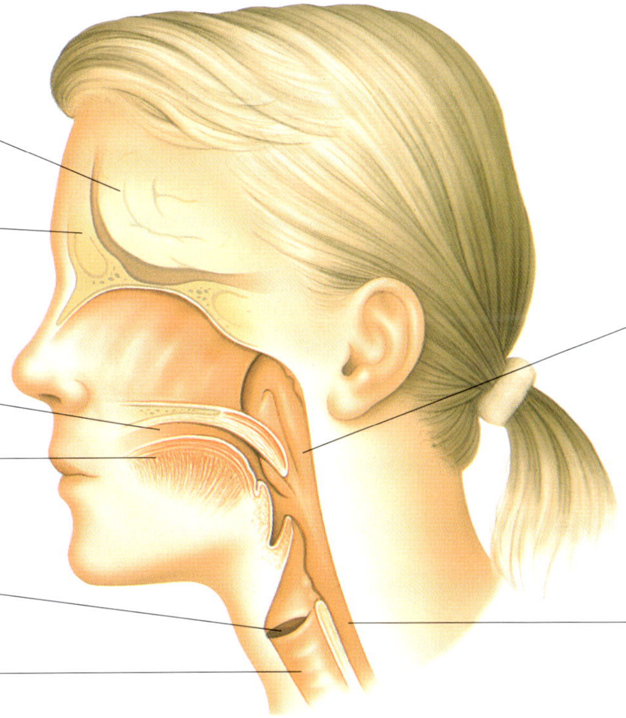

Der Schädel ist anatomisch so gebaut, daß er das Gehirn schützt und das Gesicht formt.

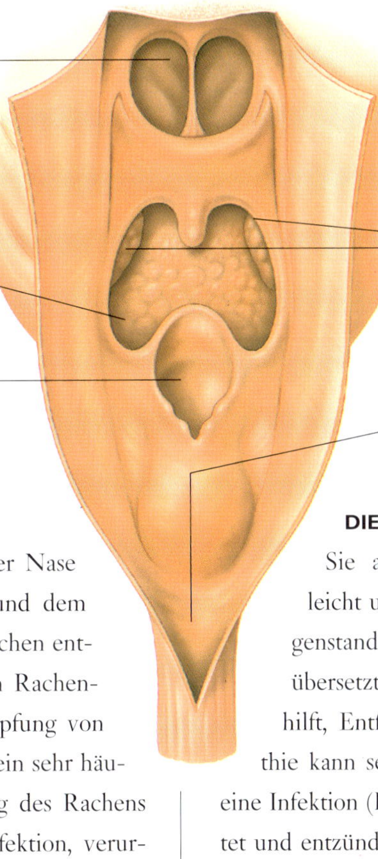

Der Rachen (hier von hinten gesehen) verbindet Nase und Mund mit dem Kehlkopf und ist daher bei einer Erkältung oft betroffen.

DER RACHEN

Der Rachen oder Pharynx ist der Teil, der Nase und Mund mit dem Larynx (Kehlkopf) und dem Ösophagus (Speiseröhre) verbindet. Der Rachen enthält die Adenoide, die zusammen mit den Rachenmandeln im Mundhintergrund zur Bekämpfung von Infektionen beitragen. Halsschmerzen sind ein sehr häufiges Symptom, das von einer Entzündung des Rachens oder der Mandeln, meist infolge einer Infektion, verursacht wird. Halsschmerzen können als erstes Anzeichen einer Erkältung, einer Grippe oder des Pfeiffer-Drüsenfiebers auftreten.

DIE AUGEN

Sie arbeiten in Übereinstimmung, um zwei leicht unterschiedliche Ansichten von einem Gegenstand zu liefern. Diese werden vom Gehirn übersetzt, um einen Tiefensinn zu vermitteln, der hilft, Entfernungen einzuschätzen. Die Homöopathie kann sehr hilfreich sein, wenn die Augen durch eine Infektion (Bindehautentzündung) oder Allergie gerötet und entzündet sind. Es ist jedoch empfehlenswert, daß man zunächst vom Arzt eine Diagnose stellen läßt. Eine rasche medizinische Abklärung ist bei schmerzenden, geröteten Augen gerade bei älteren Menschen unerläßlich.

ERKÄLTUNGEN UND GRIPPE SCHNELL BEHANDELN

Erkältungen und grippale Infekte sollten frühzeitig behandelt werden. Diese Anleitung soll helfen, die homöopathischen Mittel richtig anzuwenden.

1 Wählen Sie aus, welche Überschrift(en) (A–G) am ehesten auf Ihre Diagnose zutrifft/zutreffen.
2 Benutzen Sie zur Mittelwahl diesen Teil des Buches und die *Materia Medica* auf S. 145–171.
3 Nehmen Sie das Mittel alle zwei Stunden in der C6- oder C30-Potenz in bis zu 6 Gaben.
4 Bei Besserung die Einnahmehäufigkeit reduzieren.
5 Wechseln Sie das Mittel, wenn die Symptome anhalten oder sich verändern.

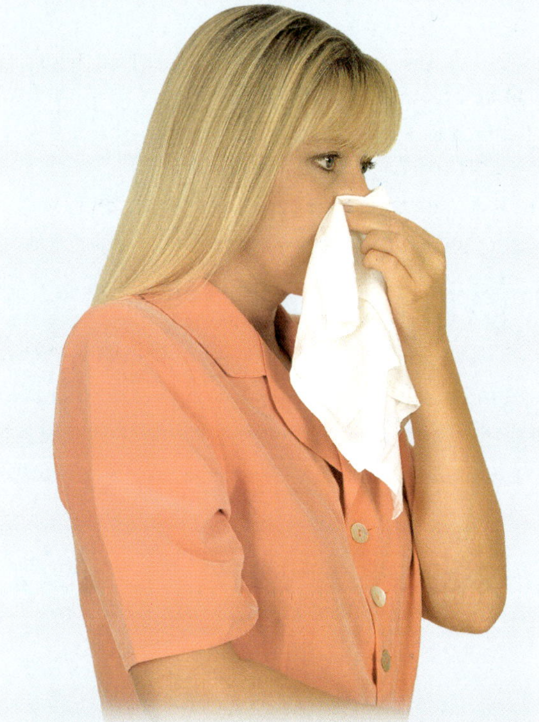

Schon bei den ersten Anzeichen einer Erkältung oder Grippe sollte mit der Einnahme eines homöopathischen Mittels begonnen werden, um eine Linderung der Symptome zu erzielen.

A. PLÖTZLICHER BEGINN MIT HOHEM FIEBER

ACONITUM
- Nach Aufenthalt im kalten Wind oder nach Schock
- Unruhe, Angst und ein großes Bedürfnis, sich an der frischen Luft aufzuhalten
- Die Nase läuft.

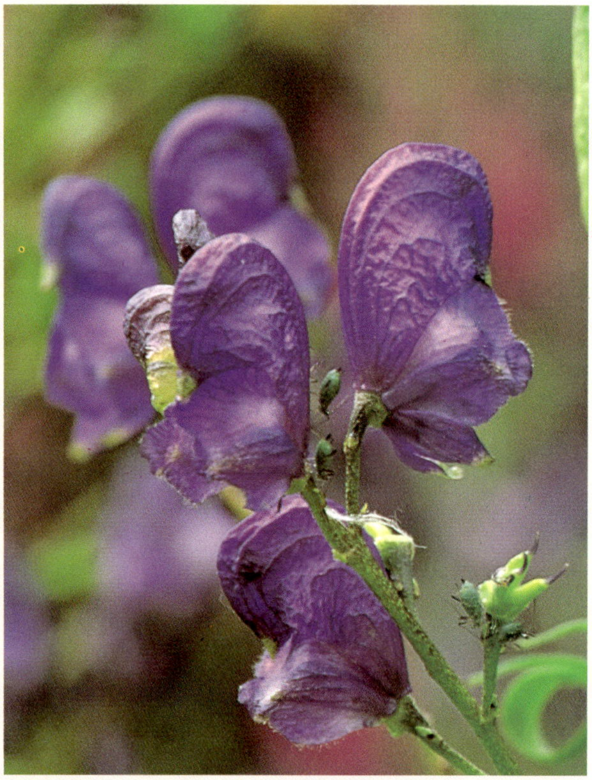

Nach einem Aufenthalt im Freien bei kaltem Wind ist Aconitum *oft das beste Mittel gegen eine plötzlich einsetzende Infektion.*

BELLADONNA
- Stark gerötetes Gesicht mit geweiteten Pupillen
- Jede Bewegung schmerzt.
- Verlangen nach Dunkelheit, Ruhe und Wärme
- Kopfschmerzen und verstopfte Nase

Aconitum und Belladonna wirken am besten in den ersten 48 Stunden. Danach ist ein Wechsel des Mittels angeraten.

B. LANGSAMER BEGINN MIT NIEDRIGEM FIEBER

FERRUM PHOSPHORICUM
- Gerötetes Gesicht und Bedürfnis nach kalten Umschlägen
- Es kann zu Nasenbluten kommen.

C. BEGINN DER INFEKTION MIT NIESEN UND VIEL HELLEM ODER WEISSEM NASENSEKRET

NATRIUM MURIATICUM
- Man haßt Chaos, mag Salz und möchte weinen.
- Verschlimmerung der Symptome bei kalter Luft
- Oft kommt es zu Fieberbläschen.

D. BEGINN MIT KRIECHENDER KÄLTE

MERCURIUS SOLUBILIS

- Niesen mit brennendem, grünlichem Nasensekret
- Die Symptome verschlechtern sich in einem warmen Raum; es besteht jedoch eine Abneigung gegen Kälte.
- Starke Schweißabsonderung, die keines der Symptome bessert.
- Großer Durst trotz reichlich Speichelfluß

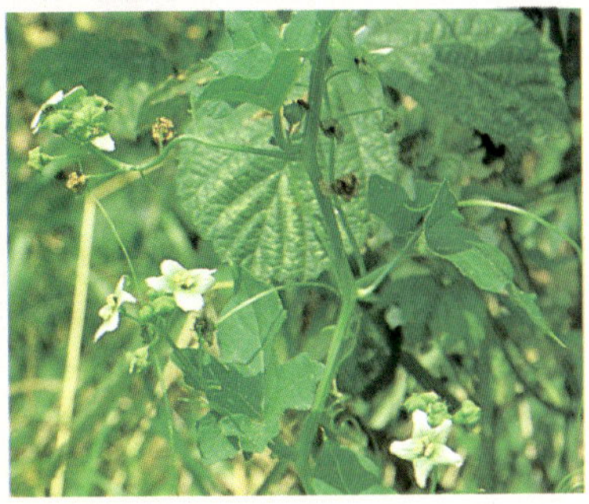

Die weiße, giftige Wurzel von Bryonia alba *wird zur Herstellung des gleichnamigen homöopathischen Mittels verwendet, das Grippe und Erkältungen lindert.*

E. BEGINN IN DER NASE; SCHNELLES ÜBERGREIFEN AUF HALS UND BRUST

BRYONIA ALBA

- Reizbarkeit und der Wunsch, zu Hause zu sein, ruhig dazuliegen und alleine gelassen zu werden
- Großer Durst und Verlangen nach kühlen Getränken
- Trockener, schmerzhafter Husten

F. FRÖSTELN, MAN WIRD NICHT WARM

ARSENICUM ALBUM

- Unruhe, Angst und Pingeligkeit
- Die Patientin fröstelt, möchte aber den Kopf der frischen Luft aussetzen.
- Dünnes, wäßriges Nasensekret, das an der Nase und den Oberlippen brennt
- Trotz Abgabe von Sekret bleibt die Nase verstopft.

GELSEMIUM

- Körperliche und geistige Müdigkeit, die kalte Schauer die Wirbelsäule entlanglaufen läßt
- Langsamer Beginn bei feuchtkaltem Wetter
- Fehlender Durst

NUX VOMICA

- Überempfindlichkeit, Reizbarkeit, starke Empfindlichkeit gegen Zugluft
- Plötzliche Erkältung durch kaltes, trockenes Wetter
- Die Nase ist nachts verstopft. Tagsüber oder in einem warmen Raum läuft die Nase.

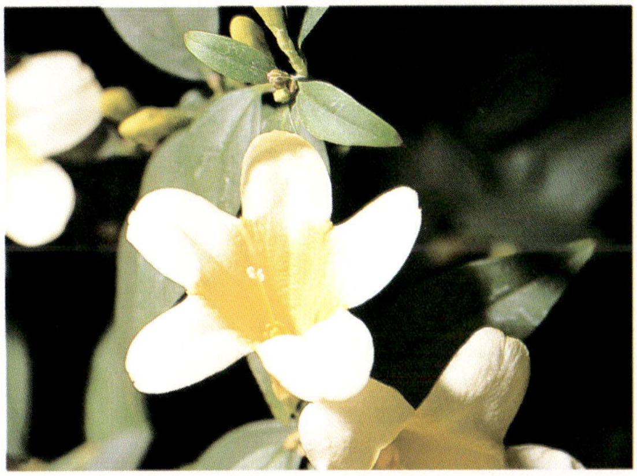

Gelsemium sempervirens *gegen Erkältung mit Frösteln oder Grippesymptomen stammt von der gleichnamigen schönen Pflanze.*

G. BEDÜRFNIS NACH FRISCHER LUFT

ALLIUM CEPA

- Tränende Augen (milder Tränenfluß); auch die Nase läuft (brennendes Sekret).
- Der Patientin ist heiß. Sie hat Durst.

PULSATILLA

- Man ist weinerlich und möchte Mitleid. Leichte Bewegung verhilft zur Linderung.
- Fehlendes Durstgefühl
- Grünliches Nasensekret mit Eiter
- Nase nachts und in geschlossenen Räumen verstopft

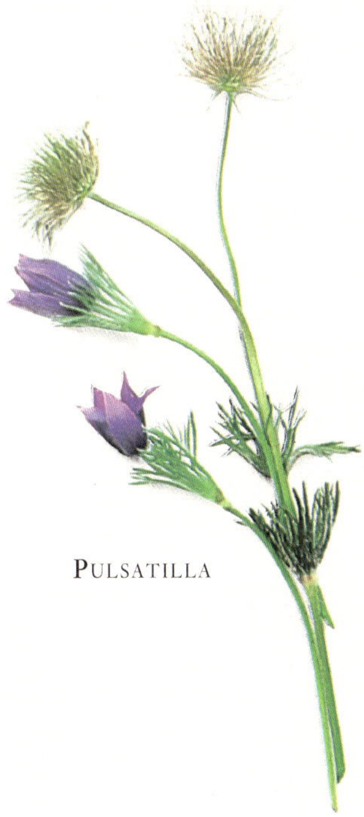

PULSATILLA

Kopfschmerzen und Migräne

Die Hauptursachen von chronischen Kopfschmerzen sind Streß und Anspannung, Überanstrengung der Augen, Einsetzen der Periode, Nebenhöhlenentzündung und Bluthochdruck. Oft bestehen keine erkennbaren Ursachen für Kopfschmerzen. Migräne bedarf normalerweise einer Konstitutionsbehandlung, aber eines der unten aufgeführten Mittel könnte hilfreich sein. Wenn starke Kopfschmerzen häufig auftreten und nur schwer zurückgehen, sollte immer ein Arzt zu Rate gezogen werden.

DOSIS

EINNAHME IN DER C12-POTENZ 4 X TÄGLICH.

Symptome	Arznei
Häufige Kopfschmerzen und Herzrasen	Amylium nitrosum
Kopfschmerzen mit dem Gefühl, daß sich eine schwere Last auf dem Kopf befindet	Cactus grandiflorus
Häufig auftretende pochende oder drückende Kopfschmerzen	Cimicifuga
Pochende Kopfschmerzen, am schlimmsten an den beiden ersten Tagen der Periode	Crocus sativus
Pulsierende Kopfschmerzen, verschlimmert oder verursacht durch Aufenthalt in der Sonne Häufige Schwindelattacken	Glonoinum
Häufige Hitzewallungen, die den Kopfschmerzen vorausgehen können. Der Kopf ist heiß, die Füße jedoch kalt. Die Haut ist bläulich/violett, vor allem bei einer Hitzewallung.	Lachesis
Häufige Hitzewallungen verbunden mit schweren Kopfschmerzen, die oft rechtsseitig über dem Auge lokalisiert sind	Sanguinaria
Geeignetes Mittel bei anhaltenden Kopfschmerzen nach einer Kopfverletzung	Natrium sulfuricum

Fieberbläschen

Fieberbläschen sind flüssigkeitsgefüllte Bläschen, die um den Mund herum durch eine Infektion mit dem Herpes-simplex-Virus entstehen. Es kann schwer sein, es vollständig loszuwerden, da das Virus unter der Haut im Verborgenen weiterexistiert. Zu den häufigsten Ursachen für Fieberbläschen gehören Zahnbehandlung, Sonneneinstrahlung sowie körperlicher oder seelischer Streß.

Symptome	Arznei
Starker Durst Der Mund kann wund und entzündet sein.	Capsicum
Die Zunge ist trocken und rauh an der Oberfläche. Halsschmerzen mit dickem, klebrigem Schleim, der seifig schmeckt Verschlimmerung der Symptome durch Kälte	Dulcamara
Mundtrockenheit, während Zunge und Lippen taub und trocken sind und kribbeln Die Unterlippe ist in der Mitte rissig.	Natrium muriaticum
Bläschen um den Mund herum, die sich bis zum Kinn ausdehnen können. Die Mundwinkel sind mit Ausschlag bedeckt. Die Zunge weist eine rote Spitze auf, ist wund und kann belegt und rissig sein.	Rhus toxicodendron

DOSIS

EINNAHME IN DER C12-POTENZ 4 X TÄGLICH ÜBER 4 TAGE.

Mundgeruch

Mundgeruch, der bereits eine Weile besteht, ohne von selbst aufzuhören, wird meist durch schlechte Zähne oder durch Entzündungen von Nase, Hals und Stirnhöhlen mit Absonderung von Sekret verursacht. Er kann aber auch Anzeichen einer ernsteren Erkrankung im Magen-Darm-Trakt sein. Hierzu gehören z. B. Geschwürbildungen im Mund und Magenfunktionsstörungen. Menschen, die durch den Mund atmen, sowie Raucher neigen oft zu Mundgeruch. Auch nach dem Verzehr stark gewürzter Speisen oder solchen mit intensivem Aroma kann der Atem eine Zeitlang unangenehm riechen.

Symptome	Arznei
Bitterer, fauliger Geschmack im Mund Mädchen in der Pubertät sind besonders betroffen. Am Zahnfleisch können sich Geschwüre bilden.	Aurum metallicum
Gefühl, als ob die Zunge verbrannt ist; sie ist trocken und braun mit leuchtendrotem Rand. Das Essen scheckt fade und bitter. Fauliger Mundgeruch Nur Flüssigkeiten können hinuntergeschluckt werden.	Baptisia
Der Atem riecht modrig. Geschwüre im Mund schmerzen beim Verzehr salziger oder saurer Speisen. Der Mund ist heiß, trocken und empfindlich.	Borax
Dicke, unangenehme, trockene, grüngelbe Krusten in der Mundhöhle Es kommt zu Schluckbeschwerden. Der Atem riecht faulig.	Elaps corallinus
Der Atem riecht nach Urin. Beim Aufstoßen saurer Geschmack im Mund Auf der Zunge befinden sich brennende Bläschen.	Graphites
Übermäßige Speichelproduktion. Der Speichel schmeckt metallisch – ähnlich wie Kupfer. Das Zahnfleisch wird schwammig, wund und blutet leicht. Die Zunge ist gelb, schlaff und dick. An den Zungenrändern bilden sich Zahnabdrücke. Der Atem riecht abstoßend.	Mercurius solubilis
Mundtrockenheit ohne Durstgefühl, die morgens schlimmer ist Die Zunge ist gelb oder weiß und von zähem Schleim bedeckt. Der Atem riecht abstoßend.	Pulsatilla
Mundgeruch durch Zahnfleischentzündung	Silicea
Übler Mundgeruch nach Zwiebeln Aufstoßen hinterläßt heißen, sauren Geschmack. Die Zunge ist rissig und schmerzt. Fauliger Mundgeruch durch übermäßigen Schleim, der tief im Hals steckt	Sinapis nigra
Abstoßender Geschmack im Mund	Spigelia
Trockene, rote, wunde und glänzende Zunge; brennende Zungenspitze Kalter, faulig riechender Atem	Terebinthina
Chronischer Katarrh der Nase führt zu schlechtem Atem und zu fauligem Geschmack im Mund. Verlust des Geschmackssinns	Teucrium marum

DOSIS

EINNAHME IN DER C6-POTENZ 4X TÄGLICH, BIS BESSERUNG EINTRITT. DANN ABSETZEN DES MITTELS. IM BEDARFSFALL WIEDERHOLEN.

Heiserkeit

Kehlkopfentzündung

Die normale Funktion des Larynx (Kehlkopf) wird aufgrund einer Infektion gestört. Es kommt zu Heiserkeit oder sogar zum vollständigen Verlust der Stimme. Überanstrengung der Stimme durch Singen, Vorträge etc. kann die gleichen Symptome hervorrufen. Wenn die Kehlkopfentzündung nicht auf eine Behandlung anspricht oder länger als 14 Tage anhält, sollte man einen Arzt um Rat fragen.

DOSIS

EINNAHME IN DER C30-POTENZ 4 X TÄGLICH ÜBER 4 TAGE.

SYMPTOME	ARZNEI
Erhöhte Körpertemperatur. Der Hals ist rauh. Die Stimme wird heiser. Dünner, schaumiger Speichel	Aconitum
Der Hals ist rauh und brennt, vollständiger Stimmverlust.	Ammonium causticum
Kratzen und Brennen im Rachen Reichlich Schleim, der wie gekochte Stärke aussieht, jedoch leicht abgehustet wird Passendes Mittel für chronische Kehlkopfentzündung, wie sie häufig bei Sängern auftritt	Argentum metallicum
Plötzliche Veränderung der Stimme Durch Überanstrengung der Stimme kommt es zu schmerzhaftem Husten mit Heiserkeit.	Arum triphyllum
Plötzliche Heiserkeit mit rotem, trockenem Hals und Abneigung gegen Trinken	Belladonna
Verschlimmerung am Abend und bei Feuchtigkeit	Carbo vegetabilis
Vollständiger Verlust der Stimme mit Trockenheit im Rachen Verschlimmerung am Morgen Gefühl der Rauhheit hinter dem Brustbein Trockener, dumpfer Husten, der sich durch ein kaltes Getränk bessert	Causticum
Leichtes Fieber Leichter Husten Eine kleine Menge Speichel wird abgehustet. Alle Symptome verschlimmern sich bei Zugluft.	Hepar sulfuris
Verschlimmerung am Abend, Halsschmerzen beim Sprechen; die Stimme klingt rauh und heiser	Phosphorus
Sehr trockener Rachen; Schmerzen beim Sprechen Wundheitsgefühl im Brustraum; unproduktiver Husten	Senega
Rauher, bellender Husten Der Hals ist berührungsempfindlich; beim Liegen im Bett Verschlimmerung.	Spongia tosta

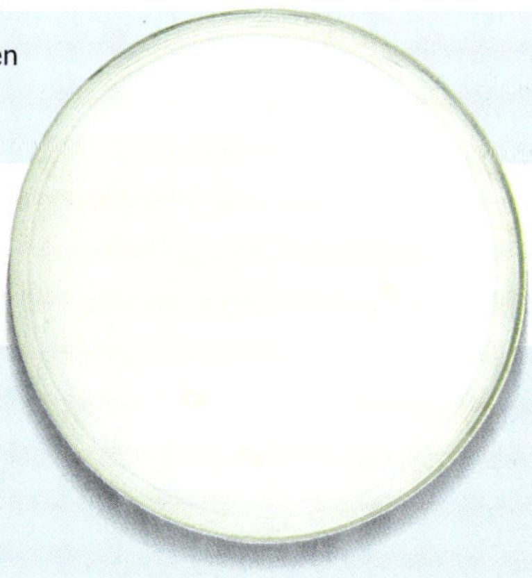

CAUSTICUM

Mundgeschwüre

Als Folge einer Infektion kann es zu Mundgeschwüren kommen, die sich im und am Mund ausbreiten. Hierzu gehören Krankheitserscheinungen wie z. B. Halsentzündung, Soor, Masern, Drüsenfieber und das Herpes-simplex-Virus, das Fieberbläschen hervorruft.

Mundgeschwüre können auch aufgrund eines Mangels an Vitamin B oder C entstehen, aber auch bei einigen Anämien, durch schlechtsitzenden Zahnersatz sowie durch übermäßigen Konsum von Alkohol und Tabak und scharfen, stark gewürzten Speisen. Einige Medikamente oder Empfindlichkeitsreaktionen auf Zahncremes können ebenfalls Mundgeschwüre verursachen.

Symptome	Arznei
Geschwüre am Gaumen	Agaricus muscarius
Geschwürbildung im Mund mit Trockenheit und Brennen Schlechtes Zahnfleisch, das leicht blutet	Arsenicum album
Der Mund ist heiß und empfindlich. Die Geschwüre bluten bei Berührung und beim Essen.	Borax
Kleine, weiße Geschwüre in Mund und Hals Brennen in Mund, Rachen und Hals mit Schluckbeschwerden bei Flüssigkeiten	Cantharis
Die Zunge ist übersät mit kleinen, weißen Geschwüren.	Carbo vegetabilis
Zahnfleisch und Mund schmerzen. Das Zahnfleisch blutet leicht bei Berührung. Geschwürbildung in den Mundwinkeln	Hepar sulfuris
Die Geschwüre sind weiß. Die Zunge ist grauweiß belegt. Die Halslymphknoten sind vergrößert.	Kalium muriaticum
Zahnfleisch schwillt an, wird schwammig und blutet. Weiße, rauhe, brennende Mundgeschwüre rufen schlechten Atem hervor. Die Zunge ist trocken, an der Spitze eingerissen und stößt an den Zähnen an.	Lachesis
In Mund und Hals bilden sich Geschwüre. Vermehrte Speichelbildung. Das Zahnfleisch wird schwammig und geht zurück.	Mercurius solubilis
Im Mund bilden sich kleine, weiße Geschwüre. Das Zahnfleisch ist weiß, geschwollen, blutet leicht und hinterläßt Blut im Speichel.	Nux vomica
Das Zahnfleisch ist wund, die Zunge gerötet und rissig. In den Mundwinkeln bilden sich Geschwüre. Um Mund und Kinn bilden sich Bläschen.	Rhus toxicodendron
Im Mund und im Hals bilden sich Geschwüre mit einem Gefühl der Trockenheit und mit Brennen. Weiße Zunge; man hat das Gefühl, als ob sie verbrannt sei.	Sanguinaria
Die Zunge ist weiß mit kleinen weißen Geschwüren, die auch im Mund auftreten. Speichel mit metallischem Geschmack; übelriechender Atem	Sarsaparilla

DOSIS

EINNAHME IN DER C30-POTENZ 4 X TÄGLICH BIS ZUR BESSERUNG. DANN ABSETZEN DES MITTELS. BEI BEDARF WIEDERHOLEN.

Halsschmerzen und Mandelentzündung

Obwohl der Rachen selbst im gesunden Zustand gerötet sein kann, ist ein entzündeter, geröteter Rachen, verbunden mit erhöhter Körpertemperatur Zeichen einer Infektion und kann einer akuten Mandelentzündung vorausgehen. Andere Erkrankungen, bei denen es zu einer Entzündung und Rötung des Rachens kommt, sind z. B. Grippe und Pfeiffer-Drüsenfieber. Die Mandeln (Tonsillen), die im Rachenraum auf beiden Seiten angelegt sind, können sich akut entzünden. Zu den Symptomen einer Mandelentzündung gehören Halsschmerzen, Fieber, eitrige Stippchen auf den Mandeln, schlechter Mundgeruch und eine belegte Zunge. Wenn diese Erkrankung innerhalb von 24–36 Stunden nicht auf homöopathische Arzneien anspricht, sollte man sofort einen Arzt aufsuchen.

SYMPTOME / ARZNEI

Symptome	Arznei
Gefühl, als ob ein Splitter im Hals beim Schlucken steckengeblieben ist Der Rachen ist dunkelrot, rauh und entzündet.	Argentum nitricum
Die Mandeln sind sowohl entzündet als auch wund. Beim Schlucken entsteht ein brennender Schmerz. Aus Erkältungen entsteht immer eine Mandelentzündung. Die Lymphknoten am Hals und hinter den Ohren vergrößert Chronische Vergrößerung der Rachenmandeln	Baryta carbonica
Die Erkrankung kommt und geht ganz plötzlich. Die Haut ist heiß und gerötet, Mundtrockenheit. Ständiges Schluckbedürfnis, kein Verlangen nach Getränken Der Rachen ist hellrot mit viel Eiter und Absonderungen vor allem auf den Mandeln rechts. Schluckbeschwerden verursachen schneidende Mandelschmerzen.	Belladonna
Der Rachen ist sehr entzündet. Man hat das Gefühl, als ob er zugeschnürt sei.	Cantharis
Brennender Rachen Der Schmerz erreicht die Ohren. Halsschmerzen bei Rauchern mit Brennen Schlimmer durch Kälte	Capsicum
Nach einer Erkältung durch feuchtes Wetter rauhes, kratzendes Gefühl im Hals	Dulcamara
Hilfreich zu Beginn einer Attacke Heftige, brennende Kopfschmerzen mit Gliederschmerzen Der Rachen ist heiß.	Guajacum
Gefühl, als ob ein Splitter im Hals steckt Entzündete und gleichzeitig geschwollene Mandeln Mittel bei fieberhaften Erkältungen Eiter auf den Mandeln	Hepar sulfuris
Ziehende Schmerzen bei chronischem Halsweh Im Hals steckt Schleim. Die Mandeln sind dunkelrot bis purpur verfärbt. Viele äußerlich sichtbare Schwellungen und Empfindlichkeit Beginn auf der linken Seite Beim Schlucken schießt ein Schmerz durch die Ohren. Schlimmer durch heiße Getränke	Lachesis
Einnahme, wenn Eiter mit dickem, zähem Speichel und schlechtem Atem auftritt Die Mandeln sind geschwollen und dunkelrot verfärbt.	Mercurius solubilis
Weiße Stippchen im Rachen mit scharfem, brennendem Schmerz und Schluckbeschwerden	Acidum nitricum
Starke Schmerzen beim Husten Entzündeter, vereiterter Rachen	Phosphorus
Der Rachen ist heiß. Schmerz an der Zungenwurzel reicht bis zum Ohr. Die Mandeln sind groß und dunkelblau bzw. violett verfärbt. Starke Trockenheit und Brennen im Hals	Phytolacca

DOSIS

EINNAHME IN DER C30-POTENZ 4 X TÄGLICH ÜBER 4 TAGE.

Grauer Star

Grauer Star ist eine Trübung der Augenlinse. Man hat das Gefühl, durch eine Milchglasscheibe zu blicken: Gegenstände können nicht mehr scharf wahrgenommen werden. Häufig findet man diese Erkrankung bei älteren Menschen. Sie kann auch von Geburt an bestehen oder nach einer Verletzung auftreten. Das Risiko, an grauem Star (Katarakt) zu erkranken, läßt sich durch den Verzehr von Lebensmitteln senken, die reich an Beta-Karotin (rotes und grünes Gemüse und Obst, vor allem Spinat, Süßkartoffeln und Kürbis) und Vitamin E (Brokkoli, Mandeln und Weizenkeime) sind. Gehen Sie zum Arzt.

DOSIS

EINNAHME DER C6-POTENZ 2 X TÄGLICH ÜBER EINEN MONAT. VERBESSERT SICH DAS SEHEN, EINE WOCHE PAUSIEREN UND DEN ZYKLUS WIEDERHOLEN.

SYMPTOME	ARZNEI
Es ist, als ob sich eine Gardine vor den Augen befindet. Dinge erscheinen weit entfernt.	Carbo animalis
Verschwommene Sicht beim Lesen Die Sicht ist verschwommen wie bei Nebel.	Calcium carbonicum
Man hat das Gefühl, daß alles von einem Schleier bedeckt ist. Die Sicht verbessert sich, wenn man die Hand vor die Augen hält.	Phosphorus

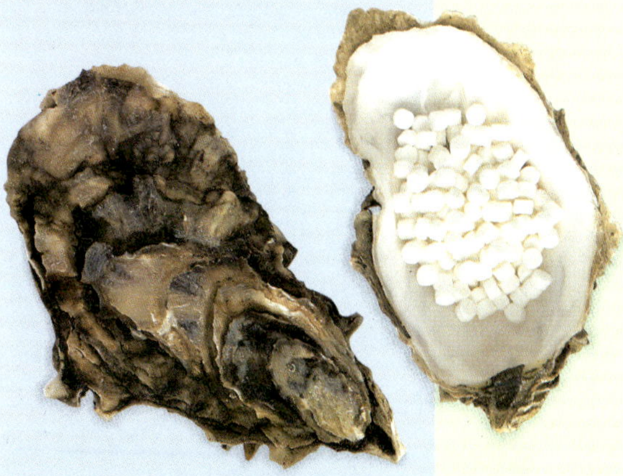

CALCIUM CARBONICUM

Zahnschmerzen

Zahnschmerzen sind oft die Folge von Karies (Zahnfäulnis), die Entzündungen der Zahnpulpa oder sogar einen Zahnabszeß verursachen kann. Eine Entzündung des Zahnfleisches verursacht Schmerzen und kann dazu führen, daß der betroffene Zahn auf Temperaturwechsel oder Süßigkeiten äußerst empfindlich reagiert, da das Zahnfleisch zurückgeht und die Zahnwurzel freigelegt wird. Man sollte zur Abklärung und Behandlung einen Zahnarzt aufsuchen.

SYMPTOME	ARZNEI
Die Schmerzen werden durch kalten Wind verursacht.	Aconitum
Schmerzen nach einer Zahnbehandlung oder -verletzung	Arnica montana
Man ist rasend vor Schmerzen, Ärger verschlimmert Die Schmerzen nehmen durch Kaffee und warme Getränke zu.	Chamomilla
Linderung von Zahnschmerzen durch eiskaltes Wasser	Coffea cruda
Starke Empfindlichkeit gegen Schmerzen und auch gegen kalte Luft oder Luftzug	Hepar sulfuris
Zahnschmerzen während der Schwangerschaft Verschlimmerung der Schmerzen nachts und durch Kälte	Magnesium carbonicum
Linderung der Schmerzen durch Wärme und warme Getränke Verschlimmerung der Schmerzen nach dem Zubettgehen	Magnesium phosphoricum
Entzündung der Mundschleimhaut und Zahnschmerzen mit erhöhter Speichelproduktion	Mercurius solubilis
Die Schmerzen werden durch Wärme erheblich verschlimmert.	Pulsatilla
Die Schmerzen nehmen durch Kälte und Essen zu. Während der Periode Verschlimmerung der Schmerzen	Staphisagria

DOSIS

EINNAHME IN DER C30-POTENZ, ALLE 2 STUNDEN WIEDERHOLEN, BIS BESSERUNG EINTRITT.

Rötung der Augen und Augenlider

Unter Konjunktivitis versteht man eine Entzündung der Augenbindehaut (Konjunktiva) infolge einer Allergie oder Infektion. Zu den Symptomen gehören Rötung, Augenbeschwerden und Ausfluß in den Lidwinkeln. Wenn 24 Stunden nach Einnahme einer homöopathischen Arznei keine Besserung eingetreten ist, sollte man zum Arzt gehen. Hinter Schmerzen und Rötung der Augen kann eine ernsthafte Erkrankung stecken.

SYMPTOME	ARZNEI
Augenbeschwerden mit Stechen und Brennen; Linderung durch kalte Kompressen Geschwollene, blaßrosa Lider	Apis mellifica
Reichliche und häufige Absonderung von Eiter Die Bindehaut ist geschwollen und scharlachrot.	Argentum nitricum
Brennender, wäßriger Ausfluß, der durch warme Auflagen gelindert wird	Arsenicum album
Deutliche Lichtscheu Geringfügiger Ausfluß	Euphrasia
Reichlich milder, weißer oder gelber Ausfluß Die Erkrankung bessert sich an frischer Luft, wird aber in einem warmen Raum verschlimmert.	Pulsatilla

DOSIS

EINNAHME IN DER C6-POTENZ STÜNDLICH ÜBER BIS ZU 12 STUNDEN.

Lidentzündung

Bei dieser Erkrankung sind die Augenlider entzündet und gerötet, jucken oft und schuppen. Sie kann auch mit Ekzemen verbunden sein. Auch die Augen selbst können gerötet sein. Man sollte die Schuppen mit einem Wattebausch entfernen, der in warmes Wasser getaucht wird, und anschließend etwas Calendula-Creme auftragen.

SYMPTOME	ARZNEI
Augenlider verklebt und verkrustet Drang nach ständigem Augenreiben	Borax
Rote und geschwollene Augenlider, die morgens verklebt sind	Graphites
Die Augenlider sind gerötet und empfindlich gegen Wind und kalte Luft.	Hepar sulfuris
Die Augenlider sind sowohl entzündet als auch verklebt. Die Erkrankung wird durch windiges Wetter verschlimmert.	Pulsatilla
Die Augenlider sind verklebt; saurer Augenausfluß. Rötung der Augenwinkel	Psorinum
Lichtempfindlichkeit der Augen Gefühl der Trockenheit unter den Augenlidern	Sanicula
Die Augenwinkel sind trocken und schuppen. Die Augenlider kleben nachts zusammen.	Thuja occidentalis

DOSIS

EINNAHME IN DER C6-POTENZ 4 X TÄGLICH BIS ZU 3 WOCHEN.

Gerstenkorn

Gerstenkörner sind kleine Furunkel am Augenlid. Eine Reizung des betroffenen Augenlids wird oft als erstes Symptom bemerkt. Bald darauf kommt es zu Rötung, Schmerzen und Schwellung.

DOSIS

EINNAHME IN DER C30-POTENZ 4 X TÄGLICH ÜBER 3 TAGE.

SYMPTOME	ARZNEI
Wiederholte Gerstenkörner Das Augenlid schwillt an; scharfe, stechende Schmerzen. Die Bindehaut rötet sich.	Apis mellifica
Rote, trockene und schuppige Augenlider; Empfindlichkeit gegen künstliches Licht	Graphites
Gerstenkörner im inneren Augenwinkel (in Nasennähe) Die Augenlider röten sich und schwellen an.	Lycopodium
Dicker, üppiger, gelber Ausfluß Die Augenlider entzünden sich und kleben zusammen. Jucken und Brennen der Augen	Pulsatilla
Das Auge ist berührungsempfindlich. Abneigung gegen Licht, da es stechende Schmerzen verursacht, die durch das Auge ziehen.	Silicea
Juckende Augenränder Die Augen wirken eingesunken. Bei chronischen Gerstenkörnern	Staphisagria
Die Augenlider kleben über Nacht zusammen. Sie sind trocken und schuppen.	Thuja occidentalis

Schuppen

Schuppen sind Abschilferungen abgestorbener Hautzellen der Kopfhaut. Diese können auf den Haaren oder auf der Kleidung zu sehen sein. Die Erkrankung ist harmlos, kann jedoch durch schlechtes Ausspülen von Haarfestiger oder Haarschaum verschlimmert werden. Gelegentlich tritt auch ein juckender, schuppiger Ausschlag auf, den man als seborrhoische Dermatitis bezeichnet. Er kann auf das Gesicht und den Oberkörper übergreifen.

SYMPTOME	ARZNEI
Rauhe und trockene Kopfhaut Stark juckende Kopfhaut, vor allem nachts	Arsenicum album
Große abgestorbene Hautzellen treten auf. Beim Kämmen bemerkt man Haarausfall.	Cantharis
Gelbliche Schuppen abgestorbener Hautzellen treten auf. Feuchter, klebriger Ausschlag	Kalium sulfuricum
Weiße Schuppen und Krusten an den Haarenden Strähniges, fettiges Haar	Natrium muriaticum
Juckende Schuppen verbunden mit trockener Haut Leichter Haarausfall	Phosphorus
Die Kopfhaut ist trocken und wund oder brennt nach Kratzen. Die Schuppenbildung verschlimmert sich bei Hitze und nachts.	Sulfur
Weiße Schuppen Sehr trockenes Haar	Thuja occidentalis

DOSIS

EINNAHME IN DER C6-POTENZ 3 X TÄGLICH ÜBER 2 WOCHEN. BEI BEDARF WIEDERHOLEN.

Haarausfall

Die häufigste Form der Glatzenbildung ist der langsame, aber stetige Haarausfall bei Männern und gelegentlich bei älteren Frauen. Eine weitere Form von Haarausfall, der kreisrunde Haarausfall, auch Alopecia areata genannt, kann bei Jugendlichen und Erwachsenen vorkommen. Bei dieser Erkrankung entwickeln sich kleine kahle Stellen ziemlich schnell innerhalb weniger Tage oder Wochen und können langsam größer werden. Nach etwa 6–10 Wochen wächst wieder feines Haar nach, das innerhalb von zwei Monaten seine normale Struktur wieder erreicht. Plötzlicher Haarausfall kann auch auf starken seelischen Streß oder ein Trauma zurückzuführen sein, aber dies ist sehr selten.

Symptome	Arznei
Jucken, Taubheit der Kopfhaut	Alumina
Haarausfall bei sehr jungen oder sehr alten Menschen, vor allem bei schüchternen Menschen mit geringem Selbstbewußtsein	Baryta carbonica
Frühzeitig auftretende kahle Stellen und Ergrauen der Haare	Lycopodium
Ölige Schweißabsonderung der Kopfhaut und Haarausfall	Mercurius solubilis
Kahlheit nach akuten, schwächenden Erkrankungen	Thallium metallicum
Nässendes Ekzem auf dem Kopf und im Gesicht mit heftigem Juckreiz und kahlen Stellen	Vinca minor

DOSIS

EINNAHME IN C6-POTENZ 2 X TÄGLICH, BIS BESSERUNG EINTRITT.

Heuschnupfen

Diese unangenehme Erkrankung beruht auf einer Allergie gegen Pollen. Meist tritt sie im Frühjahr und Sommer auf. Zu den Hauptsymptomen, die durch eine Reizung der Schleimhäute von Nase und Augen verursacht werden, gehören heftige Niesanfälle und tränende Augen. Auch die Nase kann laufen, abwechselnd ist sie aber auch einmal verstopft. Als weitere Symptome kann es zu Juckreiz des Gaumens und der Ohren kommen oder zu einer milden Verlaufsform von Asthma mit einem Engegefühl im Brustkorb.

Ist die Ursache der Allergie bekannt, hilft dem Betroffenen im Winter eine Desensibilisierungsbehandlung mit dem potenzierten Allergen. Die häufigsten Heuschnupfenallergene sind zu diesem Zweck im Handel und können über jede homöopathisch ausgerichtete Apotheke bezogen werden. Meist ist das Heuschnupfenmittel der DHU in der C30-Potenz das geeignete Mittel. Zur Desensibilisierung sollte man die Arznei dreimal täglich am jeweils gleichen Tag einmal wöchentlich über vier Monate vor der Heuschnupfensaison nehmen.

Symptome	Arznei
Die Augen können anschwellen und jucken. Beißendes Nasensekret verursacht Wundsein der Nase und Oberlippe. Häufiges Niesen Heuschnupfen oft begleitet von Hinterkopfschmerzen Aufenthalt drinnen und am Abend bedeutet Verschlimmerung.	Allium cepa
Die Augen sind brennend heiß. Die Tränen beißen und brennen auf den Wangen. Dünnes Nasensekret, das auf der Oberlippe brennt Die Nase ist häufig verstopft. Ein Punkt in der Nase juckt, was auch durch heftiges Niesen nicht vorübergeht. Man ist erschöpft und fühlt sich drinnen im Warmen gleich viel besser.	Arsenicum album

Symptome	Mittel
Schmerzen über der Nasenwurzel Häufiges Niesen mit brennendem Nasensekret. Die Nase ist auch verstopft. Das Niesen ist nachts schlimmer.	Arum triphyllum
Jucken in Augen, Nase und Gaumen Dünnes, wäßriges Nasensekret, das später dicker wird und gelbgrün gefärbt ist	Arundo mauritanica
Ausbruch der Erkrankung im Spätsommer oder im Herbst Die Augen sind geschwollen und tränen. Ständiges Niesen; die Nase läuft, aber man hat das Gefühl, daß sie verstopft ist. Die Haut ist heiß und trocken. Besserung durch Ruhe und drinnen; deutliche Verschlechterung nach Regen	Dulcamara
Die Augen brennen und jucken, verbunden mit brennendem Tränenfluß. Reichlich wäßriges, aber mildes Nasensekret Häufiges Niesen, das abends und nachts schlimmer wird. Es kann jedoch ein Husten auftreten, der tagsüber schlimmer ist und nachts oft abklingt.	Euphrasia
Heiße und schwere Augen, die blutunterlaufen aussehen Brennendes Nasensekret, meist am Morgen Die Nase juckt, heftiges Niesen folgt. Der Hals ist trocken und brennt. Das Gesicht ist heiß; Gliederschmerzen. Schmerzen in den Ohren beim Schlucken Starkes Schwitzen; alle Symptome sind morgens schlimmer.	Gelsemium
Die Augen schmerzen und schwellen an, verbunden mit brennendem, starkem Tränenfluß. Schmerzen in den Stirnhöhlen mit gleichzeitigem Heuschnupfen Reichlich Nasensekret, das zunächst dünn, wäßrig und brennend ist, dann aber dick, gelb und übelriechend. Heftige Niesanfälle Die Nase ist gerötet, empfindlich und wund. Es ist einem abwechselnd heiß und kalt. Morgens und abends Verschlimmerung.	Kalium iodatum
Die Augenlider schwellen an und jucken. Starker Tränenfluß, der in den Augen brennt Häufige, heftige Niesanfälle begleitet von reichlich brennendem, wäßrigem Nasensekret Die Symptome sind gegen 10 Uhr morgens deutlich schlimmer.	Natrium muriaticum
Augen und Nase jucken entsetzlich. Die Reizung erfaßt den Hals. Häufiges Niesen in fürchterlichen, verlängerten Anfällen Absonderung von wäßrigem Nasensekret ist drinnen viel schlimmer, bei Aufenthalt im Freien und nachts jedoch ist die Nase verstopft. Das Gesicht ist sehr heiß. Man kann aber auch frösteln und schlecht gelaunt sein.	Nux vomica
Heiße und gerötete Augenlider trotz mildem Tränenfluß Das Nasensekret ist zunächst dünn, wird aber dicker. Es folgen Wundsein und Verstopfung der Nase. Verlängerte, heftige Niesanfälle, die zu starken Kopfschmerzen und Nasenbluten führen können Verschlimmerung der Symptome durch den Geruch von Äpfeln, Knoblauch, Zwiebeln und Blumen	Sabadilla
Trockenheit des Halses mit Jucken und Schwellung Es kommt zu Schluckbeschwerden. Ständiges Bedürfnis, Speichel hinunterschlucken zu müssen	Wyethia

DOSIS

EINNAHME IN DER C12-POTENZ ALLE 30 MINUTEN BIS ZUR BESSERUNG. DANN ABSETZEN DES MITTELS BIS ZUM WIEDERAUFTRETEN DER SYMPTOME. DANACH ERNEUTE EINNAHME NACH DEM GLEICHEN SCHEMA.

KAPITEL 5

BRUSTRAUM, HERZ & KREISLAUF

DER BRUSTRAUM

Die äußere Schutzwand des Brustraums (Thorax) wird auch als Brustkorb bezeichnet. Sein Boden wird vom Zwerchfell gebildet, der Muskelschicht, die den Thorax vom Abdomen (Unterleib) trennt. Die Rippen sind hinten an der Wirbelsäule und vorne am Brustbein (Sternum) befestigt. Die Atmung wird vom Zwerchfell und den Muskeln der Thoraxwand gesteuert. Wenn sich das Zwerchfell senkt und die Rippen nach außen gedrückt werden, wird über die Luftröhre (Trachea) Luft in die Lungen gesaugt. Die Luftröhre gabelt sich in zwei Hauptbronchien, von denen jeder einem Lungenflügel zugeordnet ist.

DIE LUNGEN

Die Lungen sind schwammartige Organe, die beidseits neben dem Herzen angeordnet sind. Die Luft, die in die Lungen gelangt, wird nach der Teilung der Bronchien in immer kleinere Gefäße, die Bronchiolen, weitergeleitet. Diese enden in den Alveolen (Lungenbläschen). Die Alveolen sind von feinen Gefäßen umgeben, in denen Sauerstoff gegen das Abbauprodukt Kohlendioxyd ausgetauscht wird. Eine Infektion ist der häufigste Grund einer Erkrankung im Brustraum, auch Asthma ist häufig. Die Ursachen für Asthma sind unklar, Luftverschmutzung dürfte mitverantwortlich sein.

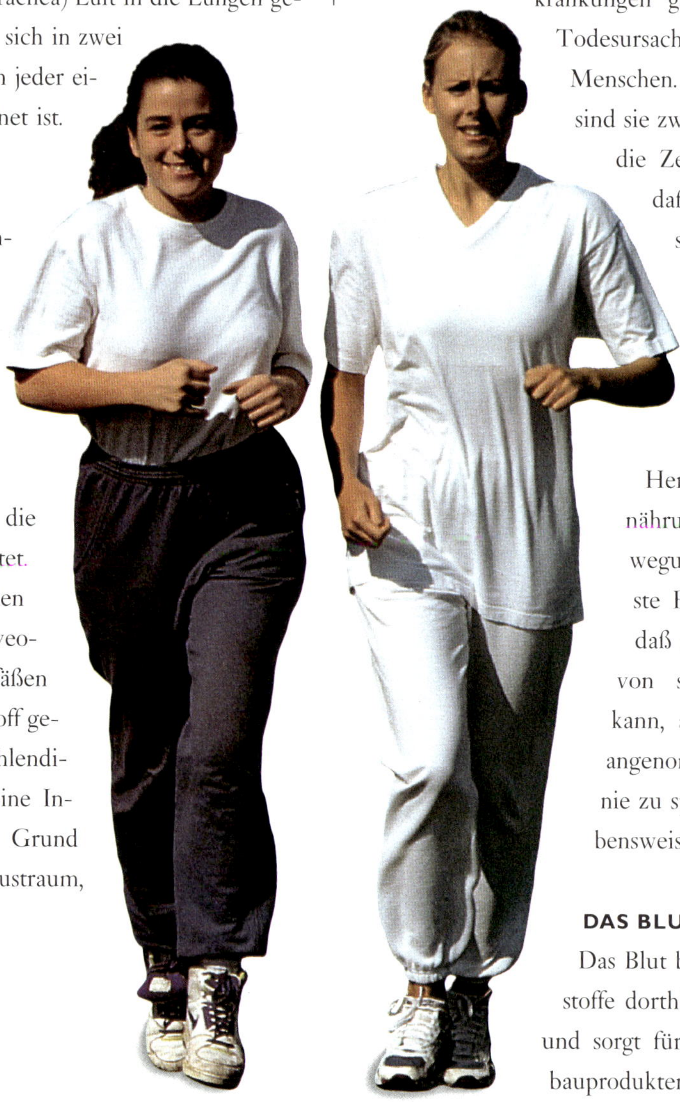

Das Risiko einer Herzerkrankung läßt sich durch regelmäßige Bewegung vermindern. Es ist nie zu spät, damit zu beginnen.

DAS HERZ

Das Herz ist etwa faustgroß und liegt vorne im Thorax hinter dem Brustbein. Es ist die muskulöse Pumpe im Zentrum des Herz-Kreislauf-Systems, das auch als kardiovaskuläres System bezeichnet wird. Es pumpt das Blut über die Arterien und Venen durch den Körper. Herzerkrankungen gehören zu den häufigsten Todesursachen, vor allem bei älteren Menschen. Vor den Wechseljahren sind sie zwar selten, aber genau das ist die Zeit, in der Sie am meisten dafür tun können, daß eine solche Erkrankung gar nicht erst auftritt oder aber sich deren Beginn verzögert. Wenn man raucht, ist der wichtigste Schritt, damit aufzuhören. Das Herz wird bei gesunder Ernährung und regelmäßiger Bewegung viel gesünder sein. Jüngste Forschungen haben gezeigt, daß sich ein geschädigtes Herz von selbst besser regenerieren kann, als Mediziner ursprünglich angenommen hatten. Daher ist es nie zu spät, mit einer gesunden Lebensweise zu beginnen.

DAS BLUT

Das Blut bringt Sauerstoff und Nährstoffe dorthin, wo sie benötigt werden, und sorgt für den Abtransport von Abbauprodukten zu den Ausscheidungsor-

HERZ UND LUNGE

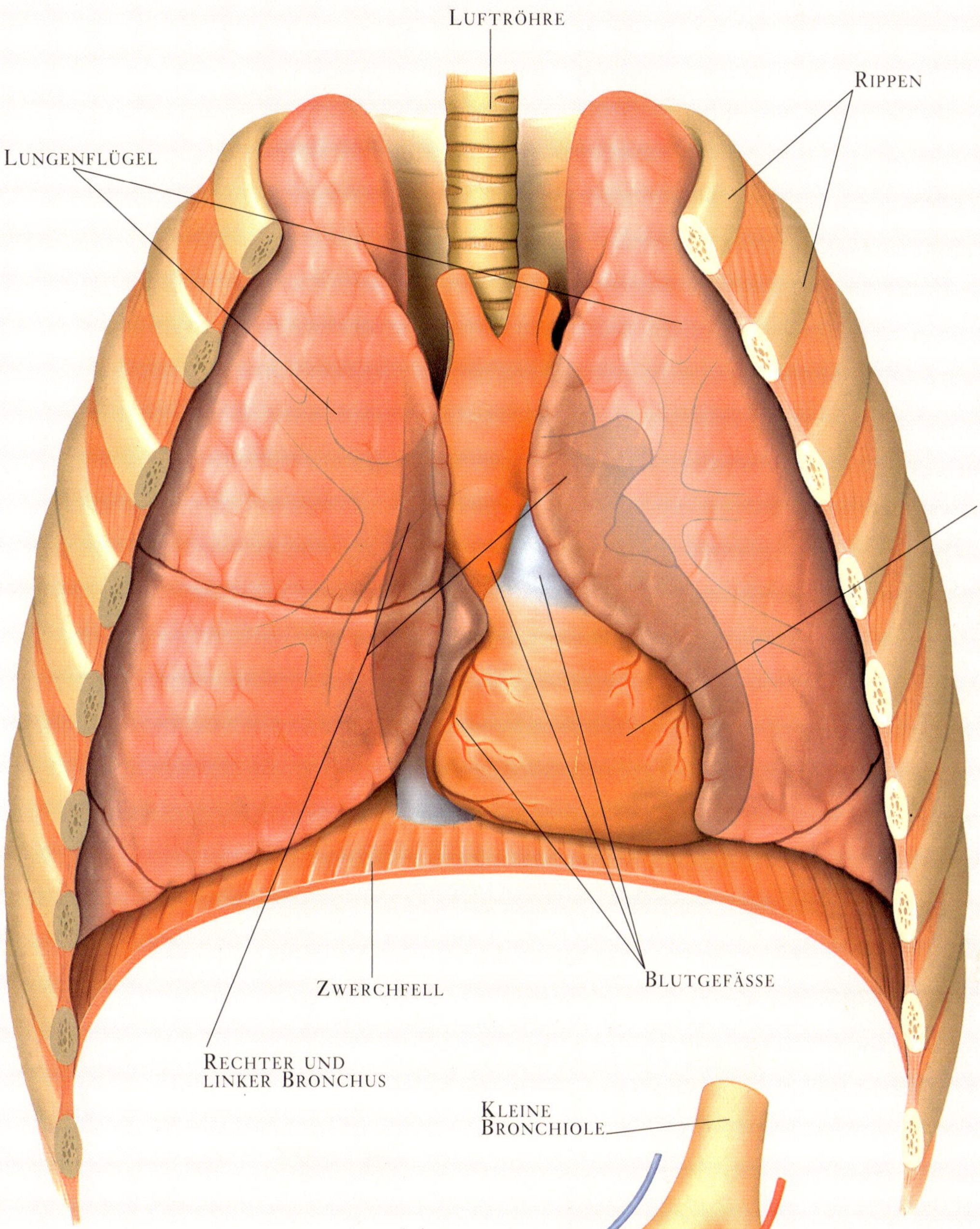

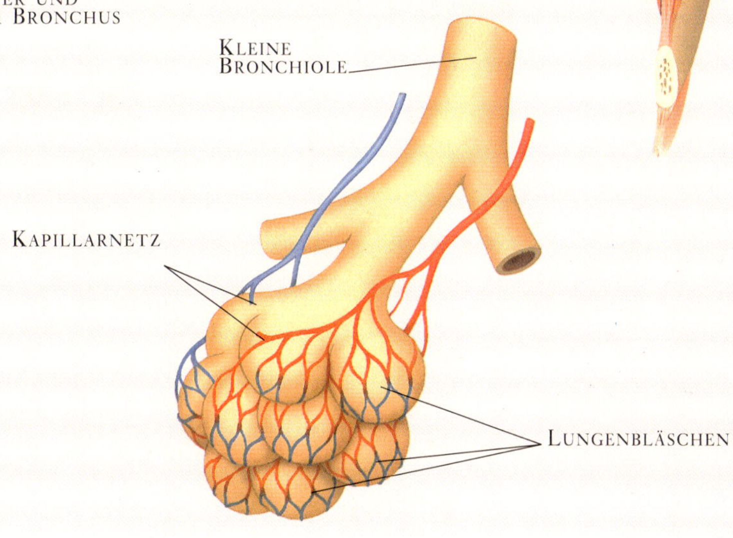

Im Thorax werden Herz und Lungen durch Rippen und Zwerchfell geschützt.

ganen. Anämie ist die häufigste Bluterkrankung bei Frauen. Vor der Menopause kommt es durch die allmonatliche Blutung und auch durch Geburten zum Blutverlust. Eisen und Vitamine, die zur Blutbildung notwendig sind, werden in der Schwangerschaft an das Baby weitergegeben. Blässe als Zeichen von Blutarmut ist nicht immer vorhanden. Frauen, die an einer Anämie leiden, sind häufig ungewöhnlich müde und kurzatmig oder stellen Herzrasen fest. Wenn man bei sich eine Anämie vermutet, sollte man unbedingt zum Arzt gehen. Es gibt mehrere Formen der Anämie, so daß es wichtig ist, die Ursache hierfür abzuklären.

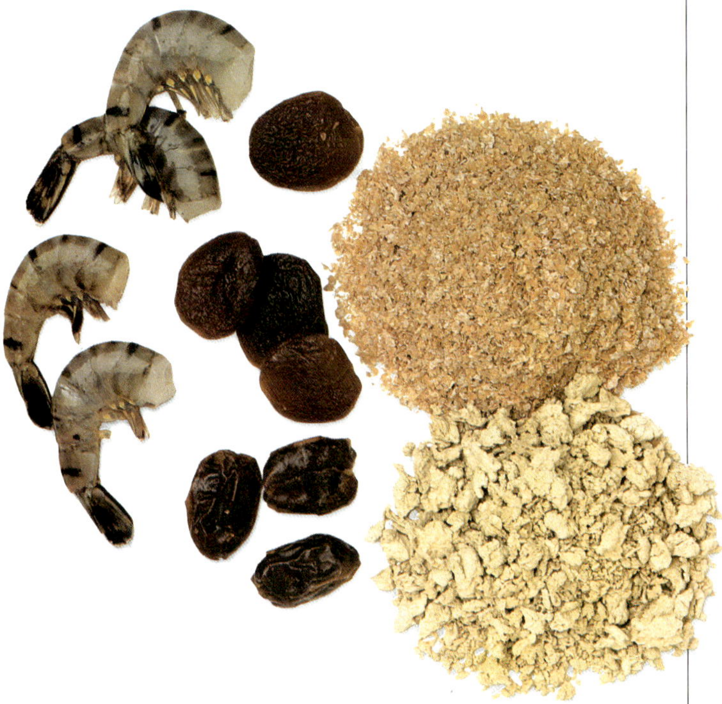

Anämie (Blutarmut) ist die häufigste Bluterkrankung bei Frauen. Daher sollten die täglichen Mahlzeiten viele eisenreiche Lebensmittel, wie z. B. Garnelen, getrocknete Früchte, Kleie und Soja, enthalten.

DIE BLUTGEFÄSSE

Die Neigung zu Krampfadern und Hämorrhoiden ist bis zu einem gewissen Grad angeboren, aber viele Frauen haben während der Schwangerschaft Beschwerden, wenn das wachsende Baby im Mutterleib auf die großen Venen drückt, die das Blut zum Herzen zurücktransportieren. Dies führt zu einer Ausdehnung der kleineren Venen. Die Folge davon sind Hämorrhoiden im Enddarm und Krampfadern in den Beinen.

RAUCHERENTWÖHNUNG

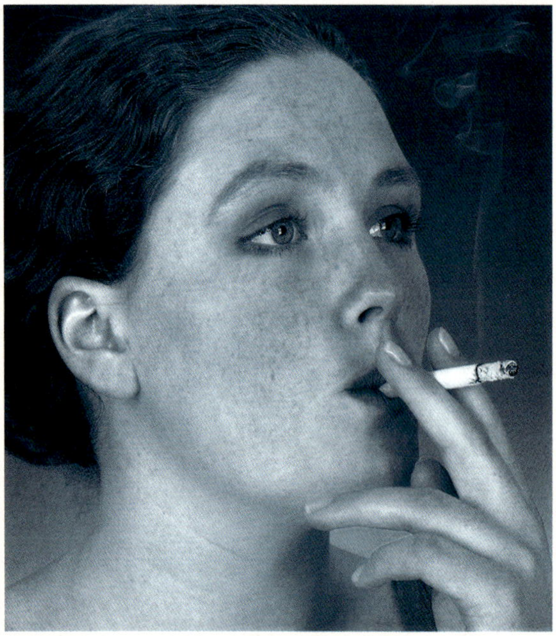

Bei Raucherinnen kann es zu einer verminderten Fruchtbarkeit kommen. Sie bringen oft kleinere Babies zur Welt, die später Lernschwierigkeiten haben können.

ERKRANKUNGEN, DIE MIT DEM RAUCHEN ZUSAMMENHÄNGEN

- Herzbeschwerden; vor allem, wenn Sie gleichzeitig über längere Zeit orale Verhütungsmittel genommen haben.
- Kreislauferkrankungen: Aneurysmen, Schlaganfälle (vor allem bei Frauen, die die Pille eingenommen haben), Gangräne
- Krebs in Lunge, Mund, Nase, Rachen, Kehlkopf, Ösophagus (Speiseröhre), Magen, Leber, Bauchspeicheldrüse, Niere, Blase, Gebärmutterhals und Blut (Leukämie)
- Erkrankungen im Brustraum: chronische Bronchitis, Emphysem, wiederkehrende Infekte
- Magen- und Zwölffingerdarmgeschwüre: diese treten häufiger auf und brauchen lange, um zu heilen.
- Sehschäden (Tabakamblyopie)

ANDERE RISIKEN

RAUCHERINNEN SIND EHER GEFÄHRDET DURCH:

- Verminderte Fruchtbarkeit: es dauert länger, dis die Frau schwanger wird, das Risiko einer Eileiterschwangerschaft ist doppelt so groß.

- Komplikationen während der Schwangerschaft: Fehlgeburt, vorzeitige Wehen und Blutungen
- Menstruationsbeschwerden: Die Blutungen können unregelmäßig, stark und auch schmerzhaft sein.
- Frühe Menopause: erhöhtes Risiko für Osteoporose und Herzerkrankungen (s. auch S. 52–53 und 74)
- Geburt untergewichtiger Babies mit späteren Lernschwierigkeiten

PASSIVRAUCHEN

MAN IST VON RAUCHERN UMGEBEN

- Es kommt vor allem bei kleinen Kindern zu gesundheitlichen Problemen. Dazu gehören Atemwegserkrankungen wie z. B. Lungenentzündung und Allergien.
- Die Babies erleiden häufiger den plötzlichen Kindstod.

SO GEHT MAN GEGEN DAS RAUCHEN AN

SCHREIBEN SIE DIE NACHFOLGENDEN PUNKTE NIEDER UND HALTEN SIE SIE GRIFFBEREIT.

- Gründe, warum Sie das Rauchen stoppen möchten
- Pläne, wie Sie Ihre Gewohnheiten ändern können zu den Zeiten, zu denen Sie normalerweise rauchen
- Überlegen Sie, wie Sie eine Gewichtszunahme verhindern können (falls dies ein Problem sein könnte):
  a) mehr Bewegung
  b) Vermeiden Sie zu essen, wenn Sie normalerweise rauchen würden.
- Gönnen Sie sich mit dem gesparten Geld Belohnungen, z. B. nach einem Tag, einer Woche, einem Monat und nach sechs Monaten. Vermeiden Sie Belohnungen durch Essen. Viel besser sind Kleidung oder Urlaub.

HILFEN BEI DER RAUCHERENTWÖHNUNG:

- Etwas für den Mund, z. B. Kaugummi
- Etwas, mit dem die Hände herumspielen können, z. B. ein Spielzeug oder einen geschliffenen Stein
- Kaugummi oder Pflaster zur Entwöhnung; halten Sie sich aber an die Gebrauchsanweisung auf der Packung.
- Fachmännische Hilfe durch einen Arzt, Akupunkteur oder Hypnosetherapeuten
- Vitamin C, Früchte oder Fruchtsäfte, um den Körper bei einem schnelleren Nikotinabbau zu unterstützen
- Einnahme einer homöopathischen Arznei s. S. 85).

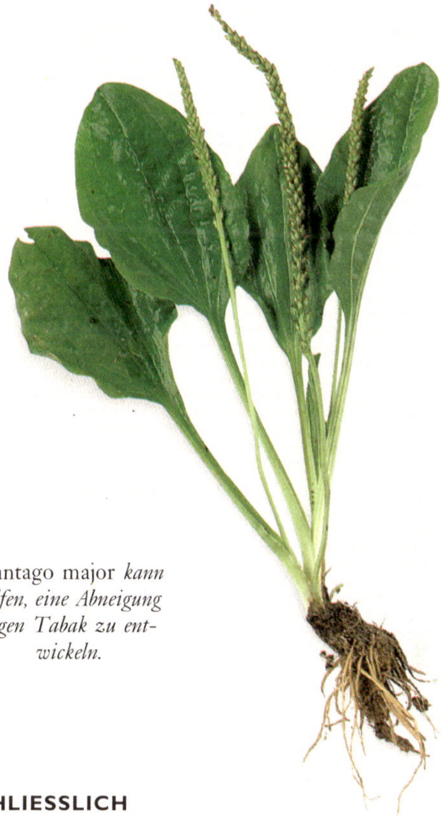

Plantago major *kann helfen, eine Abneigung gegen Tabak zu entwickeln.*

SCHLIESSLICH

- Entscheiden Sie, welcher Tag am besten geeignet ist, um mit dem Rauchen aufzuhören. Vielleicht ist es Ihnen lieber, wenn Sie viel zu tun haben oder aber entspannt sind. Auch ein Urlaubsaufenthalt fernab von jeder Alltagsroutine könnte dazu geeignet sein.
- Bitten Sie Ihre Familie und Freunde um Unterstützung.

DAS RAUCHEN AUFGEBEN

AM TAG ZUVOR

- Gehen Sie noch einmal Ihre Pläne durch.
- Vernichten Sie Ascher, Feuerzeuge und Zigaretten.

AM ENTSCHEIDENDEN TAG UND DANACH

- Konzentrieren Sie sich auf diesen einen Tag. Denken Sie nicht zuviel an die Zukunft.
- Wenn Sie in Versuchung geraten zu rauchen, tun Sie etwas anderes. Sitzen Sie nicht nur herum und grübeln. Gehen Sie die Liste mit Ihren Plänen erneut durch.
- Denken Sie daran, daß jeder Raucher, der Ihnen nun eine Zigarette anbietet, neidisch ist auf Ihren Erfolg.
- Haben Sie Geduld und denken Sie daran: Das Verlangen nach der Zigarette wird sich geben.

Angina pectoris

Herz- oder Brustschmerzen

Wird dem Herzmuskel über die Arterien nicht mehr die Blutmenge zugeführt, die für seine normale Funktion erforderlich ist, kommt es zu Angina pectoris. Wenn dies passiert, treten Schmerzen in der Brust auf. In Ruhe sind die Schmerzen meist nicht vorhanden, sondern eher bei vermehrter Herztätigkeit, wie z. B. bei sportlicher Betätigung. Angina kann in fast jeder Altersgruppe auftreten, aber Personen über 45 Jahre sind am häufigsten betroffen. Bei etwa der Hälfte der Patienten strahlen die Schmerzen in einen oder beide Arme und gelegentlich auch in den Hals oder in den Kiefer aus. Die Armschmerzen werden oft als Taubheitsgefühl charakterisiert. Oft sind die Schmerzen mit einer schweren Mahlzeit oder Aufregung verbunden. Sie vergehen nach ein paar Minuten Ruhe wieder. Sollten sie jedoch anhalten, könnte es sich um einen Herzinfarkt handeln. Gut die Hälfte aller von Angina pectoris Betroffenen leiden unter Kurzatmigkeit und Bluthochdruck. Angst, Entzündungen der Speiseröhre und der Gallenblase oder Magengeschwüre können ähnliche Symptome hervorrufen. Man sollte immer einen Arzt aufsuchen, wenn es aus unerklärlichen Gründen zu Brustschmerzen kommt.

SYMPTOME / ARZNEI	
Starke Angst und Furcht verbunden mit Herzrasen und heftigen Schmerzen in der Herzgegend Die Schmerzen strahlen auch in den linken Arm aus mit einem Taubheitsgefühl in den Fingern.	Aconitum
Die Schmerzen strahlen in den Bereich des linken Ellbogens aus.	Arnica montana
Man hat das Gefühl, als ob die Brust von einem eisernen Band eingeschnürt wird. Es kommt zu einem Erstickungsgefühl mit Austritt von kaltem Schweiß.	Cactus grandiflorus
Angina-pectoris-Schmerzen, die mit Asthma und Muskelkrämpfen einhergehen	Cuprum metallicum
Die Schmerzen strahlen vom Brustbein in die Arme aus. Vermehrte Blähungen und erschwertes Atmen	Dioscorea villosa
Angina-pectoris-Anfall bei geringster Anstrengung Es können auch Herzklopfen und Kurzatmigkeit auftreten.	Glonoinum
Heftige, krampfartige Schmerzen mit Ausstrahlung bis in die Achselhöhle und Ausbreitung am Arm hinunter bis in die Finger mit Taubheitsgefühl im Arm.	Latrodectus mactans
Angina pectoris mit Schmerzen im rechten Arm	Lilium tigrinum
Einschnürende Schmerzen rund um das Herz	Magnesium phosphoricum
Die Schmerzen greifen auf den Nacken, die linke Schulter und den linken Arm über. Starke Ängste, auch vor dem Tod	Naja tripudians
Scharfer, schneidender Schmerz Angina pectoris im Wechsel mit Verlust der Stimme	Oxalicum acidum
Ein heißes Getränk lindert die Schmerzen, die heftig sind und sich bei Bewegung verschlimmern.	Spigelia
Die Schmerzen sind von Ohnmacht, Erstickungsanfällen und Angstschweiß begleitet und treten nach Mitternacht auf.	Spongia tosta
Schmerzen über dem Herzen mit Ausstrahlung in alle Richtungen Zunahme der Schmerzen, Kurzatmigkeit durch Liegen auf der linken Seite	Tabacum

DOSIS

SOFORTIGE EINNAHME IN DER C30-POTENZ BEI BEGINN DER SYMPTOME. ALLE 20 MINUTEN WIEDERHOLEN, BIS EINE BESSERUNG BEMERKT WIRD. DANACH BEI BEDARF EINNAHME IN GRÖSSEREN ABSTÄNDEN.

Anämie

Bei Anämie transportieren die roten Blutkörperchen nicht genügend Sauerstoff. Sie sollten Ihren Arzt aufsuchen, wenn Sie bei sich eine Anämie vermuten.

Anämie bei Frauen wird meist durch Eisenmangel verursacht. Er entsteht, wenn das Eisen bei starken Monatsblutungen oder durch Schwangerschaft viel schneller verlorengeht, als es über die Nahrung wieder ersetzt werden kann. Die hier aufgeführten Mittel können in Ergänzung zu herkömmlichen Medikamenten eingenommen werden, falls Ihnen diese verschrieben wurden.

DOSIS

VERWENDEN SIE DIE C12-POTENZ. EINNAHME 2 X TÄGLICH ÜBER BIS ZU 2 WOCHEN.

SYMPTOME	ARZNEI
Erschöpfung nach Blutverlust Kälteempfindlichkeit	China officinalis
Schwäche und Mattigkeit Sehstörungen	Cyclamen
Blasse Gesichtsfarbe, jedoch schnelles Erröten	Ferrum metallicum
Die Symptome bessern sich im Liegen.	Manganum aceticum
Auf den Blutverlust folgt Erschöpfung. Allgemeine Verschlimmerung durch Hitze	Natrium muriaticum

Flüssigkeitsretention

Ödeme/Wassersucht

Schwellungen aufgrund von Flüssigkeitseinlagerungen können auf Herz-, Leber-, Lungen- oder Nierenerkrankungen zurückzuführen sein. Konsultieren Sie bei Verdacht Ihren Arzt. Flüssigkeitseinlagerungen entstehen auch durch Eiweißdefizite aufgrund von Mangelernährung. Die Füße und Knöchel können anschwellen, wenn man zu lange steht oder zu lange in einer verkrampften Haltung sitzt, z. B. im Flugzeug. Ödeme entstehen bei Übergewicht häufig im mittleren Alter. Flüssigkeitsretention in der Schwangerschaft kann das Vorstadium einer Eklampsie ankündigen. Wenden Sie sich in diesem Fall an Ihren Arzt oder Ihre Hebamme.

SYMPTOME	ARZNEI
Wächserne Haut, auch bei Berührung Großer Durst, Trinken verursacht Magenbeschwerden.	Acidum aceticum
Durchscheinendes, wächsernes Hautkolorit Fehlender Durst Spärliche Urinmenge mit dunkler Ablagerung	Apis mellifica
Großer Durst, aber Magenbeschwerden durch Trinken Druckgefühl in Brust und Unterleib Häufig Verdauungsstörungen	Apocynum cannabinum
Großer Durst, jedoch nur nach kleinen Mengen, die häufig getrunken werden Kurzatmigkeit nach Anstrengung, die aber auch den Schlaf stören kann	Arsenicum album

DOSIS

C30-POTENZ. EINNAHME MORGENS, BIS BESSERUNG EINTRITT. DANN ABSETZEN DES MITTELS. NACH DEMSELBEN SCHEMA IM BEDARFSFALL WIEDERHOLEN.

Bluthochdruck
Hypertonie

Die Abklärung und Untersuchung dieser Erkrankung sollte zu Anfang immer von einem Arzt vorgenommen werden. Eine homöopathische Behandlung ist zwar möglich, sollte jedoch immer unter ärztlicher Aufsicht erfolgen. Es gibt mehrere Gründe für Bluthochdruck, darunter Übergewicht und Alkoholmißbrauch, oft aber findet sich keine Ursache. In diesem Fall spricht man von primärer Hypertonie. Die Symptome können fehlen, aber die Patienten klagen über Schwindel, Tinnitus (Ohrgeräusche) und Kopfschmerzen. Nasenbluten kommt häufiger vor als bei Patienten mit normalem Blutdruck.

Symptome	Arznei
Nachts treten hinter dem Brustbein Schmerzen auf. Große Niedergeschlagenheit und sogar Selbstmordgedanken Anzeichen für eine Arterienverhärtung, wie z. B. Angina pectoris, Benommenheit und Schwindel	Aurum metallicum
Der Blutdruck kann sehr hoch sein. Auftreten von Herzrasen mit Verschlimmerung beim Liegen auf der linken Seite Voller und harter Puls	Baryta carbonica
Heftiges, unregelmäßiges Herzklopfen mit Kopfschmerzen, durch Lärm und Geruch intensiviert Schlaflosigkeit	Coffea cruda
Die Nase ist sehr verstopft und geschwollen. Herzklopfen bei der geringsten Anstrengung Angst und Depression erschweren die Krankheit.	Iodum
Erhöhter Blutdruck mit Einsetzen der Wechseljahre Kopfschmerzen, Ohnmacht und Gesichtsrötung Gefühl, als ob das Herz zu groß ist; in der Brustwand krampfartiger Schmerz über dem Herzen	Lachesis
Sehr schneller Herzschlag mit Schmerzen über der Herzgegend Es besteht auch Herzasthma und Rheumatismus. Der Puls wird schwächer und unregelmäßig. Nasenbluten und Stirnkopfschmerzen	Lycopus
Sehr schneller, unregelmäßiger Herzschlag mit Angina pectoris Ausscheidung großer Harnmengen Starke Blähungen	Spartium scoparium
Schnelles Erröten Starker Arterienpuls Schwindel mit Kopfschmerzen und Übelkeit	Strontium carbonicum
Langsamer, weicher, schwacher und unregelmäßiger Puls Ständiger, brennender Schmerz über dem Herzen Gesichtsrötung mit Blutandrang; Streitsucht	Veratrum viride

DOSIS

EINNAHME IN DER C30-POTENZ 2 X TÄGLICH. DER BLUTDRUCK SOLLTE HÄUFIG GEMESSEN WERDEN. FALLS NÖTIG, BEHANDLUNG ÄNDERN ODER NEU ABSTIMMEN.

Krampfadern und Venenentzündung

Venen, die sich schmerzhaft erweitern, bezeichnet man als varikös. Eine Schwangerschaft gehört zu den häufigsten Ursachen für Krampfadern. Sie können aber auch durch Verstopfung, langes Stehen und Übergewicht entstehen. Krampfadern können Schmerzen bereiten. Vor allem im unteren Bereich der Beine kann es zu Farbveränderungen kommen. Das Anschwellen der Knöchel ist ein weiteres Symptom, das meist auf zu langes Stehen zurückzuführen ist. Ist eine Vene erst einmal varikös, kann sich dies verschlimmern, so daß die Vene nie wieder ihren Normalzustand erreicht, da die Elastizität der Venenwand zerstört ist.

DOSIS

C12-POTENZ 2 X TÄGLICH, BIS BESSERUNG EINTRITT. BEI WIEDERAUFTRETEN DER SYMPTOME EINNAHME WIEDERHOLEN.

Phlebitis (Venenentzündung) ist die häufigste Komplikation variköser Venen. Das betroffene Hautareal ist gerötet, überwärmt und schmerzhaft. Meist handelt es sich um eine Vene an der Hautoberfläche eines Beins. Eine einfache lokale Behandlung dieser Erkrankung besteht in Kompressionsverbänden und dem passenden homöopathischen Mittel. Wenn jedoch eine der tiefen Beinvenen entzündet ist und Thrombose entsteht, schwillt sie an und verursacht starke Schmerzen. Dies ist eine ernste Erkrankung, die ärztlich behandelt werden muß.

Symptome/Arznei

Krampfadern, die von blauen Flecken umgeben und entzündet sind Schwierigkeiten beim Gehen	Bellis perennis
Spezifisches Mittel für Krampfadern und erweiterte, hervortretende Venen; Verschlimmerung in Ruhe, warme Auflagen bessern.	Calcium fluoratum
Erweiterte und juckende Venen, vor allem am Abend und im Bett	Carbo vegetabilis
Krampfadern, die oft von Besenreisern umgeben sind	Acid. fluoricum
Die betroffene Stelle ist empfindlich und entzündet. Entzündung der Venen (Phlebitis)	Hamamelis
Schmerzhafte Krampfadern treten in der Schwangerschaft auf.	Millefolium
Krampfadern mit akuter Phlebitis Geschwollene und empfindliche Venen; Gefühl, als ob sie platzen, wenn man das Bein nicht hochlegt	Vipera
Erweiterte Venen mit schweißigen und unruhigen Füßen	Zincum metallicum

Palpitation

Der normale Ruhepuls beim Erwachsenen beträgt 60 Schläge pro Minute. Dies wird durch die Reizleitungsgeschwindigkeit elektrischer Erregungen gesteuert, die vom Herzen ausgehen. Bei Palpitation verspürt man unangenehme unregelmäßige und/oder starke Herzschläge. Bei vielen Patienten mit Palpitation läßt sich keine Herzerkrankung oder Herzrythmusstörung feststellen. Die Ursache ist unbekannt, wohl aber dürfte Angst oft einer der Gründe sein. In diesem Fall sollte man zum Arzt gehen.

Symptome/Arznei

Symptome	Arznei
Palpitation mit Brennen und Aufblähung des Magens und Unterleibs	Abies canadensis
Palpitation mit Angst, Ohnmacht und Kribbeln in den Fingern	Aconitum
Palpitation mit Schmerzen über dem Herzen und Kurzatmigkeit	Adonis vernalis
Heftiges Herzklopfen begleitet von Schwindel, Kopfschmerzen und Unruhe	Aethusa cynapium
Unregelmäßiges, heftiges Herzklopfen nach dem Rauchen	Agaricus muscarius
Herzklopfen zusammen mit einem Kloßgefühl in der Brust; Verschlimmerung im Freien Gesichtsblässe	Ambra grisea
Man erwacht mit Herzklopfen, das von Furcht, kaltem Schweiß, lautem und schwerem Atmen und Zittern der Hände begleitet ist.	Ammonium carbonicum
Häufige Kopfschmerzen und Herzklopfen	Amylium nitrosum
Herzklopfen bei älteren Menschen	Anacardium
Palpitation schlimmer durch Liegen auf der rechten Seite	Argentum nitricum
Beschleunigter Puls am Morgen	Arsenicum album
Heftiges, hämmerndes Herzklopfen bei Überanstrengung	Belladonna
Starkes Herzklopfen, beim Liegen auf der linken Seite schlimmer Herzklopfen kurz vor Einsetzen der Monatsblutung	Cactus grandiflorus
Die kleinste Gefühlsregung führt zu Palpitation. Palpitation bei übergewichtigen Frauen	Calcium arsenicosum
Palpitation nachts und nach dem Essen	Calcium carbonicum
Nervöses Herzklopfen, vor allem nach übermäßiger Aufregung	Coffea cruda
Das Herzklopfen setzt mit der Monatsblutung ein.	Crotalus horridus
Palpitation bei der kleinsten Bewegung	Digitalis
Herzklopfen nach der geringsten Anstrengung, sogar beim Lachen oder Husten, begleitet von Schwindel	Iberis

DOSIS

EINNAHME IN DER C12-POTENZ ALLE 20 MINUTEN, BIS ANHALTENDE BESSERUNG EINTRITT.

Herzklopfen mit Brennen in der Herzgegend	Kalium carbonicum
Das Herzklopfen verschlimmert sich beim Vornüberbeugen.	Kalmia latifolia
Das Herzklopfen ist während der Periode von Ohnmacht begleitet.	Lachesis
Nächtliches Herzklopfen, beim Liegen auf der linken Seite oder gegen 4 Uhr morgens	Lycopodium
Palpitation durch nervöse Erregung	Lycopus
Palpitation beim Sitzen; Besserung durch Umhergehen	Magnesium muriaticum
Flattern und Klopfen des Herzens, oft mit Sodbrennen	Natrium muriaticum
Palpitation und Atemnot bei Herzerkrankungen; Verschlimmerung durch Darandenken	Oxalicum acidum
Starkes Herzklopfen, verbunden mit Angst, entsteht beim Liegen auf der linken Seite.	Phosphorus
Palpitation und Zittern beim Sitzen in Ruhe	Rhus toxicodendron
Palpitation mit kleinem, hartem, intermittierendem Puls	Secale cornutum
Heftiges, periodisch auftretendes Herzklopfen	Sepia
Häufige Anfälle von Palpitation verbunden mit üblem Mundgeruch	Spigelia
Herzklopfen kurz vor der Menstruation	Spongia tosta
Anämie begleitet von Palpitation und Atemnot	Strophanthus hispidus
Palpitation beim Liegen auf der linken Seite	Tabacum
Palpitation mit Angst und geräuschvollem Atmen	Veratrum album
Atemnot, Angst und Palpitation; die Gefühle sind außer Rand und Band.	Viola odorata
Palpitation beim Sex	Viscum album

Bronchitis

Es kommt zu einer akuten Bronchitis, wenn sich die Schleimhäute in den Bronchien und Bronchiolen meist durch eine Virusinfektion entzünden. Bei einer chronischen Bronchitis ist die Entzündung mehr oder weniger ständig vorhanden, aber die Symptome können sich durch eine Infektion verschlimmern. Chronische Bronchitis ist fast immer auf jahrelanges Rauchen oder Luftverschmutzung zurückzuführen. Eine Bronchitis sollte ärztlich behandelt werden. Aber vielleicht können homöopathische Arzneimittel zusätzliche Linderung der Symptome bringen (s. auch »Asthma«, S. 84).

DOSIS

EINNAHME IN DER C12-POTENZ 4 X TÄGLICH ÜBER 4 TAGE. BEI CHRONISCHER BRONCHITIS EINNAHME 2 X TÄGLICH AN ZWEI TAGEN JEDER WOCHE, WENN SYMPTOME AUFTRETEN.

SYMPTOME / ARZNEI

Grobe Rasselgeräusche in Brust und Kehlkopf Der Husten klingt feucht, aber es wird wenig Schleim abgehustet. Erstickungsgefühl	Antimonium tartaricum
Schmerzhafter und trockener Husten; man muß sich beim Husten an die Brust fassen. Wunsch, allein gelassen zu werden und sich nicht zu bewegen. Großer Durst und Verlangen nach kalten Getränken	Bryonia alba
Rasselnder Husten verbunden mit Erstickungsgefühl Eventuell Blut im Schleim Übelkeit als Begleitsymptom	Ipecacuanha
Zäher, oft gelber Schleim, der schwer abzuhusten ist Schlimmer Husten nach dem Aufwachen und nach dem Essen Verschlimmerung der Symptome gegen 4–5 Uhr morgens	Kalium bichromicum
Atmen fällt schwer; Verschlimmerung durch Hinlegen, Besserung durch Sitzen und Vorwärtsbeugen Schlimmer um 2–4 Uhr morgens Dicker, übelriechender Schleim	Kalium carbonicum
Wiederkehrende Erkältungen greifen auf den Brustraum über. Schleppender, kitzelnder Husten, schlimmer durch kalte Luft, Anstrengung und Hinlegen Verlangen nach eiskalten Drinks	Phosphorus

Asthma

Asthma bedingt pfeifenden Atem und Atemnot. Sie entstehen durch eine Verkrampfung der Bronchien. Möglicherweise sind die Symptome von einer Infektion im Brustraum begleitet. Sie können aber auch durch eine Allergie, sportliche Betätigung, Streß und seelische Faktoren ausgelöst werden. Asthma kann in jedem Lebensalter auftreten und manchmal tödlich enden. Ärztliche Hilfe ist nötig, wenn homöopathische Mittel nicht rasch ansprechen. Die hier aufgeführten Mittel können sich bei einem akuten Anfall als hilfreich erweisen, ersetzen aber nicht die tiefergehende Konstitutionsbehandlung durch einen Fachmann. Diese Behandlung sollte nicht in einer akuten Phase der Erkrankung durchgeführt werden.

SYMPTOME / ARZNEI

Symptome	Arznei
Plötzliche heftige Asthmaanfälle nach Aufenthalt im Freien bei kaltem, trockenem Wind Große Unruhe, Furcht und Angst Heiserer, trockener Husten mit Atemnot bei der kleinsten Bewegung	Aconitum
Man benötigt Hilfe, um sich zum Atmen aufzusetzen und Schleim abzuhusten. Zunehmende Schwäche, Schläfrigkeit und Schwitzen Pfeifender Atem mit Kurzatmigkeit, starke Schleimabsonderung Blässe und Reizbarkeit, aber kein Durst	Antimonium tartaricum und dringende ärztliche Hilfe
Verschlimmerung des Hustens beim Hinlegen Der Anfall tritt mitten in der Nacht auf. Häufiges Niesen Man hat das Gefühl, als ob etwas im Hals steckt.	Aralia racemosa
Anfälle zwischen Mitternacht und 3 Uhr morgens Unruhe und Angst, durch Ersticken zu sterben Der Anfall bessert sich durch Vorwärtsbeugen, durch warme Brustwickel und durch warme Getränke. Verschlimmerung bei kalter Luft	Arsenicum album
Die Anfälle wechseln mit Erbrechen ab. Erstickungsanfälle beginnen gegen 3 Uhr morgens. Das Gesicht läuft beim Husten blau an.	Cuprum metallicum und dringende ärztliche Hilfe
Plötzlich einsetzendes, pfeifendes Atemgeräusch, das sich durch Bewegung verschlimmert. Angst und Druckgefühl auf der Brust Ständiger, trockener Husten, der einen verstummen läßt und/oder zum Erbrechen führt Austritt von kaltem Schweiß	Ipecacuanha und dringende ärztliche Hilfe
Der Anfall beginnt zwischen 3 und 4 Uhr morgens. Der Anfall bessert sich durch Aufsetzen und Vorwärtsbeugen. Zäher, gelber Schleim Das Asthma ist um 3 Uhr morgens am schlimmsten und bessert sich durch Vorwärtsbeugen.	Kalium bichromicum
Asthma mit Heuschnupfen und Niesanfällen	Lachesis
Verschlechterung bei feuchtem Wetter, oft in Verbindung mit Heuschnupfen Der Anfall beginnt gegen 4–5 Uhr morgens mit Husten und starkem Auswurf. Das Atmen wird erleichtert, wenn man sich aufsetzt und die Brust hält.	Natrium sulfuricum
Erwachen um Mitternacht mit Husten, der aus dem Kehlkopf kommt, und Erstickungsgefühl Die Nase ist verstopft, so daß man durch den Mund atmet.	Sambucus nigra und dringende ärztliche Hilfe

DOSIS

C30-POTENZ ALLE 15 MINUTEN EINNEHMEN, BIS DIE SYMPTOME SICH BESSERN. DANN DIE ABSTÄNDE VERGRÖSSERN UND EINNAHME BEI BESCHWERDEN. BESSERN SICH DIE SYMPTOME NICHT, DRINGEND ZUM ARZT GEHEN.

Raucherentwöhnung

Rauchen macht süchtig. Daher fällt es vielen Menschen schwer, damit aufzuhören. Einige Zahlenangaben können dies verdeutlichen:

- Rauchen ist jedes Jahr für den Tod Tausender Menschen verantwortlich. Das Risiko, vor dem 65. Lebensjahr zu sterben, beträgt für Raucher 40 %.
- Raucher sterben doppelt so häufig an Herzerkrankungen wie Nichtraucher.
- 95 % aller Bronchitiskranken rauchen regelmäßig.
- 90 % aller Fälle von Lungenkrebs hängen mit dem Rauchen zusammen.
- Raucher haben ein um 70 % erhöhtes Schlaganfallrisiko gegenüber Nichtrauchern.
- 95 % aller Menschen mit einer arteriellen Verschlußkrankheit der Beine sind Raucher.
- Rauchen während der Schwangerschaft führt zu untergewichtigen Babies und wurde unlängst mit dem plötzlichen Kindstod in Verbindung gebracht.

Der wichtigste Punkt bei der Raucherentwöhnung ist der Entschluß des Rauchers. Die Homöopathie kann dabei helfen, aber Willensstärke und Bestimmtheit sind auch ganz entscheidend dabei. Es gibt mehrere Mittel, die bei Symptomen von Nikotinmißbrauch helfen können, aber eines der vier folgenden Mittel kann zur Überwindung der Abhängigkeit eingenommen werden.

Symptome	Arznei
Verändert das Verlangen nach Tabak.	Caladium seguinum
Bekämpft das Verlangen nach Tabak.	Coca
Führt zu einer Abneigung gegen Tabak.	Plantago major
Dämpft das Verlangen nach Tabak.	Tabacum

DOSIS

EINNAHME IN DER C12-POTENZ 3 X TÄGLICH, BIS DIE GEWÖHNUNG ÜBERWUNDEN IST.

Husten

Husten tritt als Reaktion auf einen Reizstoff im Hals oder in den Atemwegen auf. Solche Reizstoffe können Schleim, Staub oder Rauch sein. Husten ist häufig auch das Ergebnis einer Virusinfektion, wie z. B. bei einer Erkältung. Wenn es zu einer Temperaturerhöhung oder Gewichtsabnahme kommt oder Ihr Husten länger als eine oder zwei Wochen andauert, sollten Sie einen Arzt aufsuchen.

Symptome	Arznei
Harter, trockener Husten durch kalten Wind oder nach einem Schreck	Aconitum
Bei rasselndem Schleim, der nicht abgehustet werden kann Der Husten bessert sich durch Aufsetzen.	Antimonium tartaricum
Trockener, schmerzhafter Husten, schlimmer im Warmen	Bryonia alba
Trockener, kitzelnder Husten, besser durch ein kaltes Getränk Der Husten kann eine leichte Inkontinenz verursachen.	Causticum
Anfallartiger Husten, oft durch dicken, zähen Schleim im Hals verursacht	Coccus cacti
Gurgelnder, krampfartiger Husten Linderung des Hustens durch ein kaltes Getränk	Cuprum metallicum
Lange Phasen mit schnellem, bellendem Husten, Würgereiz Der Husten tritt oft beim Hinlegen auf.	Drosera
Bellender Husten mit gelbem, zähem Schleim	Kalium bichromicum
Kitzelnder, trockener Husten, durch kalte Luft schlimmer	Rumex
Hohler, bellender Husten; Verschlechterung im Warmen Linderung des Hustens durch warmes Essen und Getränke	Spongia

DOSIS

VERWENDEN SIE DIE C12-POTENZ. BEI BEDARF ALLE 30 MINUTEN EINNAHME WIEDERHOLEN.

KAPITEL 6

DER VERDAUUNGSAPPARAT

Bis zum Alter von 70 Jahren hat der Verdauungsapparat etwa 100 t Nahrung verarbeitet, wobei er Nährstoffe aufgenommen und Schlacken ausgeschieden hat. Der Verdauungstrakt ist ein 9 m langer Schlauch, der mit Mund und Speiseröhre beginnt, an den sich der Magen anschließt, gefolgt von Dünn- und Dickdarm und Rektum, bevor er am Anus endet. Weitere Verdauungsorgane sind die Speicheldrüsen, die Leber und die Bauchspeicheldrüse.

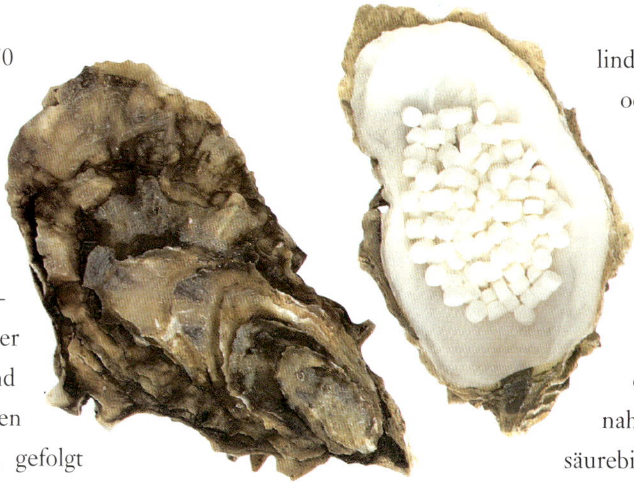

Calcium carbonicum *wird aus der mittleren Schicht der Austernschale hergestellt.*

Damit die Nahrung vom Körper aufgenommen werden kann, muß sie zunächst mechanisch zerkleinert werden, indem sie im Mund gekaut und im Magen vermischt wird. Gleichzeitig erfolgt die chemische Aufbereitung durch die Verdauungssäfte, die von Speicheldrüsen im Mund, Drüsen in der Magenwand, Dünndarm, Leber und Bauchspeicheldrüse abgegeben werden.

Die Schleimhaut des Dünndarms besitzt zahlreiche Falten und Zotten. Man schätzt, daß die Oberfläche die Größe eines Tennisplatzes hat. Diese riesige Fläche ermöglicht eine Absorption der Nährstoffe aus dem Speisebrei in den Blutkreislauf. Schlacken wandern in den Dickdarm, wo ein großer Teil der verbleibenden Flüssigkeit vom Körper rückresorbiert wird. Die festen Bestandteile werden über den Anus als Stuhl (Fäzes) ausgeschieden.

VERDAUUNGSSTÖRUNGEN

Die Nahrungsaufnahme kann eine Reihe von Symptomen hervorrufen, wie z. B. Oberbauchschmerzen oder Sodbrennen, Übelkeit und Aufstoßen. Diese Symptome lassen sich lindern, indem man schwere, fette oder gewürzte Speisen vermeidet oder große Mahlzeiten durch mehrere kleinere ersetzt und zusätzlich ein Glas Milch trinkt. Säurebindende Tabletten können ebenfalls helfen, jedoch beeinträchtigen sie die Eisenaufnahme. Wenn Sie regelmäßig säurebindende Mittel benötigen, sollten Sie Ihren Arzt aufsuchen. In der Schwangerschaft können Magen-Darm-Störungen aufgrund hormoneller Veränderungen ein besonderes Problem sein, auch weil das Baby bei fortgeschrittener Schwangerschaft auf den Magen drückt.

VERSTOPFUNG

Es ist gesundheitlich unbedenklich, wenn man nur zweimal pro Woche den Darm entleert und der Stuhl dabei weich ist. Zu den Symptomen einer Verstopfung gehören unregelmäßige, harte Stühle, die beim Ausscheiden Schmerzen bereiten und Blutungen des Afters hervorrufen können. Wenn Sie zu Verstopfung neigen, kann Ihnen eine ballaststoffreiche Ernährung helfen (s. S. 88). Versuchen Sie, mehr Obst, Gemüse, Hülsenfrüchte und Vollkornprodukte, wie Naturreis, Vollkornmehl oder Vollkornbrot, zu essen. Wenn Sie an helles Mehl und ausgemahlene Getreidesorten gewöhnt sind, sollten Sie Ihre Ernährung ganz allmählich umstellen. Trinken Sie mindestens 2 l Flüssigkeit pro Tag, mehr jedoch bei heißer Witterung oder bei einem Aufenthalt in einem heißen Klima. Man sollte umgehend einen Arzt aufsuchen, wenn es aus unerklärlichen Gründen plötzlich zu Verstopfung kommt.

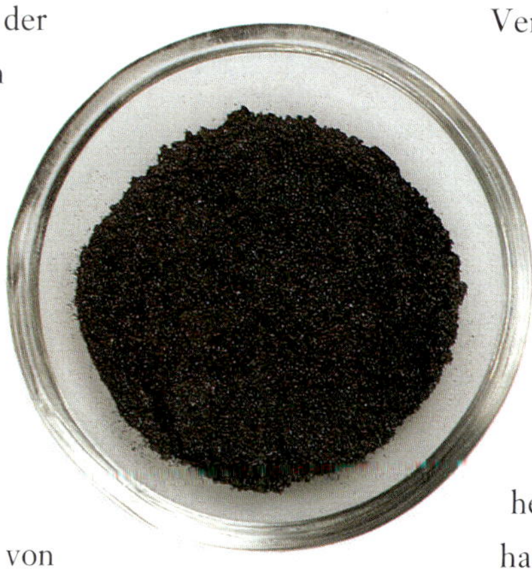

Graphit ist ein Mineral, das für Bleistifte Verwendung findet und auch zur Herstellung des Mittels Graphites *dient.*

FUNKTIONELLE MAGEN-DARM-STÖRUNGEN

Nach einem Verkehrsunfall übergeben sich Menschen am Fahrbahnrand oft. Dies gehört zu den menschlichen Alarmreaktionen, wenn der Körper als Anwort auf Schock oder plötzliche Angst Adrenalin ausschüttet. Durchfall vor einem öffentlichen Auftritt oder einem wichtigen Vorstellungsgespräch ist ein weiteres Beispiel dafür. Es ist daher kaum verwunderlich, daß ein geringeres Ausmaß an Streß, der dafür dauerhaft besteht, die Verdauungstätigkeit beeinträchtigt. Schon lange wissen Ärzte um die Verschlimmerung von Appetitmangel, Verdauungsstörungen und Reizdarm (s. S. 89) durch Kummer und Angst. Mit Hilfe der Homöopathie lassen sich die Symptome vieler solcher Verdauungsstörungen lindern. Neben den Mitteln zur Symptombekämpfung kommt auch eine Konstitutionsbehandlung in Frage. Haben die Symptome innerhalb weniger Wochen nicht auf die Selbstmedikation angesprochen, sollte man zur Überprüfung der Diagnose den Arzt aufsuchen. Völlige Appetitlosigkeit, unerklärlicher Gewichtsverlust, Schwierigkeiten beim Schlucken sollten medizinisch abgeklärt werden.

GASTROENTERITIS

Hierbei handelt es sich um eine Magen-Darm-Entzündung durch Infekte und Ernährungsfehler, wie z. B. zuviel Alkohol und stark gewürzte Speisen oder durch Medikamente, unter anderem Antibiotika. Zu den Symptomen gehören Erbrechen und Durchfall. Homöopathische Mittel können sehr zur Linderung der Beschwerden beitragen. Ärztlicher Rat sollte eingeholt werden, wenn schwerwiegende Symptome auftreten, die länger als 48 Stunden andauern, und wenn Sie Fieber haben oder Blut im Stuhl. Bei ernsteren Durchfallursachen, wie Colitis ulcerosa und Morbus Crohn, kann Homöopathie helfen, doch ist medizinische Betreuung sehr wichtig.

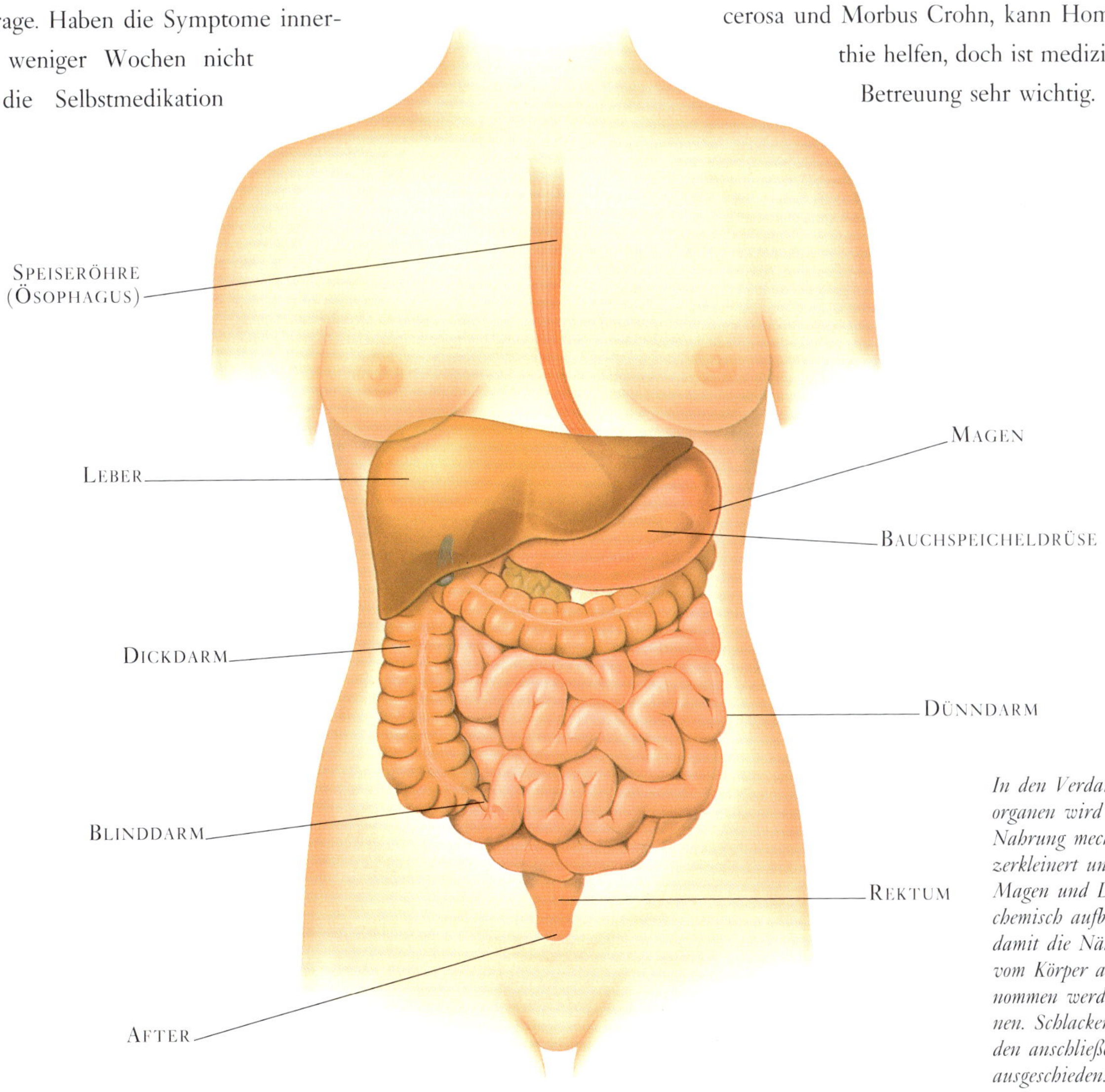

In den Verdauungsorganen wird die Nahrung mechanisch zerkleinert und in Magen und Darm chemisch aufbereitet, damit die Nährstoffe vom Körper aufgenommen werden können. Schlacken werden anschließend ausgeschieden.

DIE ERNÄHRUNGSPYRAMIDE

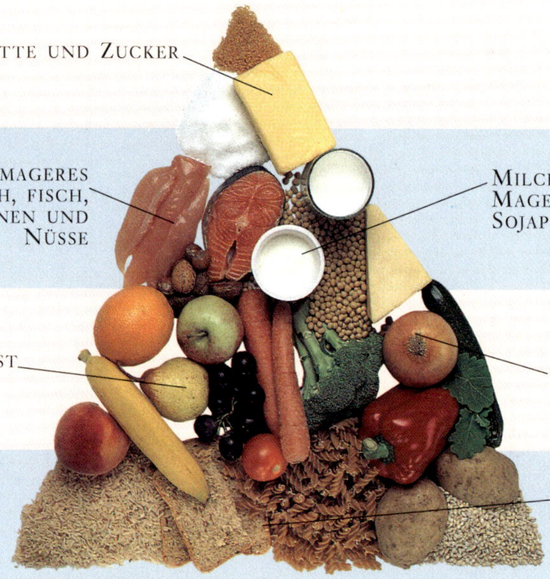

ESSEN SIE SICH GESUND

Der Begründer der modernen Homöopathie, Samuel Hahnemann, vertrat die Ansicht, daß ein schlechter Gesundheitszustand aufgrund von Fehlernährung keine Krankheit im eigentlichen Sinne sei. Als einer der ersten Ärzte setzte er sich für vollwertige Ernährung ein. Wenn er in der heutigen Zeit leben würde, wäre er erstaunt über die derzeitige Auffassung, wonach Mangelerscheinungen in westlichen Ländern eher durch Fehlernährung als durch Unterernährung verursacht werden.

Jüngste Forschungen ergaben, daß die moderne westliche Ernährung eine der Hauptursachen für Herzerkrankungen und Krebs ist. Man geht davon aus, daß sie durch eine gesunde Ernährung oft vermieden oder zumindest verzögert werden können. Leider widerspricht jedes neue Forschungsergebnis, das für Schlagzeilen sorgt, vorangegangenen Zeitungsberichten und medizinischen Ratschlägen, so daß in der Öffentlichkeit Verunsicherung darüber herrscht, was unter einer gesunden Ernährung wirklich zu verstehen ist.

Die meisten Experten sind sich darin einig, daß sich die Menschen in den Industrieländern zu fett ernähren, vor allem mit gesättigten Fettsäuren von tierischen Produkten, und zu wenig frisches Obst und Gemüse essen. Sie können den Verzehr von tierischem Fett reduzieren, indem Sie das sichtbare Fett vom Fleisch abschneiden und Milchprodukte mit niedrigem Fettgehalt essen. Denken Sie auch an versteckte tierische Fette in Keksen, Kuchen und Schokolade.

Empfehlungen für eine ausgewogene Ernährung, die all die benötigten Nährstoffe enthält, sind in der oben abgebildeten Ernährungspyramide angegeben.

BALLASTSTOFFREICHE NAHRUNGSMITTEL

Nahrungsmittel	Ballaststoffe in Prozent
getrocknete Kidneybohnen	28
getrocknete Aprikosen, ungekocht	27
getrocknete Feigen, ungekocht	21
geschälte Mandeln	16
Knäckebrot	13
getrocknete Linsen	12
Vollkornmehl	11
Vollkornnudeln, getrocknet	11
Paranüsse, geschält	10
Naturreis	5
grünes Gemüse, gekocht	4
Karotten	4
gebackene Kartoffeln in der Schale	3

REIZDARM (COLON IRRITABILE)

Das Colon irritabile, auch Reizdarm genannt, beginnt im allgemeinen in den frühen oder mittleren Lebensjahren. Ist man erst einmal davon betroffen, können die Beschwerden das ganze Leben hindurch in Abständen wiederkehren.

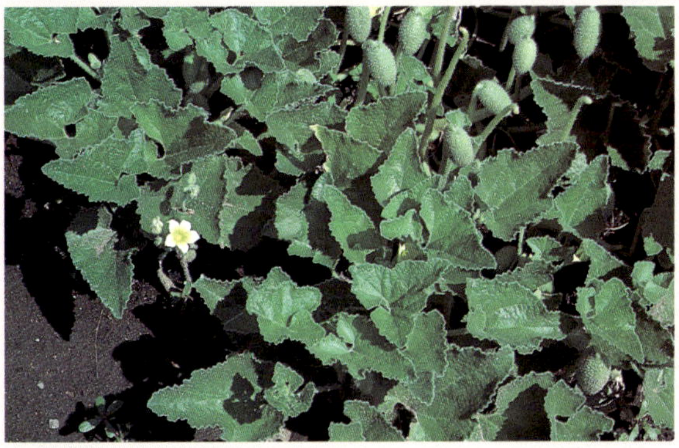

Das Mittel Colocynthis, *das von der Pflanze* Citrullus colocynthis *stammt, lindert oft die unangenehmen, kolikartigen Schmerzen, die eine Attacke des Colon irritabile auslöst.*

WAS VERSTEHT MAN DARUNTER?

Beim Colon irritabile kommt es zu einer Störung der Muskeltätigkeit in der Dickdarmwand, die die Schlacken aus dem Verdauungsapparat in den Enddarm befördert. Bevor die Diagnose gestellt werden kann, ist es wichtig, andere Erkrankungen vom Arzt ausschließen zu lassen.

WELCHE SYMPTOME TRETEN AUF?

- Periodisch wiederkehrende Unterleibsschmerzen
- Unregelmäßigkeiten beim Stuhlgang, d.h. Durchfall, Verstopfung oder beides abwechselnd
- Anschwellen des Unterbauchs, meist auf der linken Seite, was sich durch Stuhlgang oder Abgang von Blähungen bessert.
- Starke Blähungen des Darms mit lebhaften Darmgeräuschen
- Gefühl unvollständiger Entleerung nach dem Stuhlgang
- Essen führt oft zu einer Verschlimmerung.

WAS SIND DIE URSACHEN?

Die Ursachen für das Colon irritabile sind unklar. Streß und Ernährung scheinen wichtige Faktoren zu sein.

SELBSTHILFE

1. *REDUZIEREN VON STRESS*

- Denken Sie über Änderungen in Ihrer Lebensweise nach, die Streß mindern. Nehmen Sie sich regelmäßig frei. Machen Sie mindestens einmal im Jahr Urlaub.
- Sorgen Sie für mehr Bewegung. Dies baut Adrenalin ab, das durch Ängste und Streß im Alltag produziert wird. Bewegung ist auch gut für Herz und Knochen.
- Erlernen Sie Entspannungstechniken. Melden Sie sich zu einem Kurs für Meditation oder Yoga an. Gönnen Sie sich eine Massage oder Aromatherapie, oder besorgen Sie sich ein Selbsthilfebuch und experimentieren Sie mit Ihrem Partner oder einem Freund/in.
- Gehen Sie das Leben positiv an. Trainieren Sie Ihr Selbstbewußtsein. Gehen Sie gegen Mobbing im Büro an oder gegen andere Dinge, die Sie aufregen.

2. *ERNÄHRUNGSUMSTELLUNG*

Eine Änderung der Ernährungsgewohnheiten sollte ohne Hast erfolgen, drastische Veränderungen können Verdauungsstörungen hervorrufen.

- Versuchen Sie, täglich etwa 25–30 g Ballaststoffe zu sich zu nehmen (s. links).
- Essen Sie weniger Zucker oder Honig. Verlangen nach Süßem stillen auch ballaststoffreiche Trockenfrüchte.
- Oft hilft es, weniger Fett zu sich nehmen, dafür aber mehr Wasser zu trinken oder mehrere kleine Mahlzeiten zu essen.
- Führen Sie einige Wochen Buch über Ihre Ernährung und Symptome. Dies hilft, Nahrungsmittel ausfindig zu machen, die Symptome auslösen.

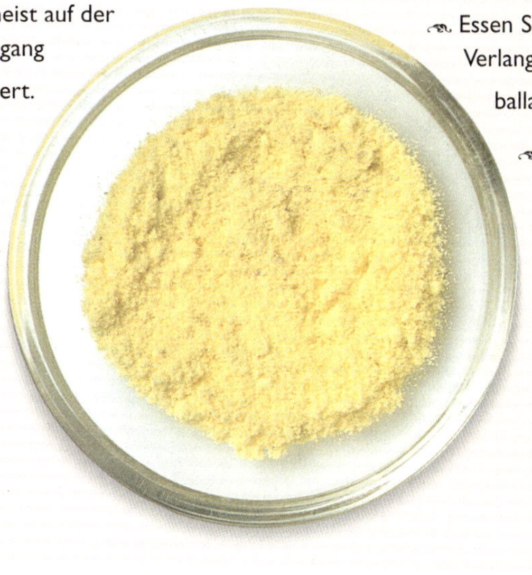

Sulfur *kann bei Colon irritabile Linderung verschaffen, wenn der Durchfall gegen 5 Uhr morgens auftritt.*

Aufstoßen und Blähungen

Zum plötzlichen Entweichen von Gas aus dem Magen durch den Mund, das man als Aufstoßen bezeichnet, kommt es oft nach der Aufnahme bestimmter, vor allem stark gewürzter Speisen, Erbsen und Bohnen sowie einigen Gemüse- und Obstsorten. Blähungen treten bei Verdauungsstörungen ebenfalls häufig auf, aber auch bei Magenbeschwerden und Durchfall im Ausland. Übermäßiges Verschlucken von Luft kann Beschwerden hervorrufen, wenn man zu eilig seine Mahlzeiten hinunterschlingt.

Symptome	Arznei
Saures Aufstoßen mit Erbrechen Heftige Magenschmerzen Kalter Schweiß und kalte Haut	Acidum aceticum
Appetitmangel Verlangen nach sauren Speisen Das Aufstoßen hinterläßt den Geschmack der eben eingenommenen Mahlzeit.	Antimonium crudum
Magenverstimmungen sind von Aufstoßen begleitet. Schmerzen über dem Magen, die in den gesamten Unterleib ausstrahlen	Argentum nitricum
Aufstoßen, Schwere, Völlegefühl und Schläfrigkeit treten zusammen auf. Das Aufstoßen verschlimmert sich durch Hinlegen.	Carbo vegetabilis
Starke Blähungen, die durch bitteres Aufstoßen nicht besser werden Das Aufstoßen verschlimmert sich durch den Verzehr von Obst.	China officinalis
Beim Aufstoßen werden große Mengen übelriechender Luft abgegeben.	Dioscorea villosa
Brennendes Gefühl im Rachen Das Essen schmeckt sauer. Der Bauch ist aufgetrieben.	Lycopodium
Kolikartige Blähungen sind von Aufstoßen begleitet. Vorwärtskrümmen bringt Linderung.	Magnesium phosphoricum
Chronische Verdauungsbeschwerden Häufiges Aufstoßen Übersäuerung des Magens	Natrium carbonicum
Saures, bitteres, mühsames Aufstoßen	Nux vomica
Unmittelbar nach dem Essen werden große Mengen Gase aufgestoßen.	Phosphorus
Heißes, saures Aufstoßen	Podophyllum
Aufstoßen wechselt mit Schluckauf ab.	Wyethia

DOSIS

VERWENDEN SIE DIE C30-POTENZ. EINNAHME 3 X TÄGLICH ÜBER 2–3 TAGE.

Verstopfung

Wenn eine Verstopfung vorliegt, kommt es nur selten und mit Mühe zum Stuhlgang. In den meisten Fällen ist eine schlechte Ernährung mit ballaststoffarmen Nahrungsmitteln, wie Weißbrot und Kuchen, daran schuld. Eine gesteigerte Aufnahme von Ballaststoffen in Form von Obst und Gemüse, Kleie, Vollkornbrot und Naturreis kann die Beschwerden oft beheben. Leider tritt Verstopfung häufig während der Schwangerschaft auf und kann bereits bestehende Hämorrhoiden und Krampfadern verschlimmern. Verstopfung ist auch eines der Symptome bei Colon irritabile (s. S. 89).

Symptome/Arznei

Symptome	Arznei
Der Stuhl ist entweder weich und klebrig oder hart und trocken. Die Stuhlentleerung bereitet Schwierigkeiten. Es besteht kein Bedürfnis zur Darmentleerung. Selbst weicher Stuhl wird nur unter großer Anstrengung ausgeschieden.	Alumina
Der Stuhl ist hart, trocken, dunkel und klumpig. Der Stuhlgang wird durch fehlenden Stuhldrang erschwert.	Bryonia alba
Der Stuhl ist übelriechend, voluminös und klebt mit Schleim zusammen. Es kommt zu Schmerzen bei der Darmentleerung und einem brennenden Wundschmerz im After.	Graphites
Harter, trockener Stuhl, der nur unter Schmerzen entleert werden kann Ergebnisloses Pressen mit Hervortreten des Rektums Häufig kommt es zu Hämorrhoiden.	Lycopodium
Häufiger, ergebnisloser Stuhldrang Unvollständige Darmentleerung, daher hat man das Gefühl, daß der Enddarm nicht entleert ist. Abführmitteleinnahme kann schon seit längerer Zeit erfolgt sein.	Nux vomica
Das Bedürfnis, Stuhl abzusetzen, fehlt völlig. Der Stuhl besteht aus harten, kleinen Kugeln, die hervortreten und dann wieder zurückrutschen. Die Verstopfung beeinträchtigt den Appetit, der schlecht ist.	Opium
Häufiger, vergeblicher Stuhldrang Der Stuhl scheint wie weicher Ton im Enddarm zu haften. Oft hilfreich, wenn andere homöopathische Mittel nicht helfen.	Platinum
Der Stuhl ist hart, trocken, klumpig und schwarz und kann sich einklemmen. Der Enddarm scheint wie gelähmt zu sein. Der Anus verkrampft sich, was zu großen Schmerzen führt.	Plumbum metallicum
Der Stuhl ist hart, zu Kugeln geformt und schwer abzusetzen. Schmerzen im Enddarm während und nach der Darmentleerung	Sepia
Man verspürt harten Stuhl, der zurückrutscht, wenn er bereits teilweise ausgeschieden wurde.	Silicea
Der Stuhl ist hart, trocken, schwarz und übelriechend. Reizung des Afters Schmerzen und Brennen beim Stuhlgang Widerwillen gegen die Darmentleerung wegen der Schmerzen	Sulfur

DOSIS

C6-POTENZ 3 X TÄGLICH EINNEHMEN, BIS BESSERUNG EINTRITT. DANN EINNAHME AUF 2 X TÄGLICH ÜBER 3 TAGE REDUZIEREN. DANN AUF 1 X PRO TAG ÜBER 3 TAGE ZURÜCKGEHEN. DANACH ABSETZEN.

Indigestion und Sodbrennen

Als Indigestion bezeichnet man Oberbauchbeschwerden nach einer zu üppigen, zu hastigen, fettreichen oder sehr stark gewürzten Mahlzeit. Psychischer Streß kann ebenfalls ein Auslöser sein. Indigestion kann begleitet sein von Aufstoßen (vgl. S. 90), Übelkeit und Erbrechen (vgl. S. 94) und Sodbrennen. Letzteres tritt als brennender Schmerz hinter dem Brustbein auf und kann durch Rückfluß von Magensäure während der Schwangerschaft, aufgrund der Verlagerung eines Magenbereichs in den Brustraum oder bei Fettleibigkeit entstehen. Es verschlimmert sich durch Vorwärtsbeugen, Hinlegen und Alkoholkonsum (vgl. Geschwüre im Verdauungstrakt, S. 93). Bei regelmäßigen Verdauungsbeschwerden sollte man einen Arzt zur Feststellung der Ursache aufsuchen.

Symptome	Arznei
Verdauungsbeschwerden durch Streß und Anspannung Man möchte nichts essen. Meist kommt es zu Erbrechen.	Aletris farinosa
Schmerzen in der Magengrube Sodbrennen und Übelkeit mit Rülpsen Frösteln	Ammonium carbonicum
Nervöse Indigestion bessert sich durch Essen.	Anacardium
Indigestion nach dem Verzehr von Obst, Saurem, Eiscreme oder kalten Getränken	Arsenicum album
Indigestion durch kalte Getränke nach Überhitzung	Bryonia alba
Sodbrennen mit lautem Aufstoßen Verlangen nach unverdaulichen Dingen	Calcium carbonicum
Indigestion mit Blähungen Verlangen nach Stimulantien wie Kaffee Flaues Gefühl in der Magengrube Großer Durst	Capsicum
Übelkeit, beißendes Sodbrennen und saures Aufstoßen Verschlimmerung der Indigestion nach dem Zubettgehen und Hinlegen Essen lindert die Verdauungsbeschwerden zeitweise.	Conium maculatum
Das Essen schmeckt sauer. Blähungen und Verdauungsbeschwerden durch Kohlenhydrate Sehr großer Hunger, aber nach wenigen Bissen hat man das Gefühl, als ob der Magen voll sei.	Lycopodium
Verlangen nach kalten Getränken Anhaltendes Hungergefühl Schluckauf und saures Aufstoßen	Mercurius solubilis
Sodbrennen mit Herzklopfen	Natrium muriaticum
Saures Aufstoßen und saurer Geschmack Auf der Zunge erscheint ein gelblich-cremiger Belag.	Natrium phosphoricum
Depressionen Großer Hunger und Verlangen nach Fettem und Salzigem	Acidum nitricum
Indigestion mit Blähungen und Schluckauf	Nux moschata

Heißhunger auf unverträgliche, stark gewürzte Speisen und Verlangen nach Kaffee	Nux moschata Nux vomica
Übersäuerung des Magens Der Bauch fühlt sich gebläht an. Übelkeit beim Anblick oder Geruch von Speisen Flaues Gefühl im Magen, das durch Essen nicht besser wird	Sepia
Starke Übersäuerung, die mit Appetitlosigkeit oder übermäßigem Appetit einhergeht Milch führt zu Verdauungsbeschwerden. Man fühlt sich gegen 11 Uhr vormittags schwach und matt.	Sulfur
Sodbrennen durch den Verzehr von Süßigkeiten	Zincum metallicum

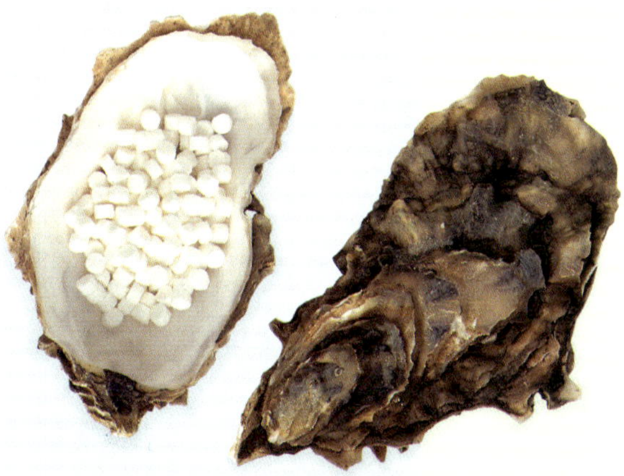

CALCIUM CARBONICUM

DOSIS

EINNAHME IN DER C12-POTENZ ALLE 2 STUNDEN, BIS BESSERUNG EINTRITT. BEI BEDARF WIEDERHOLEN.

Geschwüre im Verdauungstrakt

Charakteristischerweise treten hierbei quälende Oberbauchschmerzen auf, wenn der Magen leer ist. Die Schmerzen werden meist durch Essen, Trinken oder säurebindende Mittel gelindert, aber manchmal können Magengeschwüre nach dem Essen noch größere Schmerzen verursachen. Weitere Symptome sind Aufstoßen, Indigestion oder Übelkeit und Erbrechen (vgl. S. 90, 92 und 94). Wenn man ein Geschwür vermutet, sollte man den Arzt konsultieren, und zwar umgehend, wenn es sich um starke Schmerzen handelt, wenn der Stuhl schwarz verfärbt ist oder wenn man an Gewicht verliert.

SYMPTOME	ARZNEI
Appetitlosigkeit und Erbrechen von Unverdautem Anhaltende, dumpfe Schmerzen Abneigung gegen Brot und Gemüse	Hydrastis
Schmerzen in dem kleinen Bereich über dem Magen Erbrechen gelber Flüssigkeit Nach dem Essen tritt ein Gefühl der Schwere auf.	Kalium bichromicum
Großer Hunger, jedoch ohne Gewichtszunahme Man hat das Bedürfnis, nachts aufzustehen, um zu essen. Aufstoßen von saurer Flüssigkeit, die den Geruch fauler Eier haben kann	Psorinum

DOSIS

EINNAHME IN DER C30-POTENZ 3 X TÄGLICH ÜBER 2 ODER 3 TAGE.

Übelkeit, Erbrechen

Übelkeit und/oder Erbrechen dauern selten länger als 24 Stunden, bei häufigen und verlängerten Phasen mit Übelkeit und Erbrechen sollte man zur Abklärung der Ursache einen Arzt aufsuchen. Umgehende ärztliche Hilfe ist jedoch nötig, wenn zusätzlich zu Übelkeit und/oder Erbrechen Blut oder kaffeesatzartige Partikel im Erbrochenen auftreten. Auch in Verbindung mit starken Bauch- oder Kopfschmerzen, Fieber oder einer kürzlich erlittenen Kopfverletzung sollte man den Arzt aufsuchen.

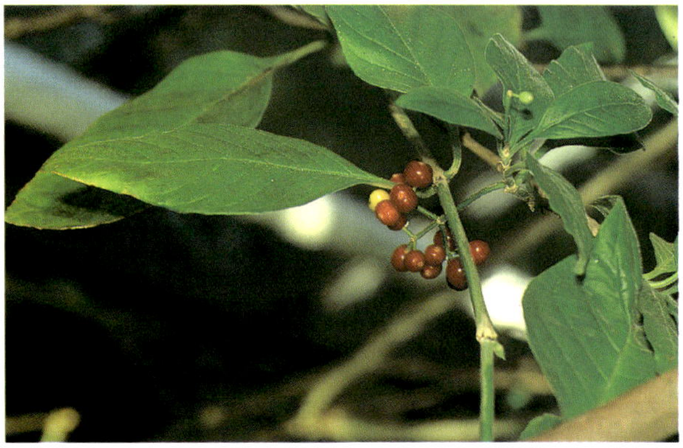

Bessert sich die Übelkeit nach dem Erbrechen nicht, lindert Ipecacuanha *die Beschwerden, v. a. bei starker Speichelbildung.*

Symptome / Arznei

Symptome	Arznei
Verdauungsstörungen und Erbrechen durch Ernährungsfehler Die Übelkeit wird durch Trinken verschlimmert. Weißer Belag auf der Zunge	Antimonium crudum
Übelkeit, Erbrechen und Durchfall Die Symptome der Übelkeit werden durch überreifes Obst oder verdorbene Speisen ausgelöst. Brennende Schmerzen werden durch warme Getränke gelindert.	Arsenicum album
Übelkeit durch Gerüche, vor allem von Eiern und Fisch Aufgetriebener Leib	Colchicum
Die Übelkeit wird nicht durch Erbrechen gelindert. Starke Abneigung gegen Speisen, sogar gegen deren Geruch Starker Speichelfluß	Ipecacuanha
Erbrechen 2–3 Stunden nach dem Essen Die Symptome werden durch Ärger, übermäßiges Essen oder Alkoholgenuß ausgelöst. Die Symptome bessern sich durch warme Auflagen auf den Bauch oder durch warme Getränke.	Nux vomica
Die Beschwerden werden durch kalte Getränke gelindert, aber diese werden erbrochen, sobald sie im Magen aufgewärmt sind.	Phosphorus
Die Beschwerden werden durch Fett, üppige Mahlzeiten, Eiscreme und Schweinefleisch verursacht. Fehlender Durst Verlangen nach frischer Luft	Pulsatilla
Reisekrankheit wird durch den Gedanken an Essen verschlimmert. Übelkeit und Erbrechen sind von starkem Speichelfluß begleitet. Man hat das Bedürfnis, sich hinzulegen.	Cocculus
Übelkeit beim Anblick und Geruch von Speisen Die Übelkeit wird durch Zigarettenrauch verschlimmert. Vor dem Frühstück oder nach einer Mahlzeit kommt es zu Übelkeit.	Sepia
Starkes Erbrechen, das durch Trinken verschlimmert wird Verlangen nach Obst, kalten oder sauren Getränken Die Übelkeit verschlimmert sich durch Umherlaufen. Nach dem Erbrechen fühlt man sich sehr schwach.	Veratrum album

DOSIS

EINNAHME IN DER C30-POTENZ 3 X TÄGLICH ÜBER 2 ODER 3 TAGE.

Durchfall und Dickdarmentzündung

Unter Gastroenteritis versteht man eine Entzündung des Verdauungstrakts (s. S. 87), die die häufigste Ursache für Durchfall ist. Eine Entzündung, die auf den Dickdarm beschränkt ist, wird als Kolitis bezeichnet, wobei der Durchfall im allgemeinen Beimengungen von Blut und Schleim enthält und von Unterleibsschmerzen und Fieber begleitet sein kann. Kolitis ist typisch für Erkankungen wie Morbus Crohn und Colitis ulcerosa. Wenn Sie daran leiden, sollten Sie eine homöopathische Behandlung nur unter ärztlicher Aufsicht durchführen.

Symptome	Arznei
Durchfall nach Aufenthalt im Freien bei kaltem, trockenem Wind und nach einem Schock Der Durchfall kann durch kalte Getränke hervorgerufen werden.	Aconitum
Erbrechen und Durchfall treten gleichzeitig auf. Unruhe und Angst Die Symptome verschlimmern sich nachts. Verlangen nach warmen Getränken in kleinen Mengen	Arsenicum album
Schmerzloser, wäßriger, übelriechender, gelber Stuhl Durchfall nach dem Verzehr von zuviel Obst	China officinalis
Schmerzhafte, krampfartige Kolik, die durch Druck oder Vorwärtskrümmen gelindert wird Dünner, spritzender, gelber, voluminöser Stuhl unmittelbar nach dem Essen	Colocynthis
Schmerzloser, voluminöser, wäßriger Stuhl mit Unverdautem Die Erkrankung kann nervöse Ursachen haben.	Acidum phosphoricum
Voluminöser, spritzender, wäßriger, erbsbreiähnlicher Durchfall Durchfall schlimmer frühmorgens, kündigt sich oft durch schmerzhafte Koliken an. Äußerst übelriechender Stuhl Auf den Durchfall folgt Schwäche.	Podophyllum
Morgendlicher Durchfall mit Abgang von Winden. Der Stuhl ist klumpig und wäßrig. Plötzlicher Stuhldrang. Man fürchtet, den Stuhl nicht halten zu können.	Aloe
Der Stuhl enthält Blut und Schleim. Schmerzen im Rektum nach dem Stuhlgang	Cantharis
Grüner, wäßriger Stuhl, wenn es im Sommer plötzlich kalt wird Der Durchfall tritt bei feuchtkalter Witterung auf. Abendlicher Durchfall	Dulcamara
Gelblicher, wäßriger Stuhl am Morgen nach dem Frühstück Durchfall durch Gemüse und nach feuchter Witterung	Natrium sulfuricum

DOSIS

NEHMEN SIE DIE C12-POTENZ STÜNDLICH EIN, BIS ANHALTENDE BESSERUNG EINTRITT.

Hämorrhoiden

Hämorrhoiden können in jedem Lebensalter auftreten; sie gehören zu den häufigsten Beschwerden in der Schwangerschaft. Innere Hämorrhoiden sind Krampfadern im Analkanal. Oftmals treten Hämorrhoiden auch äußerlich auf und können zusammenklumpen, was dann unter Umständen zu starken Schmerzen führt. Ein Frühsymptom für Hämorrhoiden ist eine Reizung des Afters. Vor allem nach dem Stuhlgang hat man das Gefühl, daß »etwas nach unten drängt«. In etwa der Hälfte aller Fälle treten Blutungen im After auf. Obwohl Hämorrhoiden keine schwere Erkrankung darstellen, sollte jeder unerklärliche Schmerz oder jede Blutung im Enddarm oder After im Anfangsstadium medizinisch abgeklärt werden.

Symptome / Arznei

Symptome	Arznei
Gefühl, als ob Splitter im Enddarm stecken Schmerzen in der unteren Rückenhälfte Dunkelrot verfärbte Hämorrhoiden Brennende, juckende Trockenheit des Anus Noch Stunden nach dem Stuhlgang Schmerzen im After Starke Kreuzschmerzen	Aesculus hippocastanum
Hämorrhoiden treten wie Weintrauben hervor und bluten leicht. Kaltwasseranwendungen bringen Linderung. Deutliches Brennen im After Es besteht eine Neigung zu Durchfall.	Aloe soccotrina
Bläulich verfärbte Hämorrhoiden Beim Laufen oder Sitzen tritt ein Dehnschmerz auf. Brennende Schmerzen beim Stuhlgang; Wärme verschlimmert.	Arsenicum album
Blutende Hämorrhoiden Brennen, Jucken und Stechen im After beim Stuhlgang	Capsicum
Schmerzhafte, blutende Hämorrhoiden Verstopfung bei fehlendem Stuhldrang Juckreiz im After	Collinsonia
Die Hämorrhoiden treten hervor, brennen und stechen. Sitzen verschlimmert die Hämorrhoiden.	Graphites
Die Hämorrhoiden bluten stark. Brennen, Wundsein und Völlegefühl Der After fühlt sich wund an. Rückenschmerzen, verbunden mit Stuhldrang	Hamamelis
Scharfe, stechende Schmerzen ziehen durch den Enddarm. Die Hämorrhoiden treten beim Stuhlgang hervor und müssen zurückgeschoben werden.	Ignatia
Schmerzhafte Hämorrhoiden	Millefolium
Bläulich verfärbte, heiße, schmerzhafte Hämorrhoiden	Acidum muriaticum
Hämorrhoiden und Mastdarmvorfall	Podophyllum
Nässen des Afters nach dem Abgang weicher Stühle Jucken und Brennen mit Rötung um den After Durchfall, der frühmorgens beim Erwachen auftritt	Sulfur

DOSIS

VERWENDEN SIE DIE C6-POTENZ. EINNAHME 2 X TÄGLICH, BIS EINE ANHALTENDE BESSERUNG EINTRITT. BEI HÄMORRHOIDALTHROMBOSE SOLLTE DIE GABE ALLE 3 STUNDEN BIS ZUR BESSERUNG ERFOLGEN.

Reizdarm

(Colon irritabile)

Das Colon irritabile ist der häufigste Grund, der ratsuchende Patienten zu einem Gastroenterologen führt. Mehr Informationen hierzu finden Sie auf S. 89 und auf S. 91 und S. 95 in den Abschnitten über Verstopfung und Durchfall.

SYMPTOME	ARZNEI
Überdehnung des Magens mit heftigen Blähungen Der Stuhl ist grün, ähnlich wie gehackter Spinat. Unmittelbar nach dem Essen oder Trinken kommt es zu Durchfall. Der Stuhl ist ungeformt. Dies wird durch Angst oder Furcht erheblich verschlimmert. Die Vorstellung von einem bevorstehenden Ereignis, wie z. B. einer Prüfung oder einem Vorstellungsgespräch, kann die Symptome hervorrufen.	Argentum nitricum
Durchfall im Wechsel mit Verstopfung Schmieriger Stuhl mit viel Schleim, aber auch harten Klumpen vermengt Dicker, weißlicher Zungenbelag Verlangen nach sauren Speisen und Pickles	Antimonium crudum
Schaumiger, schmerzloser, gelbgefärbter Durchfall Die Symptome sind nachts und nach dem Essen schlimmer. Man fühlt sich sehr schwach und hat starke Blähungen. Häufiges Aufstoßen trägt nicht zur Linderung der Symptome bei.	China officinalis
Schmerzen direkt unter dem Nabel Der Stuhl ist ungeformt und geleeartig. Starke, kolikartige Schmerzen im Unterleib bessern sich durch Vorwärtsbeugen und Druck auf den Bauch oder durch eine Wärmflasche.	Colocynthis
Der Unterleib schmerzt, ist gebläht; rumpelnde Darmgeräusche. Plötzlicher Durchfall mit Brennen im After Krampfartige Schmerzen nach dem Stuhlgang	Gambogia
Der Stuhl ist entweder klumpig und schleimbedeckt oder ungeformt, braun und mit Unverdautem vermischt. Der Stuhl ist sehr übelriechend und hat einen sauren Geruch.	Graphites
Kolikartige Schmerzen auf beiden Seiten des Unterleibs Schmerzhafte Verkrampfung des Afters nach dem Stuhlgang Durchfall und Schmerzen treten nach einem Schock oder Schrecken auf.	Ignatia
Stechende Schmerzen im Unterleib, der Stuhl ist grünlich, blutig und schleimig. Alle Symptome verschlimmern sich nachts.	Mercurius solubilis
Ungeformter Stuhl, der morgens häufiger auftritt und gelb und wäßrig ist. Große Mengen Stuhl werden abgesetzt. Enganliegende Kleidung in der Taille führt zu Brennen im Darm und Bauchschmerzen wie bei einer Prellung.	Natrium sulfuricum
Morgendlicher Durchfall beim Aufwachen Der Unterleib ist sehr druckempfindlich. Nach dem Trinken können Koliken auftreten.	Sulfur

DOSIS

VERWENDEN SIE DIE C12-POTENZ. EINNAHME STÜNDLICH, BIS BESSERUNG EINTRITT. IM BEDARFSFALL WIEDERHOLEN.

KAPITEL 7

HAUT, GELENKE & MUSKELN

Die Haut ist das größte Organ des Körpers und macht ein Sechstel seines Gewichts aus. Sie bildet eine wasserdichte Hülle für den Körper und schützt diesen vor Infektionen. Die Haut enthält Nervenendigungen, die den Körper vor Gefahren, wie z. B. übermäßiger Hitze, warnen. Melanin, das in der Haut gebildet wird und für deren Bräune sorgt, bietet einen gewissen Schutz vor den schädlichen Auswirkungen der Sonneneinstrahlung. Bis zu einem gewissen Maß ist Sonnenbaden jedoch gesundheitsförderlich (lesen Sie hierzu S. 52–53).

Die Haut ist behaart – mit Ausnahme der Handinnenflächen und Fußsohlen. Jedes Haar entspringt einem winzigen Haarbalg, auch Follikel genannt. Dieser kann sich manchmal entzünden und einen Furunkel verursachen. Die Haut enthält auch kleine Drüsen, von denen einige Talg produzieren, der die Haut geschmeidig und wasserabweisend erhält. Manchmal wird jedoch übermäßig Talg produziert. Bei fettiger Haut kommt es häufiger zu seborrhoischer Dermatitis und Akne. Wenn eine Talgdrüse verstopft, häuft sich Talg an und bildet eine Epidermiszyste. Diese Zyste ist meist schmerzfrei, es sei denn, sie entzündet sich. Chirurgische Entfernung unter Lokalanästhesie kann erforderlich werden, wenn eine Zyste zu groß wird.

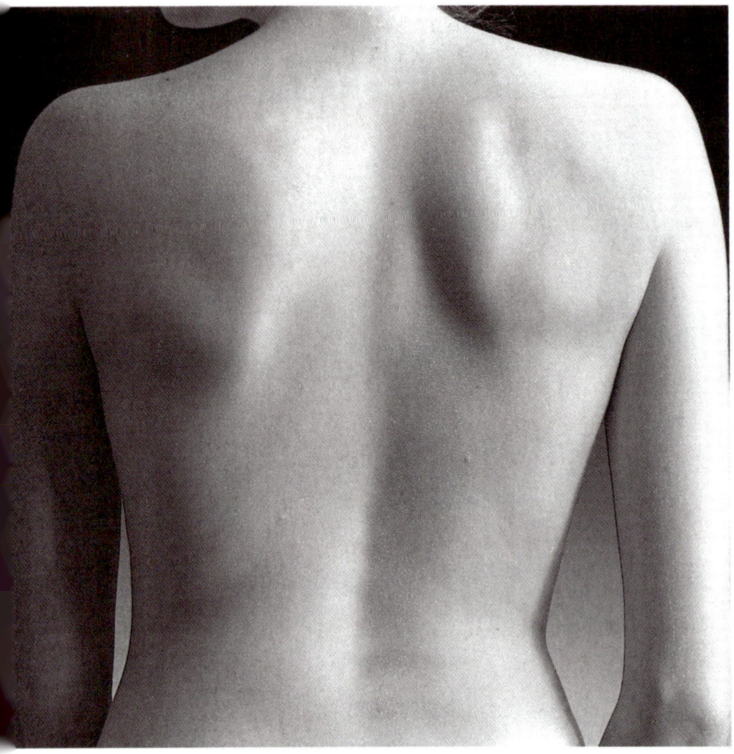

Die äußere Hautschicht wird ständig ersetzt, da sie sich abnutzt. Gesunde Haut läßt auf einen gesunden Körper schließen.

Andere Hautdrüsen produzieren Schweiß. Durch Schwitzen reguliert der Körper seine Temperatur und gibt Schlacken ab. Regelmäßige Bewegung fördert diesen Prozeß. Die äußere Hautschicht wird ständig abgenutzt. Sie wird durch die Teilung darunterliegender Zellen ersetzt. Da dies ein aktiver Prozeß ist, spiegelt das Hautbild den allgemeinen Gesundheitszustand wider. Jüngste Forschungen haben ergeben, daß einige Hautbeschwerden durch Nahrungsergänzungsmittel, wie Mineralstoffe und Vitamine, verbessert werden können. Einzelberatung kann erforderlich sein, aber wenn man die Ernährungsratschläge auf S. 88 befolgt, wird dies sicher die Hautgesundheit fördern.

GELENKE UND MUSKELN

Ohne Gelenke und Muskeln könnten wir uns nicht bewegen. Wenn sie nicht regelmäßig trainiert werden, wird die volle Beweglichkeit der Gelenke eingeschränkt und die Muskeln beginnen zu schwinden. Bereitet das Training Schmerzen, sollte man fachmännischen Rat einholen, wie sich die Beweglichkeit erhalten läßt.

ARTHRITIS

Abgesehen von Unfällen (siehe hierzu auch »Notfälle« auf S. 134) sind Gelenke sehr häufig von verschiedenen Arthritisformen betroffen, die sich in Schmerzen, Schwellung und Steifheit äußern. Einige Arthritisarten können auch mit Schmerzen und Steifheit der Muskeln einhergehen.

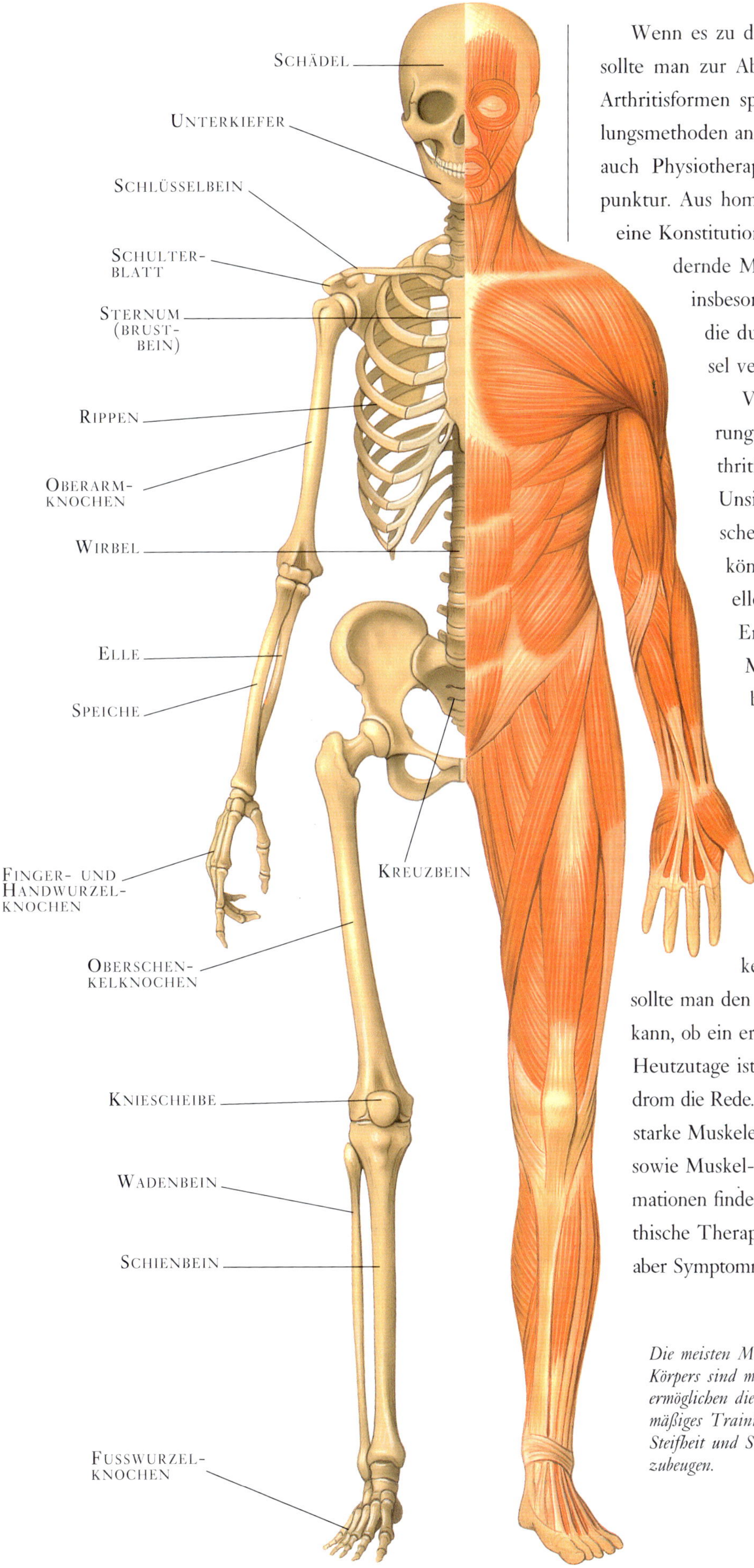

Wenn es zu den Symptomen einer Arthritis kommt, sollte man zur Abklärung den Arzt aufsuchen. Ernstere Arthritisformen sprechen gut auf verschiedene Behandlungsmethoden an. Hierzu gehören neben Medikamenten auch Physiotherapie, Beschäftigungstherapie und Akupunktur. Aus homöopathischer Sicht ist im allgemeinen eine Konstitutionstherapie angezeigt, aber symptomlindernde Mittel können oft unterstützend wirken, insbesondere beim Ausbruch von Schmerzen, die durch Beanspruchung oder Wetterwechsel verursacht werden.

Viele Bücher befürworten eine Ernährungsumstellung zur Bekämpfung von Arthritis. Viele Schulmediziner halten dies für Unsinn, aber einer ganzen Reihe von Menschen scheint dadurch geholfen werden zu können. Es ist möglich, daß eine individuelle Lösung nötig ist und verschiedene Ernährungsformen jeweils verschiedenen Menschen guttun. Falls Sie Zweifel haben, suchen Sie fachmännischen Rat.

MÜDIGKEIT

Die meisten Frauen leiden irgendwann einmal in ihrem Leben unter ständiger Müdigkeit. Vor allem in der Früh- und Spätschwangerschaft tritt dieses Müdigkeitsgefühl häufig auf. In anderen Fällen sollte man den Arzt aufsuchen, damit abgeklärt werden kann, ob ein ernsthafter Fall von Erschöpfung vorliegt. Heutzutage ist viel vom chronischen Müdigkeitssyndrom die Rede. Zu den Hauptsymptomen gehören meist starke Muskelermüdung bei oder nach Beanspruchung sowie Muskel- und Gelenkschmerzen. Weitere Informationen finden Sie auf S. 111 und 112. Die homöopathische Therapie ist größtenteils konstitutioneller Art, aber Symptommittel können ebenfalls von Nutzen sein.

Die meisten Muskeln des menschlichen Körpers sind mit Knochen verbunden. Sie ermöglichen die Fortbewegung. Regelmäßiges Training ist nötig, um einer Steifheit und Schwäche der Muskeln vorzubeugen.

Akne, Furunkel und Pickel

Die Ausschläge treten meist im Gesicht, am Hals, am Oberkörper und Rücken auf. Sie werden von einer Entzündung der Talgdrüsen verursacht, die in Haarfollikel münden. Die Drüsen verstopfen. Es kommt zu dem typischen Akneausschlag. Einige Pickel können sich entzünden. Bei Furunkeln handelt es sich um schmerzhafte Entzündungen des Haarbalgs. Da heranwachsende Frauen häufig aufgrund hormoneller Veränderungen unter fettiger Haut leiden, ist es wichtig, die von Ausschlag betroffenen Stellen häufig mit Seife und heißem Wasser zu reinigen, um ihnen etwas Fett zu entziehen.

Sinnvolle vorbeugende Maßnahmen sind eine Reduzierung kohlenhydrat- und fettreicher Lebensmittel, wie z. B. Kartoffelchips, Pommes frites und Schokolade, sowie eine vermehrte Flüssigkeitszufuhr.

Symptome / Arznei

Symptome	Arznei
Viele Pickel im Gesicht, aus denen kleine Furunkel werden können Häufige Magen-Darm-Störungen mit weißlichem Zungenbelag Für übergewichtige Frauen mit Durst und einer Abneigung gegen Berührungen und Blicke	Antimonium crudum
Überall am Körper können Furunkel auftreten. Die Furunkel sind schmerzhaft, bevor sich Eiter bildet. Es treten Furunkel auf, die nur teilweise aufbrechen.	Arnica montana
Die Haut wird sehr rauh und entzündet sich; hartnäckige Akne. Der Teint ist blaß und wirkt derb.	Berberis vulgaris
Wiederkehrende Furunkel und Karbunkel	Echinacea
Pochende bis prickelnde Schmerzen Austritt von Eiter aus den betroffenen Hautabschnitten	Hepar sulfuris
Bläulichrote Pusteln im Gesicht, an Hals und Schultern hinterlassen unansehnliche Narben.	Kalium bromatum
Rote, picklige Ausschläge auf Stirn und Wangen, die bei Berührung stechen Allgemeine Kälteempfindlichkeit	Ledum
Geeignetes Mittel für Mädchen mit Akne und spärlicher Periode	Sanguinaria
Furunkel treten gehäuft auf. Anhaltende Eiterabsonderung; nur langsam heilende Furunkel Dünnes, wäßriges Sekret	Silicea
Chronische Akne mit rauher, harter Haut; juckende, rote, schmerzende Pusteln, die sich häufig entzünden Wasser und Waschen verschlimmern die Pusteln. Der Hautzustand wird durch Waschen und Baden nur noch schlechter.	Sulfur

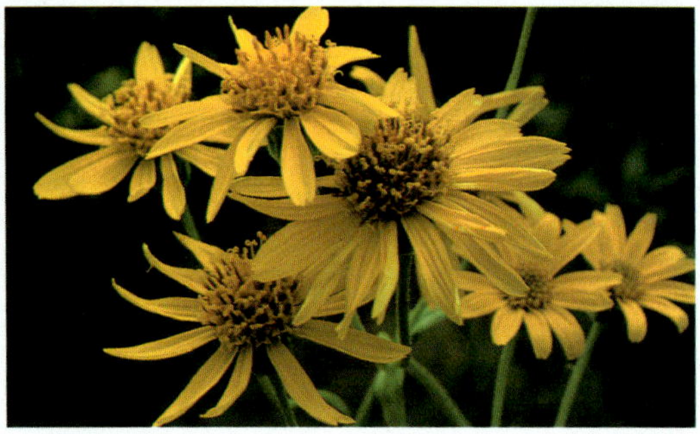

Obwohl Arnica montana *für seine lindernde Wirkung bei Prellungen bekannt ist, kann das Mittel auch viele Hautbeschwerden bessern.*

DOSIS

VERWENDEN SIE DIE C6-POTENZ. EINNAHME 2 X TÄGLICH, BIS BESSERUNG EINTRITT. DANN ABSETZEN DES MITTELS. BEHANDLUNG BEI BEDARF WIEDERHOLEN MIT DEMSELBEN ODER EINEM ANDEREN MITTEL.

Allergische Hautausschläge

Ein Hautausschlag (auch Nesselsucht, Flechte oder Exanthem), der manchmal den ganzen Körper bedeckt, kann sich z. B. durch den Verzehr von Erdbeeren und Meeresfrüchten rasch entwickeln. Der Ausschlag, der auf der Haut erscheint, besteht aus multiplen, stark juckenden, rosafarbenen Striemen, die weich und leicht erhaben sind. Der Ausschlag ist nicht ansteckend oder infektiös, aber wenn die allergische Reaktion mit einer leichten Schwellung von Hals oder Mund verbunden ist, wenn die Schwellung die Atmung beeinträchtigt oder man einen Kollaps erlitten hat, ist umgehende ärztliche Hilfe notwendig.

Symptome/Arznei

Symptome	Arznei
Typische Nesselsucht mit heftigem Juckreiz Große Reizbarkeit	Anacardium
Der Ausschlag ähnelt Masern.	Antimonium crudum
Man hat das Gefühl, daß die Haut brennt, und wird sehr unruhig. Die Allergie wird durch den Verzehr von Meeresfrüchten ausgelöst.	Arsenicum album
Ausschlag mit Durchfall tritt nach Aufregung ein. Der Ausschlag entwickelt sich über Nacht. Nach dem Baden Verschlimmerung des Ausschlags	Bovista
Chronischer Nesselausschlag, der sich durch den Genuß von Milch verschlimmert Man fühlt sich an der frischen Luft besser.	Calcium carbonicum
Der Ausschlag ist von Fieber und Verstopfung begleitet.	Copaiva
Chronische allergische Exantheme, die sich bei Wintereinbruch verschlimmern Heftiger Juckreiz, sobald man sich kalter Luft aussetzt	Dulcamara
Nesselausschlag nach dem Verzehr von Erdbeeren	Fragaria
Chronisch wiederkehrender Nesselausschlag	Hepar sulfuris
Nervös bedingter Ausschlag durch Streß und Angst	Kalium bromatum
Nach Anstrengung verschlimmert sich der Ausschlag.	Natrium muriaticum
Ausschlag nach Verzehr von Schweinefleisch oder Obst Ausschlag verbunden mit Durchfall und Frösteln	Pulsatilla
Gerötetes, geschwollenes, hochempfindliches Exanthem Besserung des Ausschlags durch Wärme	Rhus toxicodendron
Ausschlag durch Milch oder Milchprodukte Bettruhe verschlimmert den Ausschlag.	Sepia
Ausschlag nach dem Verzehr von Meeresfrüchten	Terebinthina
Heftiger, unerträglicher Juckreiz, oft als Reaktion auf Temperaturumschwung Juckende Schwellung der Finger Das Gesicht wird fleckig.	Urtica urens

DOSIS

VERWENDEN SIE DIE C30-POTENZ. EINNAHME ALLE 2 STUNDEN BIS BESSERUNG EINTRITT. DANN ABSETZEN DES MITTELS. BEI BEDARF IN LÄNGEREN ABSTÄNDEN WIEDERHOLEN.

Ekzeme

Diese häufige Erkrankung beginnt damit, daß die betroffenen Hautbereiche intensiver gerötet sind als die übrige Haut. Dann entstehen kleine bläschenartige Schwellungen, die beim Aufbrechen Krusten oder Vertiefungen hinterlassen und ein klares, honigartiges Sekret absondern. Beim Abheilen schuppt sich die Haut und juckt stark, vor allem nachts bei Bettwärme. Bei Ekzemen ist eine Konstitutionsbehandlung und Ernährungsberatung angebracht.

Ekzeme sind oft ein Hinweis dafür, daß der Patient andere Allergien und Empfindlichkeitsreaktionen aufweist. Große Sorgfalt ist nötig, um alle Symptome vollständig zu erfassen und eine Behandlung einzuleiten, die nicht zu einer Erstverschlimmerung führt. Die hier aufgeführten Symptommittel tragen zur Linderung der unangenehmen Beschwerden bei.

Symptome	Arznei
Heftig juckende Ekzeme Reizbarkeit	Anacardium
Honiggelbe Krusten Die Haut wird leicht rissig. Dicke, verhornte Schwielen bilden sich.	Antimonium crudum
Geeignet bei chronischen Ekzemen mit Hautjucken, Brennen und Schwellung; trotz des Brennens Besserung durch warme Auflagen. Man ist unruhig und reizbar.	Arsenicum album
Kopfhautekzeme, die auf das Gesicht übergreifen Die Krusten sind weiß und jucken stark.	Calcium carbonicum
Nässende, schorfige Ausschläge an Kopfhaut, Gesicht, Gelenken, zwischen den Fingern, hinter den Ohren Risse in Mund- und Augenwinkeln mit klebrigem, dickem, honigartigem Sekret Der Juckreiz wird unerträglich. Die übrige Haut kann trocken und verhornt sein. Die Haare sind trocken und fallen aus.	Graphites
Nässendes Ekzem, vor allem auf der Kopfhaut, wo es chronisch ist	Kalium muriaticum
Chronisches Ekzem, das sich während der Periode und der Menopause verschlimmert	Manganum aceticum
Starker Juckreiz, der sich bei Wärme und warmer Kleidung verschlimmert Kleine Bläschen bilden rasch Schorfe und Krusten, aus denen beißender, dicker Eiter austritt.	Mezereum
Nässendes Ekzem ohne viel Jucken	Natrium muriaticum
Dicke Schorfe, die Eiter absondern Die Haut ist derb und trocken. Die Fingerspitzen werden rissig, die Hände spröde.	Petroleum
Das Ekzem tritt hauptsächlich auf dem Kopf, im Gesicht und an Wangen und Ohren auf. Die Haut wirkt schmutzig, fettig und ungewaschen.	Psorinum
Ekzem mit zahlreichen kleinen Bläschen, die jucken und kribbeln Nachts und bei feuchtem Wetter Verschlimmerung	Rhus toxicodendron
Die Haut ist rauh und derb mit wunden Stellen in Hautfalten und juckt überall. Die Kopfhaut ist trocken und heiß mit starkem Juckreiz, vor allem nachts. Kratzen verursacht Wundsein und Jucken. Wasser und Waschen führen zur Verschlimmerung und verursachen heftiges Brennen und Jucken.	Sulfur

DOSIS

EINNAHME IN DER C6-POTENZ 2 X TÄGLICH, BIS BESSERUNG EINTRITT, DANN ABSETZEN. WIEDERHOLEN BEI RÜCKKEHR DER SYMPTOME.

Jucken und Hautreizung

Eine Hautreizung kann ohne Ausschlag auftreten und wird oft durch eine andere zugrundeliegende Krankheit verursacht. In der Schwangerschaft, wenn die Hauttemperatur erhöht ist, kann dies ein Problem sein. Eine kühle Dusche kann lindern. Bei älteren Frauen kann die Haut jucken, da sie relativ trocken ist, aber Feuchtigkeitscremes und -lotionen können diese Beschwerden lindern.

DOSIS

EINNAHME IN DER C6-POTENZ 2 X TÄGLICH, BIS BESSERUNG EINTRITT.

SYMPTOME	ARZNEI
Die Haut ist trocken und juckt; Wärme verschlimmert.	Alumina
Jucken von Vagina und Vulva	Caladium seguinum
Jucken am ganzen Körper	Ichthyolum
Das Jucken wird durch Ausziehen verschlimmert.	Rumex

Entzündeter Großzehballen

Zehnmal mehr Frauen als Männer sind von schmerzhafter Vergößerung der Verbindung zwischen Großzehe und Fuß betroffen. Vermutlich wird dieses Problem durch schlechtsitzende Schuhe verursacht.

SYMPTOME	ARZNEI
Ziehender Schmerz in der Großzehe Gleichzeitig Gichtleiden	Benzoicum acidum

DOSIS

EINNAHME IN DER C30-POTENZ 3 X TÄGLICH AN EINEM BESTIMMTEN WOCHENTAG ZUR LINDERUNG.

Schuppenflechte

Bei dieser chronischen Hauterkrankung (auch Psoriasis genannt) kommt es zur Bildung roter, schuppender Hautgebiete, die meist an den Knien und Ellbogen auftreten. Wenn man die Schuppen abkratzt, entsteht ein silbriger Glanz, der ganz typisch für die Erkrankung ist. Obwohl die unten aufgeführten Mittel für die Soforthilfe bestens geeignet sind, ist eine längerdauernde Konstitutionsbehandlung durch einen homöopathisch ausgebildeten Arzt oder Heilpraktiker notwendig, um eine Besserung der Erkrankung herbeizuführen.

SYMPTOME	ARZNEI
Psoriasis mit Juckreiz und Brennen; Verschlimmerung durch Kälte und Kratzen Trockene, rauhe, schuppige Haut	Arsenicum album
Schuppige, juckende Haut Schuppen fallen leicht ab und hinterlassen eine rauhe Oberfläche. Psoriasis bei abgemagerten älteren Frauen	Arsenum iodatum
Picklige, rauhe, schuppige Haut Ausschlag wächst von der Kopfhaut über Gesicht und Hals.	Berberis aquifolium
Die Haut wirkt ungesund, und jede Wunde eitert leicht. Die Psoriasis bessert sich bei kalter Witterung.	Borax
Trockener, schuppiger Ausschlag, vor allem um Augen und Ohren	Chrysarobinum
Rauhe, verdickte Haut, die rissig werden kann Finger- und Zehennägel sind auch betroffen. Schlechter im Winter	Petroleum
Gelblichbraune Flecken auf der Haut Jucken und Rauhheit der Haut	Sepia
Oft hilfreich bei lange bestehender Psoriasis mit Übergewicht Die Haut ist trocken; Hände und Füße sind kalt.	Thyreoidinum

DOSIS

VERWENDEN SIE DIE C12-POTENZ. EINNAHME 2 X TÄGLICH ÜBER 4 WOCHEN. BEI BEDARF WIEDERHOLEN.

Gürtelrose

Diese Erkrankung wird durch eine Infektion mit demselben Virus, das auch die Windpocken verursacht, hervorgerufen. Die Symptome ähneln einem schmerzhaften Hautausschlag. Der Schmerz setzt oft 2–14 Tage vor dem Ausschlag ein. Der Ausschlag erscheint nur auf einer Körperhälfte. Aus dem anfangs roten Fleck entwickelt sich eine Ansammlung kleiner Bläschen. Diese verkrusten, um nach 10–20 Tagen abzuheilen. Ärztliche Hilfe ist erforderlich, wenn das Auge und/oder die Augenumgebung betroffen ist oder wenn die Erkrankung sehr schmerzhaft ist und lange andauert.

DOSIS

EINNAHME DER C30-POTENZ 4X TÄGLICH, BIS DIE BLÄSCHEN AUSTROCKNEN. WENN SIE MEZEREUM GEGEN DIE SCHMERZEN NACH ABHEILUNG DES AUSSCHLAGS NEHMEN, SOLLTE DIE EINNAHME 4X TÄGLICH ERFOLGEN, BIS ANHALTENDE BESSERUNG EINSETZT.

SYMPTOME	ARZNEI
Große Pusteln mit brennenden und stechenden Schmerzen Kalte Wickel lindern Schmerz.	Apis mellifica
Bläschen verbinden sich. Heftig brennender Schmerz wird durch warme Umschläge gelindert. Ruhelosigkeit; nach Mitternacht fühlt man sich schlechter.	Arsenicum album
Kleine, sehr stark juckende Pusteln, die schnell trocknen und dicke Schuppen bilden Oft hilfreich bei Schmerzen, die nach Abheilung der Bläschen anhalten	Mezereum
Schwere Nervenschmerzen im betroffenen Hautbereich, meist in der Brustwand Felder brennender, juckender Bläschen, die berührungsempfindlich sind und sich bei jeder Bewegung verschlimmern	Ranunculus bulbosus
Kleine Bläschen mit Jucken und Kribbeln; die umgebende Haut erscheint geschwollen. Lokale Wärme lindert die Schmerzen.	Rhus toxicodendron

Hautgeschwüre

Sie entstehen meist an schlecht durchbluteten Beinen, oft infolge von Krampfadern (s. S. 81). Aus einer Verletzung schlecht durchbluteter Haut entwickelt sich sehr wahrscheinlich ein Geschwür. Normalerweise erfolgt die Behandlung mit antiseptischen Verbänden und Stützbandagen. Selbsthilfe umfaßt beispielsweise das Hochlegen der Beine über Herzhöhe, tägliche Spaziergänge, Ernährungsumstellung (vgl. S. 88) und Vermeiden von Stehen. Wenn Sie Ihre Verbände selbst anlegen, können Sie Johanniskraut- und Calendulatinktur benutzen. Eine Reihe homöopathischer Arzneien kann die Heilung fördern, aber oft ist ärztlicher Rat angezeigt.

SYMPTOME	ARZNEI
Brennende Schmerzen, Wärme verschafft Linderung; schlechter zwischen 24 und 2 Uhr morgens.	Arsenicum album
Schlechte Durchblutung; das betroffene Bein ist kalt. Haut entzündet, druckempfindlich Die Umgebung des Geschwürs ist tief bläulichrot verfärbt.	Hamamelis
Der Rand des Geschwürs ist klar umrissen.	Kalium bichromicum
Die Haut rund um das Geschwür ist bläulichviolett. Das Geschwür schmerzt beim Gehen oder bei engen Bandagen.	Lachesis
Bei Infektionen mit übelriechendem Eiter	Mercurius solubilis (den Arzt konsultieren)
Das Geschwür blutet leicht. Schmerzen wie durch Splitter in der Haut	Acidum nitricum

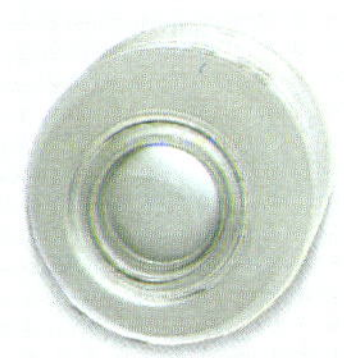

ACIDUM NITRICUM

DOSIS

EINNAHME DER C12-POTENZ 2 X TÄGLICH ÜBER 2 WOCHEN. NACH 2 TAGEN PAUSE EINNAHME WIEDERHOLEN, WENN BESSERUNG EINGETRETEN IST.

Hautinfektionen

Sie können in jedem Lebensalter auftreten, vor allem, wenn die Haut spröde wird. Die ernsteren Hautinfektionen sind hier aufgeführt. Im allgemeinen ist ärztliche Hilfe notwendig, wenn die Erkrankung größere Ausmaße annimmt, wenn Lymphknoten geschwollen und schmerzhaft sind, wenn die Patientin Vergiftungserscheinungen zeigt und Fieber bekommt oder wenn Gesicht oder Kopfhaut betroffen sind. Einfache Hautinfektionen sprechen jedoch gut auf eine homöopathische Behandlung an.

Zellulitis ist eine diffuse Entzündung des Unterhautbindegewebes. Sie tritt durch Rötung, Schwellung, Schmerzen und Temperaturerhöhung in Erscheinung.
Wundrose ist eine ähnliche Entzündung, die durch Bakterien (Streptokokken) verursacht wird und sich über die Haut und das Unterhautbindegewebe ausbreitet.
Pustelflechte ist eine entzündliche Hauterkrankung mit Bläschenbildung, die meist durch andere Bakterien, Staphylokokken, verursacht wird. Typisch für die Erkrankung ist die Bildung honigfarbener Krusten auf der Haut.

Man sollte immer den Arzt aufsuchen, wenn man an einer dieser Hauterkrankungen leidet.

Symptome	Arznei
Bläulichroter, bläschenförmiger Ausschlag	Antimonium tartaricum
Beginnt als hellrote Verfärbung, aber die betroffene Haut wird blaßbläulich, violett und geschwollen. Sie fühlt sich wund und druckempfindlich an. Die Schwellung tritt zu Beginn der Erkrankung auf.	Apis mellifica
Die Haut erscheint hellrot und geschwollen. Die Haut ist glatt, glänzend und gespannt. Scharfe, pochende Schmerzen Als Begleiterscheinungen können Kopfschmerzen, Fieber und geschwollene Drüsen auftreten.	Belladonna
Die Infektion beginnt auf der Nase und breitet sich bis zur rechten Wange aus. Große Pusteln bilden sich, die beim Aufplatzen eine brennende Flüssigkeit absondern.	Cantharis
Große, gelbe Pusteln Hohe Körpertemperatur Die Schmerzen breiten sich vom Zahnfleisch zu den Ohren aus.	Euphorbium
Geeignet für wiederkehrende, chronische Fälle, die Nase und Gesicht betreffen Kleinste Reizung der Haut führt zu Beschwerden.	Graphites
Meist linksseitig lokalisiert. Der Hautbereich wird hellrot, bald darauf aber dunkelblau/violett. Man fühlt sich matt und müde.	Lachesis
Hautinfektion rund um die Gelenke Hilft im Anfangsstadium einer Zellulitis.	Manganum aceticum
Die infizierte Haut wirkt dunkel, rot und geschwollen. Sie juckt und kribbelt. Kleine Hautbläschen treten zu Beginn der Infektion auf. Kopfhaut, Gesicht und Genitalien sind am häufigsten betroffen.	Rhus toxicodendron

DOSIS

EINNAHME DER C30-POTENZ ALLE 4 STUNDEN, BIS EINE ANHALTENDE BESSERUNG EINTRITT.

Rücken- und Muskelschmerzen

DOSIS

EINNAHME IN DER C12-POTENZ 3 X TÄGLICH, BIS DIE SCHMERZEN NACHLASSEN.

Rückenschmerzen sind ein verbreitetes Problem in der Schwangerschaft. Fast jede Frau leidet jedoch einmal im Leben unter Rückenschmerzen, die auf einer schlechten Körperhaltung oder einer Verletzung beruhen. Aber normalerweise sprechen sie gut auf Behandlung an. Kreuzschmerzen treten bei vielen Beschwerden auf, die durch Weichteilrheumatismus (Entzündung der Muskeln, meist im Rücken) bis hin zu ernsteren Beschwerden, wie Bandscheibenvorfall, reichen. Dabei rutscht der weiche Gallertkern der Bandscheibe nach vorne und drückt schmerzhaft auf die Nervenwurzeln. Bei anhaltenden Rückenschmerzen sollte man einen Arzt aufsuchen.

Symptome	Arznei
Starker, anhaltender, dumpfer Schmerz in Kreuz und Hüften Die Rückenschmerzen verschlimmern sich beim Gehen oder Bücken.	Aesculus hippocastanum
Muskelschmerzen verursachen große Müdigkeit. Schwangerschaftserbrechen, oft begleitet von Muskelschmerzen	Aletris farinosa
Schmerzen, als ob die linke Seite des Unterleibs geprellt ist	Ammonium muriaticum
Steifheit und Kreuzschmerzen Die Kreuzschmerzen bessern sich bei vollständiger Ruhe durch Liegen auf dem Rücken, der so unterstützt wird.	Bryonia alba
Passendes Mittel für hellhaarige Frauen mit Rückenschmerzen und Schwangerschaftserbrechen	Cocculus
Starke Kreuzschmerzen, die bis ins Gesäß schießen Die Schmerzen beginnen gegen 3 Uhr morgens. Dabei glaubt man, daß Aufstehen und Umherlaufen die Schmerzen lindern. Rücken ist schwach und steif. Schmerzen durch Frieren und Liegen auf der betroffenen Seite.	Kalium carbonicum
Sinnvolles Mittel bei Rückenschmerzen nach der Geburt	Acidum phosphoricum
Kreuzschmerzen mit Müdigkeit	Pulsatilla
Steifheit ist von Schmerzen begleitet oder auch nicht. Die Schmerzen scheinen tief in den Rückenmuskeln zu sitzen, die Beschwerden beim Gehen verursachen. Die Schmerzen verschlimmern sich im Bett, bessern sich durch Wärme und bei Bewegung.	Rhus toxicodendron

Operationsvorsorge und -nachsorge

Eine Operation oder Geburt kann sehr kräftezehrend sein, gerade wenn man als Notfall eingeliefert wird. Einige homöopathische Mittel können hier Hilfe bringen.

Symptome	Arznei
Vor der Operation Große Furcht und Angst, Panik	Aconitum *C30 alle 30 Minuten nach Bedarf*
Man fürchtet sich, fühlt sich zittrig und schwach.	Gelsemium *C30 alle 30 Minuten nach Bedarf*
Vor und nach der Operation (auch bei Dammschnitt oder Dammriß) Zur Schmerzlinderung und Verminderung des Infektionsrisikos	Arnica *3 Gaben am Tag vor der Operation, dann in C30-Potenz alle 2 Stunden über 12 Stunden nach der Operation. Danach Einnahme 4 x täglich über 3 Tage. Anschließend Staphisagria C30 3 x tgl.*
Zum Baden von Wunden nach der Geburt, für Sauberkeit und Wohlbehagen	Johanniskraut- und Calendula-lotion

Brennende Füße

Ein brennendes Gefühl in den Füßen ist ein häufiges Symptom, das von übermäßiger Schweißbildung begleitet sein kann. Modische Schuhe und Socken bzw. Strumpfhosen, die aus synthetischen Materialien, wie Kunststoff oder Nylon, hergestellt sind, tragen zur Verschlechterung der Beschwerden bei. Eine homöopathische Behandlung mit verschiedenen Mitteln bewirkt oft eine Linderung der Symptome, aber regelmäßiges Waschen der Füße und Wechseln der Schuhe sollten nicht vernachlässigt werden.

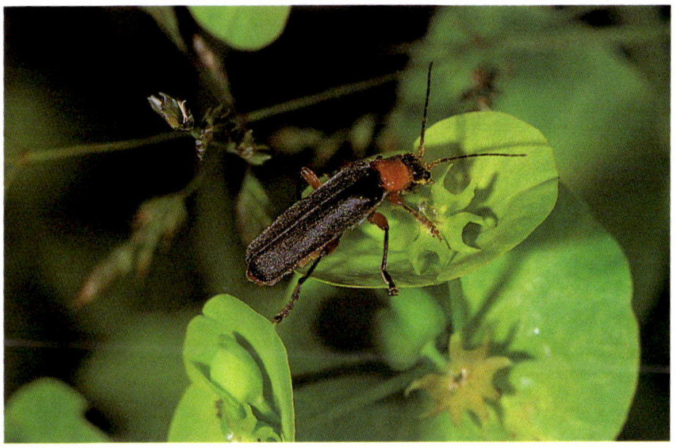

Cantharis *wird aus der Spanischen Fliege gewonnen und kann zur Kühlung brennender Fußsohlen beitragen.*

Symptome	Arznei
Übelriechender Fußschweiß	Ammonium muriaticum
Brennendes, stechendes Gefühl in den Füßen Die Füße sehen gerötet und leicht geschwollen aus.	Apis mellifica
Reichlich übelriechender Fußschweiß Vor allem an den Fersen können Risse entstehen.	Arundo mauritanica
Kalte, feuchte Schweißfüße mit schmerzenden Zehen und Fußsohlen	Barium carbonicum
Kalte, feuchte Füße verbunden mit säuerlich riechendem Schweiß Wadenkrämpfe; sogar die Knie sind kalt.	Calcium carbonicum
Die Fußsohlen brennen, aber der obere Teil der Füße ist kaltschweißig.	Cantharis
Schweißige Füße mit Krampfneigung Von den Knien abwärts sind die Beine kalt.	Carbo vegetabilis
Kalte Hände und Füße mit beißendem Fußschweiß	Iodum
Ein Fuß, meist der rechte, brennt, während der andere kalt ist. Reichlich Fußschweiß mit Fersenschmerzen beim Laufen und schmerzhaften Schwielen an den Fußsohlen	Lycopodium
Übelriechender Fußschweiß führt zu wunden Zehen.	Acidum nitricum
Die Füße sind so heiß, daß man sie unter der Bettdecke hervorstreckt. Hilft bei brennenden Frostbeulen	Pulsatilla
Übelriechender Fußschweiß, der zu Wundheit der Zehen führt	Sanicula
Starker Fußschweiß, oft übelriechend; verdirbt sogar Socken. Nachts heiße Füße, die jedoch tagsüber kalt sind Die Füße schmerzen vom Spann bis zu den Sohlen.	Silicea
Brennendes Gefühl in Händen und Fußsohlen Die Füße sind heiß mit nächtlicher Verschlimmerung. Besserung tritt ein, wenn man die Füße aus dem Bett streckt.	Sulfur

DOSIS

EINNAHME DER C6-POTENZ 2 X TÄGLICH, BIS ANHALTENDE BESSERUNG EINTRITT.

Warzen

Diese kleinen, manchmal harten, gutartigen Hautwucherungen treten meist an Händen und Fingern auf und werden von einem Virus ausgelöst. Es ist auf sorgfältige Hygiene zu achten, da Warzen ansteckend sind.

SYMPTOME / ARZNEI	
Die Haut neigt zu Trockenheit und kann im Bett jucken.	Antimonium crudum
Große Warzen treten an den Fingern auf, die bei Verletzung Blutungsneigung zeigen. Warzen auf der Nase	Causticum (Wenden Sie sich an einen Arzt!)
Große, gezackte Warzen, die beim Waschen bluten können	Acidum nitricum (Gehen Sie zum Arzt!)
Am häufigsten verwendetes Mittel, das innerlich eingenommen oder als Creme aufgetragen werden kann	Thuja occidentalis

DOSIS

EINNAHME DER C6-POTENZ 2 X TÄGLICH, BIS BESSERUNG EINTRITT.

Rheuma und Arthritis

Obwohl es über 250 verschiedene Gelenkbeschwerden gibt, sind sie in der Homöopathie allgemein dem Begriff »Rheumatismus« zugeordnet, da diese Krankheiten einander sehr ähnlich sind. Dieser Abschnitt befaßt sich mit den Arzneien, die am besten zum Krankheitsbild passen, das mit Gelenk-, Muskel- oder Bänderschmerzen und bisweilen Fehlbildungen eines oder mehrer Gelenke einhergeht. Die häufigste Form von Rheumatismus ist die Gelenkarthrose, die durch Abnutzung der Gelenke entsteht. Sie tritt doppelt so häufig auf wie die rheumatoide Arthritis, bei der es zu Entzündung und Schmerzen an den Gelenken kommt. Bei Unsicherheiten sollte man zum Arzt gehen, da die betreffenden Erkrankungen vielleicht medizinisch behandelt werden müssen.

SYMPTOME / ARZNEI	
Vor allem die kleineren Gelenke sind betroffen. Schmerzen und Schwellungen an den Gelenken; die Füße schmerzen beim Gehen noch mehr.	Actaea spicata
Steifheit und Berührungsempfindlichkeit es betroffenen Bereichs Anschwellen der Gelenke. Die darüberliegende Haut ist gespannt und straff. Blasse Schwellung Die Gelenke schwellen an.	Apis mellifica
Rheumatismus durch feucht-kaltes Wetter bei gleichzeitiger Muskelzerrung Betroffene Bereiche schmerzen wie bei einer Prellung.	Arnica
Schneidende, blitzartige Schmerzen schießen durch die Gelenke. Gerötete, glänzende, geschwollene Gelenke mit Schmerzausstrahlung Mittel für Rheuma, das entsteht, wenn Kopf und Hals naß geworden sind oder einem Luftzug ausgesetzt wurden	Belladonna
Rheuma in den kleineren Gelenken, die knötchenartige Schwellungen aufweisen	Acidum benzoicum
Akuter Rheumatismus mit überwärmten, glänzenden, dunkel- oder hellroten Gelenken Schmerzen schlimmer durch Bewegung, besser durch Wärme	Bryonia alba
Rheumatismus durch Arbeit im Wasser oder in feuchter Umgebung Hauptsächlich sind der obere Rücken und die Schultern betroffen.	Calcium carbonicum

Steifheit und Anspannung in den betroffenen Gelenken, die weh tun, wenn man auf ihnen liegt Verschlimmerung der Schmerzen durch Kälte; Wärme bessert. Nächtliche Unruhe mit ziehenden Muskelschmerzen Die Knöchel sind ebenfalls schwach.	Causticum
Heftige, nahezu unerträgliche Schmerzen mit Drang, aufzustehen und umherzulaufen.	Chamomilla
Die Symptome treten meist in den Muskeln auf.	Cimicifuga
Abends Verschlimmerung der Schmerzen Die betroffenen Körperpartien sind geschwollen und dunkelrot verfärbt. Die Erkrankung wandert von Gelenk zu Gelenk; bei geschwächten und anfälligen Personen.	Colchicum
Verschlimmerung des Rheumas bei wechselhaftem Wetter, besonders bei feuchtkalter Witterung	Dulcamara
In chronischen Fällen von verstauchten und knubbeligen Gelenken Bewegung verschlimmert den Zustand der Gelenke. Die sie umgebenden Sehnen spannen.	Guajacum
Der Schmerz wandert nach oben; schlechter im warmen Bett. Kleine Gelenke sind betroffen. Schwellungen treten in leichter Form auf. Bei Gelenkerkrankungen mit Knötchenbildung	Ledum
Langsame, leichte Bewegung bessert.	Lycopodium
Rheuma in der rechten Schulter Rheuma verschlechtert sich im Bett oder nach dem Gehen. Wärme bessert.	Magnesium carbonicum
Der Schmerz wandert von Gelenk zu Gelenk. Abends und bei Wärme Verschlimmerung; Kälte bessert. Heftige Schmerzen verbunden mit dem Drang, umherzulaufen, um sich Linderung zu verschaffen Indigestion tritt auf.	Pulsatilla
Verschlimmerung des Rheumas durch Wetter- oder Temperaturumschwung Rheuma in der Brustwand mit dem Gefühl wie bei einer Prellung, obwohl der Schmerz stechend ist.	Ranunculus bulbosus
Wetterfühligkeit, vor allem bei kaltem, winterlichem Wetter Die kleineren Gelenke sind von chronischem Rheumatismus betroffen; Verschlimmerung bei Ruhe. Gefühl der Schwäche in den betroffenen Bereichen	Rhododendron
Muskelsteifheit und -schmerzen Empfindlichkeit der Knochenvorsprünge Anlaufschmerz, Schmerzverschlimmerung durch Sitzen und Aufstehen nach dem Sitzen Linderung durch ständige Bewegung und Wärme Feuchte Witterung und feuchte Wohnräume verstärken die Beschwerden.	Rhus toxicodendron
Schmerzen und Schwäche wie bei einer Verstauchung Rheuma an Handgelenken und Fußknöcheln	Ruta graveolens
Akuter Muskelrheumatismus mit wandernden, scharfen, stechenden Schmerzen; vor allem Schmerzen und Steifheit der Muskeln von Rücken, Nacken und rechter Schulter	Sanguinaria
Chronisches, oft anlagebedingtes Rheuma Nachts und beim Liegen ohne Bettdecken Verschlimmerung der Schmerzen; Wärme bringt Besserung. Die Knöchel sind ebenfalls instabil.	Silicea
Akuter und chronischer Rheumatismus Die Entzündung beginnt in den Füßen und breitet sich auf den Körper aus. Verschlimmerung der Schmerzen im Bett und bei Nacht Zuckungen der Glieder beim Einschlafen	Sulfur

DOSIS

VERWENDEN SIE DIE C6-POTENZ. EINNAHME 2 X TÄGLICH. BEI ANHALTENDER BESSERUNG ABSETZEN DES MITTELS. DANACH EINNAHME BEI VERSCHLECHTERUNG, WENN DAS AUSGEWÄHLTE MITTEL NACH WIE VOR ZUTRIFFT.

KAPITEL 8

STOFFWECHSELSTÖRUNGEN

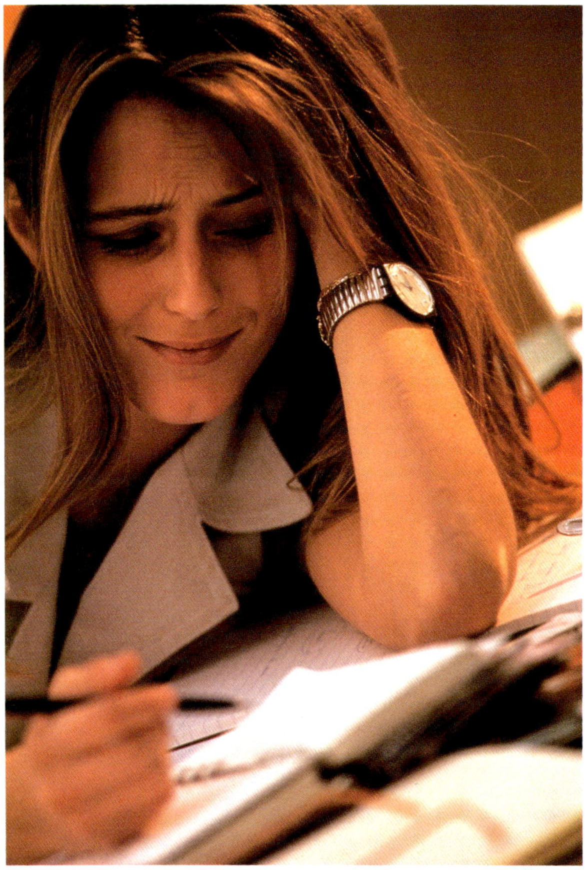

Chronische Müdigkeit und Energiemangel können mit einer Stoffwechselstörung zusammenhängen.

Der Begriff Stoffwechsel wird zur Beschreibung der biochemischen Vorgänge verwendet, die ständig im Körper ablaufen. Zu diesen Prozessen gehört der Aufbau komplexer Stoffe, wie z. B. der Proteine aus einfacheren Bausteinen, und die Zerlegung komplexer Substanzen in einfachere Bausteine, meist unter Freisetzung von Energie. Die chemischen Vorgänge des Körpers laufen in jeder Zelle ab und werden durch bestimmte Eiweißkörper, die Enzyme, gesteuert. Enzyme benötigen Vitamine und Mineralstoffe für eine reibungslose Funktion.

Im gesunden Organismus befinden sich diese Vorgänge im Gleichgewicht. Dieses kann durch angeborene Defekte, Störungen der Hormonsekretion, wie z. B. der Schilddrüsen- und Nebennierenhormone, oder durch Mangelernährung verlorengehen. Stoffwechselerkrankungen wie schwere Diabetes mellitus können lebensbedrohlich sein. Sie erfordern im allgemeinen schulmedizinische Behandlung. Für manche Fälle gibt es bis jetzt noch keine schulmedizinische Therapie. Leichtere Stoffwechselstörungen bedürfen mitunter gar keiner Behandlung.

Beim chronischen Müdigkeitssyndrom wurde das eigentliche Stoffwechselproblem noch nicht festgestellt. Wahrscheinlich gibt es mehrere Bereiche, in denen die normalen Steuerungsmechanismen nicht angemessen funktionieren, einschließlich derer, die an der Energiefreisetzung in den Körperzellen beteiligt sind. Die Reaktion auf homöopathische Mittel fällt sehr unterschiedlich aus, aber einigen Menschen scheinen sie sehr zu helfen.

Nahrungsmittelunverträglichkeiten (s. S. 114) rufen anscheinend bei manchen Menschen lähmende Müdigkeit hervor, unabhängig davon, ob eine Diagnose des chronischen Müdigkeitssyndroms gestellt wurde oder nicht. Menschen, die Alkohol nicht vertragen, fühlen sich besser, wenn sie mit dem Trinken aufhören. Mitunter stellen sie auch fest, daß ihre Energie zunimmt, wenn sie Zucker und Hefe in ihrer Ernährung reduzieren. Brot aus Hefe- oder Sauerteig, Essig und andere vergorene Lebensmittel, Trockenobst und Pilze sind im allgemeinen die Hauptquellen von Hefe in der Nahrung.

Übergewicht (s. „Fettleibigkeit“, S. 115) wird oft auf Drüsenstörungen zurückgeführt. Gelegentlich ist dies der Fall, z. B. bei einer Schilddrüsenunterfunktion. Für viele hängt dieses Problem auch mit der Figur zusammen, die sie von ihren Eltern geerbt haben, wobei schlanke Menschen offensichtlich von Natur aus mehr Nahrung verbrennen, ohne Fett anzusetzen. Diejenigen, die leicht Fett einlagern und versuchen, ihr Gewicht durch langfristige Diäten zu kontrollieren, laufen die Gefahr einer Mineralstoff- und Vitaminunterversorgung. Dies kann die Ursache eines Stoffwechselungleichgewichts sein. Dieses Problem wird durch die modernen Schönheitsideale noch verschlimmert, die Frauen oft dazu verleiten, ein unrealistisches Gewicht erreichen zu wollen.

ENZEPHALOMYELITIS MYALGICA
& andere chronische Müdigkeitssyndrome

Eine nur langsame Genesung nach Grippe oder anderen Virusinfekten sollte nicht mit der seltenen Enzephalomyelitis myalgica verwechselt werden. Diese wird erst diagnostiziert, wenn die Symptome länger als ein halbes Jahr nach einer Infektion bestehen und dann auch nur nach Ausschluß anderer Erkrankungen.

DER NAME DEFINIERT BEREITS DIE KRANKHEIT:

enzeph-	=	das Gehirn betreffend
myel-	=	die Nerven betreffend
itis	=	Entzündung
myalgie	=	Muskelschmerz

Etwa 20 % aller Fälle mit Enzephalomyelitis-myalgica-Symptomen gehen nicht auf eine Entzündung zurück. Manche Patienten leiden an einer Empfindlichkeit gegen mehrere chemische Substanzen, ein kontrovers diskutiertes Beschwerdebild, das von Ärzten kaum erkannt wird. Der Ausdruck „chronisches Müdigkeitssyndrom" wird hier unter Einbeziehung aller Ursachen verwendet.

HAUPTSYMPTOME DES CHRONISCHEN MÜDIGKEITSSYNDROMS (IMMER PRÄSENT)

- Starke körperliche und geistige Müdigkeit nach geringster Anstrengung; sehr langsame Regeneration
- Die Symptome schwanken von Tag zu Tag oder sogar während eines einzigen Tages.

MÖGLICHE ANDERE SYMPTOME

- Muskeln: Schmerzen und Schwäche
- Schlechtes Gedächtnis, Konzentrationsschwäche
- Sprachschwierigkeiten
- Stimmungsschwankungen
- Veränderte Wahrnehmung, z. B. Geräusch- oder Lichtüberempfindlichkeit
- Starke Kopfschmerzen; Schmerzmittel helfen nicht.
- Schlafstörungen

STÖRUNGEN DES NERVENSYSTEM FÜHREN ZU:

- Störung der Verdauungsfunktion, z. B. Übelkeit und Durchfall
- Herzklopfen, Atemnot und Blutdruckschwankungen
- Schlechte Temperaturregulation; übermäßiges Schwitzen
- Verschwommenes Sehen
- Gestörte Blasenfunktion

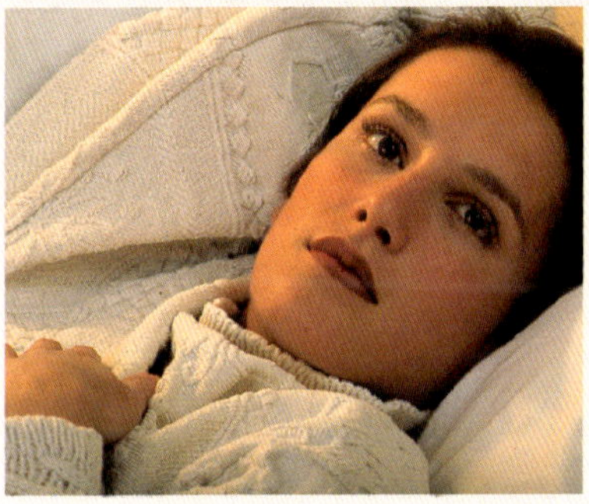

Beim chronischen Müdigkeitssyndrom kommt es nach der geringsten Anstrengung zu körperlicher und geistiger Erschöpfung.

SONSTIGES:

- Wiederkehrende oder anhaltende Symptome der ursprünglichen Infektion
- Unverträglichkeit von Alkohol oder Nahrungsmitteln

ABWEHRREAKTIONEN AUF:

- Chemische Substanzen, darunter auch Arzneimittel, Parfüm und Haushaltsreiniger
- Elektromagnetische Felder, einschließlich Neonröhren und Fernseher

SELBSTHILFE

- Vor allem im Anfangsstadium der Erkrankung sollte man auf Erholung und Schlaf achten.
- Unbeweglichkeit läßt sich vermeiden, wenn man die Gelenke jeden Tag einmal durchbewegt. Ist man zu schwach dafür, sollte man um Hilfe bitten.
- Regelmäßige Mahlzeiten: möglichst naturbelassene Nahrungsmittel, viel Obst und Gemüse, hochwertiges Eiweiß ein- oder zweimal täglich
- Alle Lebensmittel, die eine Empfindlichkeitsreaktion hervorrufen können, einschließlich Alkohol und Kaffee, sollten vermieden werden.
- Bei vaginalem Soor sollten beide Partner ärztlich behandelt werden. Die Rolle von Soor bzw. Candida albicans beim chronischen Müdigkeitssyndrom ist umstritten.
- Eine ganzheitliche Behandlung, einschließlich einer homöopathischen Konstitutionsbehandlung, sollte in Betracht gezogen werden.
- Man sollte es mit Entspannungstechniken und/oder Meditation versuchen.
- Nicht aufgeben: über 50 % der Betroffenen geht es innerhalb von 5 Jahren besser. Die Erforschung des chronischen Müdigkeitssyndroms nimmt zu, und Heilung dürfte bald durchaus möglich sein.

Chronisches Müdigkeitssyndrom

Von dieser Erkrankung sind auch in Deutschland immer mehr Menschen betroffen. Das chronische Müdigkeitssyndrom, auch Enzephalomyelitis myalgica und postvirales Müdigkeitssyndrom genannt, beginnt oft mit außergewöhnlicher Müdigkeit, Muskelschmerzen und Kopfschmerzen. Extreme Schwäche der Arme und Beine tritt auf. Meist sind noch verschwommenes Sehen, Übelkeit, Angst, ungewöhnliche Gewichtszu- oder -abnahme, Konzentrationsmangel, Verwirrtheit, Reizbarkeit, Stimmungsschwankungen, Schlaflosigkeit und Lärmempfindlichkeit festzustellen. Die Symptome können auf eine unbedeutende Viruserkrankung zurückgehen und durchaus über Jahre anhalten. Es gibt kein empfehlenswertes homöopathisches Einzelmittel mit umfassender Wirkung bei der Behandlung des chronischen Müdigkeitssyndroms. Wahrscheinlich wird in irgendeiner Erkrankungsphase eine Konstitutionsbehandlung erforderlich sein. An dieser Stelle sei auch auf den Abschnitt „Müdigkeit", S. 113 und den Kasten auf S. 111 hingewiesen.

Symptome / Arznei

Symptome	Arznei
Gedächtnisschwäche, Depression, Reizbarkeit, sehr schnelles Gekränktsein Allgemeine Schwäche, vor allem in den Beinen Verdauungsbeschwerden; leeres Gefühl im Magen, das sich durch Essen bessert	Anacardium
Dröhnende Kopfschmerzen mit Angst und Reizbarkeit Müdigkeit und Erschöpfung Kalte Haut Appetitverlust mit großem Durst auf Wasser Schlaflosigkeit	Chininum arsenicosum
Körperliche und geistige Erschöpfung mit Scheu, Menschen zu begegnen Reizbarkeit, Ängstlichkeit und große Nervosität Oft Tinnitus (Ohrgeräusche) Übler Mundgeruch und Mundtrockenheit Ständiges Gefühl der Leere im Magen Schwäche in Rücken und Beinen; Verschlimmerung der Symptome durch Anstrengung	Kalium phosphoricum
Große Schwäche, die bei sommerlicher Hitze schlimmer wird Geistige Schwäche und Verständnisschwierigkeiten Lärmempfindlichkeit, Angst und Unruhe bei Gewittern Kopfschmerzen bei der geringsten geistigen Anstrengung Sehr schlechte Verdauung Die Beine sind morgens besonders schwach.	Natrium carbonicum
Die Symptome beginnen mit geistiger Schwäche, auf die schnell körperliche Schwäche folgt. Apathie und Gleichgültigkeit bis hin zu Auffassungsschwierigkeiten Häufige, schwere Kopfschmerzen mit Verschlimmerung durch Lärm Nach saurem Essen und Trinken Verschlechterung der Symptome Blähungen und nervös bedingter Durchfall Häufiges nächtliches Wasserlassen	Acidum phosphoricum
Schwäche mit Rückenschmerzen und Ameisenlaufen in den Beinen Keine Willensstärke, Arbeitsunlust Kopfschmerzen bessern sich auf Druck (fester Verband) Müde und schwere Glieder, kalte Füße	Acidum picrinicum
Müdigkeit, Depression und Gedächtnisschwäche Große Lärmempfindlichkeit und starkes Frösteln Bärenhunger mitten am Vormittag Kreuzschmerzen verschlimmern sich beim Sitzen. Füße sind ständig in Bewegung.	Zincum metallicum

DOSIS

EINNAHME IN DER C12-POTENZ 3 X TÄGLICH, BIS ANHALTENDE BESSERUNG EINTRITT.

Hypoglykämie

Unterzucker

Wenn man Ärzte nach Hypoglykämie fragt, erhält man meist die Auskunft, daß sie selten auftritt, außer bei Diabetikern, die zuviel Insulin eingenommen haben. Viele Homöopathen stellen jedoch eine „reaktive Hypoglykämie" fest, bei der ähnliche, aber weniger schwere Symptome auftreten. Die Symptome beginnen oft plötzlich und können vor dem Frühstück, nach dem Auslassen einer Mahlzeit, zwei bis fünf Stunden nach dem Essen oder bei sportlicher Betätigung auftreten.

SYMPTOME DER HYPOGLYKÄMIE

- Schwäche, flaues Gefühl, schnelles Herzklopfen, kalter Schweiß und Benommenheit
- Psychische Störungen: Angst, Panik, Reizbarkeit und Stimmungsschwankungen
- Hunger, aber auch Übelkeit
- Migräne und Kopfschmerzen
- Man wacht hungrig auf und plündert nachts den Kühlschrank auf der Suche nach Eßbarem.

Die Verordnung eines Konstitutionsmittels durch einen homöopathisch ausgebildeten Arzt (oder Heilpraktiker) ist erforderlich. So kann man sich aber selbst helfen:

- Verzehr von Vollkornprodukten anstelle von Weißmehl, poliertem Reis, hellen Teigwaren
- Öfter kleinere Mahlzeiten einnehmen.
- Vermeiden von Schwarztee, Kaffee und Alkohol, Zucker, Schokolade, Marmelade etc.
- Auf genügend Ruhepausen und regelmäßige Bewegung achten und Streß nach Möglichkeit reduzieren.

Wenn diese Maßnahmen nach vier Wochen ohne Erfolg geblieben sind, sollte man mit dem Arzt Rücksprache halten.

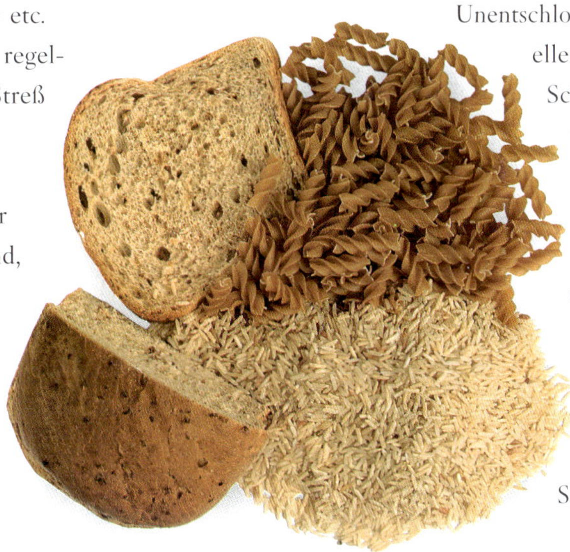

Wenn man Naturreis und andere Vollkornprodukte in seinen Speiseplan mit aufnimmt, trägt dies zur Abschwächung der Hypoglykämie bei.

Müdigkeit

Sich nach einem hektischen Tag müde zu fühlen, ist völlig normal. Es ist hingegen nicht normal, wenn man die ganze Zeit über müde ist und die Arbeit, das Familienleben und Hobbys darunter leiden. Man sollte sich einige Minuten Zeit nehmen und über mögliche Ursachen der Müdigkeit nachdenken, weil sich die Situation oft bessern läßt.

- Sehen Sie blaß aus? Fühlen Sie sich manchmal schwach? Kommen Sie schneller aus der Puste als früher? Haben Sie Herzrasen? Falls ja, sollten Sie zum Arzt gehen, da es sich um Anämie handeln könnte.
- Nehmen Sie zu, oder frieren Sie leichter als früher? Wird Ihr Haar dünner oder die Haut trocken? Es könnte sich um eine Schilddrüsenunterfunktion handeln. Daher sollten Sie einen Arzt aufsuchen.
- Ernähren Sie sich gut (s. S. 88)?
- Sind Sie schwanger? In der Frühschwangerschaft tritt Müdigkeit häufig auf, aber Sie sollten mit Ihrem Arzt oder Ihrer Hebamme darüber sprechen.
- Trinken Sie regelmäßig mehr als drei Einheiten Alkohol pro Tag (s. S. 119)? Alkohol kann schon in mäßigen Mengen zu Niedergeschlagenheit führen. Man sollte eine Woche lang auf Alkohol verzichten und sehen, ob man sich besser fühlt (vgl. S. 119).
- Brauchen Sie mal wieder Urlaub? Überarbeitung und Streß können Müdigkeit auslösen.
- Stellen Sie eines oder mehrere der folgenden Symptome bei sich fest: Konzentrationsschwäche, Unentschlossenheit, Verlust des sexuellen Interesses, veränderter Schlafablauf oder wiederkehrende Kopfschmerzen (vgl. „Depression" S. 126)?
- Hatten Sie vor kurzem eine Infektion oder eine Operation? In diesem Fall sollte man sich keine Sorgen machen und sich Zeit lassen (vgl. „Chronisches Müdigkeitssyndrom, S. 111/112).

Nahrungsmittel-unverträglichkeit

Die Reaktion auf unverträgliche Nahrungsmittel kann von Frau zu Frau sehr unterschiedlich sein, wie z. B. Migräne, Gelenkschmerzen und -schwellungen oder Reizdarm. Obwohl dieses Beschwerdebild von Medizinern kontrovers diskutiert wird, zeigen immer mehr Menschen nach dem Verzehr bestimmter Nahrungsmittel diese Symptome und fühlen sich besser, wenn sie diese Speisen meiden. Leider sind die Ursachen für Nahrungsmittelunverträglichkeit unbekannt. Es gibt keine Tests, die die Diagnose verläßlich bestätigen.

Im allgemeinen verursachen solche Lebensmittel eine Nahrungsmittelunverträglichkeit, die häufig gegessen werden. In den westlichen Ländern sind oft Milch und Weizen die Auslöser, aber Mais und Sojaprodukte werden inzwischen überall in der Nahrungsmittelindustrie verwendet, und ihre Unverträglichkeit nimmt auch zu. Menschen, die an einer Nahrungsmittelunverträglichkeit leiden, haben oft ein Verlangen nach genau dem Nahrungsmittel, das sie nicht vertragen. Dies ist eine Ursache für Gewichtszunahme.

Im Gegensatz zu einer echten Lebensmittelallergie, die meist ein Leben lang bestehen bleibt, spricht eine Nahrungsmittelunverträglichkeit auf Behandlung an, die im allgemeinen darin besteht, daß die Speisen, die die Beschwerden auslösen, eine Zeitlang vollständig gemieden werden. Danach prüft man, ob die Empfindlichkeitsreaktion immer noch auftritt. Die meisten Menschen können dann die entsprechenden Lebensmittel wieder in ihre Ernährung aufnehmen. Es ist jedoch ratsam, den Verzehr auf ein- oder zweimal in der Woche zu beschränken (auch bei Einnahme eines homöopathischen Mittels, siehe nachfolgender Absatz).

Oft bessern sich die Symptome bei Einnahme eines Konstitutionsmittels (s. S. 10–11). Außerdem „neutralisiert" die homöopathische Zubereitung des Nahrungsmittels die Reaktion, wenn man es vor einer Mahlzeit einnimmt, die die unverträgliche Speise enthält. Viele der gebräuchlichsten Nahrungsmittel sind bereits in dieser Form erhältlich (vgl. nachfolgende Aufstellung). Fragen Sie in einer auf Homöopathie spezialisierten Apotheke nach.

SYMPTOME / ARZNEI

- Milch
- Käse
- Joghurt

- Weizenkleie
- Weizenmehl
- Weißbrot
- Vollkornbrot

- Mais
- Sojamehl
- Sojaöl

DOSIS

EINNAHME EINER DOSIS DER C30-POTENZ 15 MINUTEN VOR DER MAHLZEIT. BEI BEDARF NACH ZWEI STUNDEN WIEDERHOLEN.

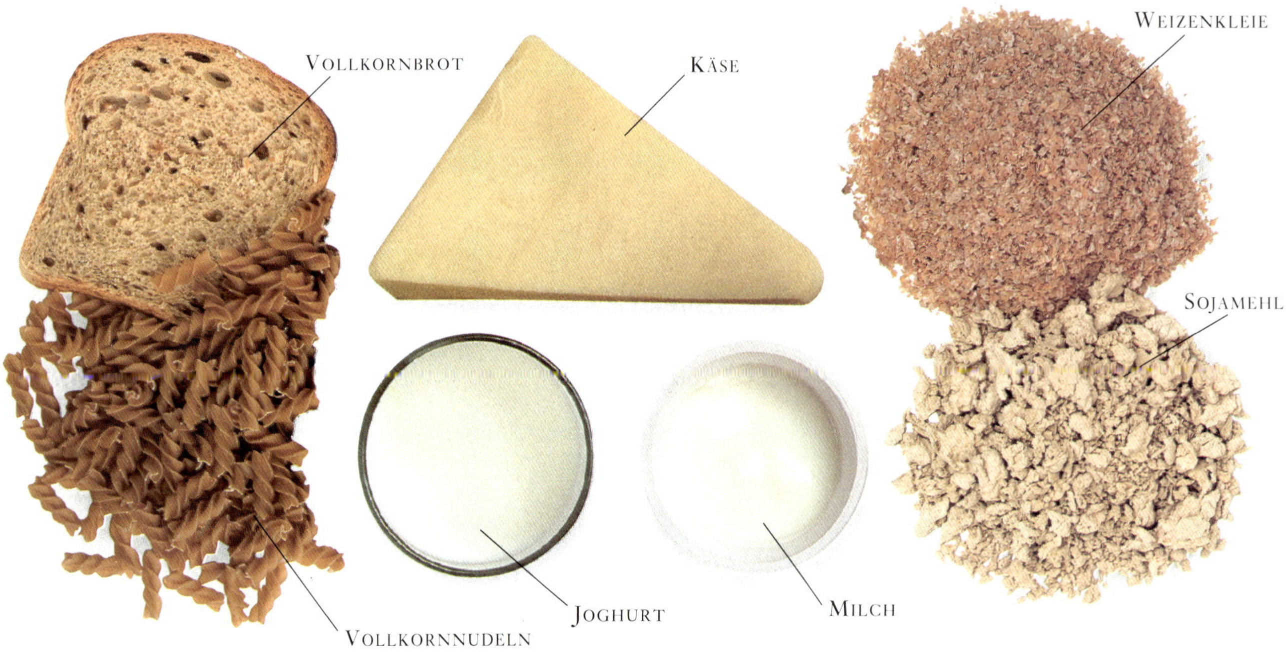

Zahlreiche gebräuchliche Nahrungsmittel sind in homöopathischer Form erhältlich.

Fettleibigkeit

Adipositas

Seit Jahrzehnten bildet das Kalorienzählen die Grundlage der meisten Schlankheitsdiäten, da man davon ausging, daß eingelagertes Fett verbrannt wird, wenn weniger Kalorien als nötig aufgenommen werden. Langfristig funktioniert dieser Ansatz nicht, da der Körper die Energie aus einer dürftigen Kost sehr viel effizienter zu nutzen lernt. Lockert man erst einmal die Diät, hält diese Effizienz an, so daß es zu einer erneuten Gewichtszunahme kommt (Jojo-Effekt).

Einige Binsenweisheiten halten sich jedoch nach wie vor. Eine lautet, daß dicke Menschen zuviel essen. Das mag für einige zutreffen, aber als Gruppe gesehen, essen sie auch nicht mehr als eine Gruppe dünner Menschen. Einem anderen Mythos zufolge stirbt man eher, wenn man dick ist. Natürlich ist es gefährlich, so dick zu sein, daß man nicht mehr aus dem Bett kommt, aber nach Forschungsergebnissen leben Menschen mit etwa 30 % Übergewicht tatsächlich am längsten.

Bei Übergewicht sollte man vernünftige Maßnahmen zur Gesunderhaltung anwenden, einschließlich regelmäßiger Bewegung (s. S. 74). Man sollte die Ratschläge für eine gesunde Ernährung (s. S. 88) befolgen und möglichst viel Obst und Gemüse essen und kohlenhydratreiche Lebensmittel auf etwa vier Portionen täglich beschränken. Man benötigt etwa 3 Teelöffel Fett pro Tag, vorzugsweise in Form von einfach gesättigtem Fett oder mehrfach ungesättigtem Pflanzenöl. Fruchtsäfte sollten gemieden werden, da dies den Blutzuckerspiegel erhöhen kann und zu Hypoglykämie und Heißhunger führt. Manchmal beruht Dicksein auf Nahrungsmittelunverträglichkeit.

Die homöopathische Behandlung ist konstitutionell ausgerichtet (s. S. 10-11). Als Hilfe bei der Auswahl des passenden Homöopathikums dient der *Materia-Medica*-Teil, dem die zweite Hälfte dieses Buches gewidmet ist.

SYMPTOME / ARZNEI

Man neigt dazu, bei Angst alles Eßbare anzuknabbern.	Arsenicum album
Fettleibigkeit im Alter	Aurum metallicum
Essen als Trostpflaster bei Angst und Depression	Calcium carbonicum
Essen lindert einen brennenden Schmerz im Magen.	Graphites
Gewichtszunahme in der Menopause	Lachesis
Man hat geringen Appetit und ist sehr naschhaft.	Lycopodium
Gewichtszunahme durch Streß	Natrium muriaticum
Man ist naschhaft und ißt bei Angst.	Kalium carbonicum
Verstärkter Hunger	Pulsatilla
Gewichtszunahme aufgrund hormoneller Veränderungen	Sepia
Übermäßiger Appetit wechselt ab mit Appetitverlust.	Sulfur

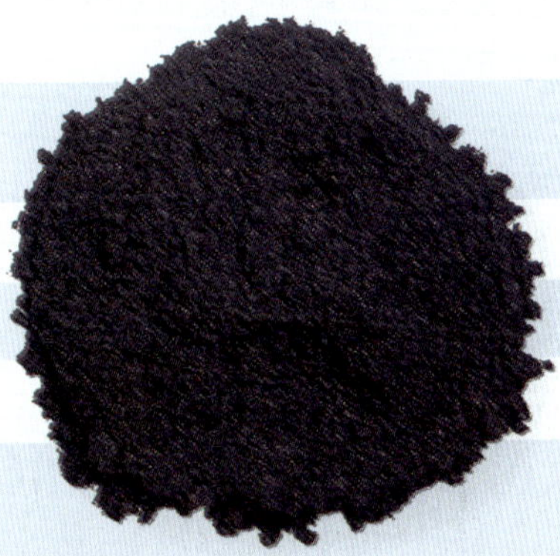

GRAPHITES

DOSIS

EINNAHME IN DER C30-POTENZ EINMAL WÖCHENTLICH ÜBER BIS ZU 8 WOCHEN.

KAPITEL 9

PSYCHISCHE PROBLEME

Zu den häufigsten Symptomen gehören Depressionen und Angst, aber die Bezeichnung „psychische Probleme" umfaßt auch viele Gefühle, wie Angst, Frustration, geringes Selbstwertgefühl und Schuldgefühle. Man kann diesen Schwierigkeiten gegenüber anfälliger sein, wenn man eine unglückliche Kindheit hatte, aber es gibt fast keine Frau, die nicht einmal im Laufe ihres Erwachsenenlebens psychischem Streß ausgesetzt ist.

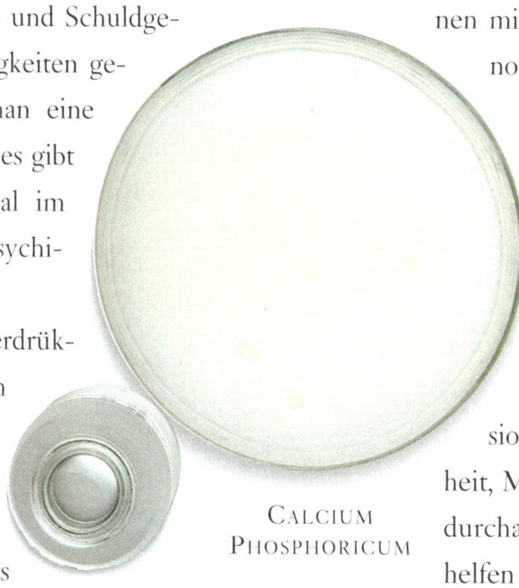

Calcium Phosphoricum

Seelische Probleme sind oft erdrükkend. Am einfachsten kann man sie erkennen und annehmen, wenn ein eindeutiges Ereignis vorausging, wie z. B. ein Trauerfall, Verlust des Arbeitsplatzes oder das Scheitern einer Ehe. Vielen Frauen fällt es alles andere als leicht, um Hilfe zu bitten, aber es ist wichtig, seine Gefühle nicht zu unterdrücken, da dies später zu Schwierigkeiten führen kann.

Einige Frauen haben zusätzlich Schwierigkeiten, mit einer Reihe psychischer Belastungen fertig zu werden, die bis zu einem gewissen Maß hormonabhängig sind. Sie können erheblichem seelischem Druck ausgesetzt sein, der bedingt ist durch u. a. schmerzhafte Regelblutungen, Schwangerschaft, Geburt oder die Menopause.

Die Homöopathie eignet sich gut zur Linderung psychischer Probleme. Symptommittel erweisen sich oft als hilfreich für die kleineren Höhen und Tiefen des Lebens. Eine Konstitutionsbehandlung wirkt natürlich viel umfassender. Ernste seelische Probleme sollten nur unter ärztlicher Überwachung homöopathisch behandelt werden. Wenn eine psychiatrische Erkrankung vorliegt, kann man immer noch unter den gleichen psychischen Problemen wie jede andere Frau leiden, und man wird feststellen, daß die Homöopathie bei den Problemen, die in diesem Kapitel besprochen werden, hilft. Homöopathische Mittel können mit anderen Medikamenten zusammen eingenommen werden, aber dies sollte man mit seinem Arzt besprechen.

DEPRESSION

Eine Depression ist eine normale Reaktion auf ein trauriges Ereignis oder auf eine Reihe von Mißgeschicken. Wenn man von den Symptomen einer leichten Depression betroffen ist, zu denen Niedergeschlagenheit, Müdigkeit oder Reizbarkeit gehören, läßt sich durchaus eine homöopathische Arznei finden, die helfen kann. Eine erstere Form der Depression erkennt man an Veränderungen des Appetits, Libidoverlust, Schlafstörungen und Selbstmordabsichten. Hier kann eine Konstitutionsbehandlung Hilfe bringen, doch ist auch medizinische Betreuung erforderlich.

ANGST

Angst ist eine völlig normale Empfindung. Sie kann von einem Gefühl leichter Unruhe bis hin zu äußerst großer Furcht reichen. Da Angst ein unangenehmes Gefühl ist, kann sie dazu anregen, die Ursache zu vermeiden oder zu beseitigen. Angst kann Besitz von den Gedanken ergreifen und oft zu dem irrationalen Gefühl führen, daß sich etwas Schlimmes ereignen wird. Angst kann Symptome, wie z. B. Herzrasen, Brustschmerzen, Muskelverspannung, Schwitzen und Erschöpfung, verursachen. Es ist wichtig, seine Symptome vollständig mit einem Arzt zu besprechen, da viele dieser Anzeichen auch auf eine körperliche Krankheit zurückzuführen sein können.

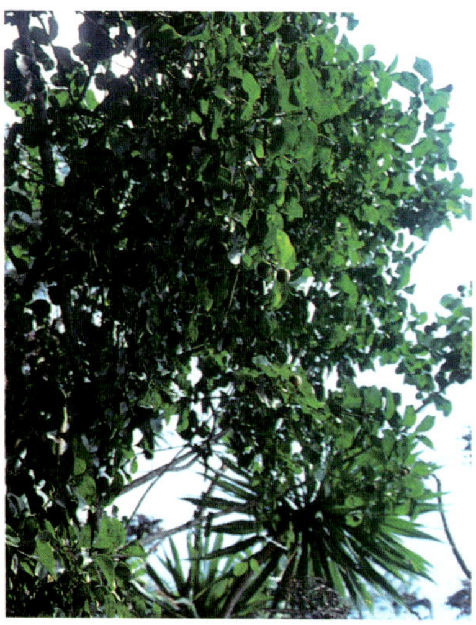

Einst von Schulmedizinern zur Appetitanregung verwendet, ist Nux vomica *zu einem wichtigen Homöopathikum geworden.*

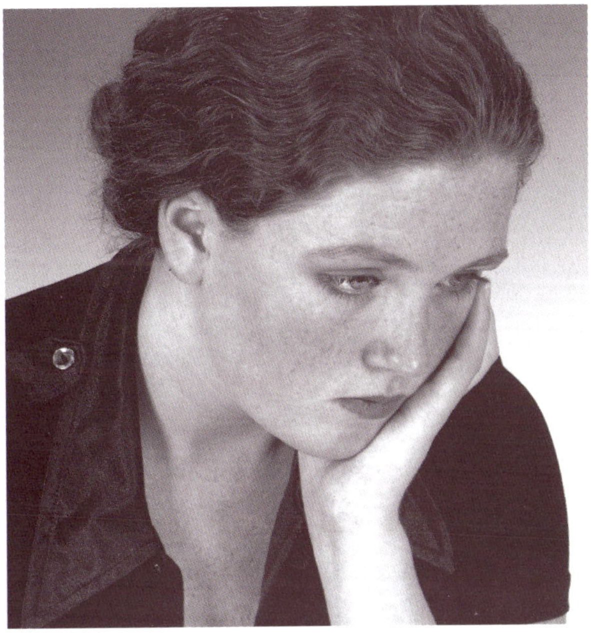

Angst ist ein unangenehmes Gefühl, das jedoch den Vorteil hat, daß man motiviert wird, die Ursache zu vermeiden oder zu beseitigen.

PANIKATTACKEN

Bei einer Panikattacke kommt es zu einer kurzen Phase intensiver Angst, in der man zu sterben oder seinen Verstand zu verlieren glaubt. Zunächst sind diese Attacken nicht vorhersehbar, aber irgendwann treten sie in Verbindung mit bestimmten Orten, wie z. B. einem überfüllten Bus, auf. Zu den körperlichen Symptomen gehören Angst und insbesondere übersteigerte Atmung (Hyperventilation). Diese läßt sich oft überwinden, wenn man für einige Minuten in eine Papiertüte aus- und einatmet.

AKUTE BELASTUNGSREAKTION

Diese Form der Angst tritt entweder sofort nach einem schrecklichen Ereignis oder einige Monate danach auf. Solche Ereignisse können sein: Naturkatastrophen, schwere Unfälle, Vergewaltigung und andere gewaltsame Übergriffe. Zu den Symptomen gehören Schuldgefühle, Träume oder wiederkehrende Erinnerungen an das Ereignis und ein Gefühl der Isolation. Die Homöopathie erweist sich bei der Behandlung von Panikattacken und akuten Belastungsreaktionen oft als geeignet, weil die Vorstellung, daß man seit einem Ereignis nicht mehr der gleiche Mensch ist oder nicht mehr normal empfindet, eindeutig auf ein bestimmtes Mittel hinweisen kann. Einige davon werden in diesem Kapitel besprochen.

PHOBIE

Der Begriff Phobie bedeutet „Furcht", wird aber im allgemeinen zur Beschreibung einer andauernden und unerklärlichen Angst vor etwas verwendet. Dabei kann es sich um einen Gegenstand, ein Tier oder eine Situation handeln. Sehr häufig tritt eine Angst vor Spinnen oder Schlangen auf. Dieses Merkmal kann bei der Bestimmung des Konstitutionsmittels sehr nützlich sein. Eine Phobie wird erst dann zum Problem, wenn sie das Alltagsleben beeinträchtigt. Dann ist im allgemeinen fachmännische Behandlung nötig (s. S. 129).

ESSSTÖRUNGEN

Das Verhältnis von Frauen zur Nahrung ist sehr vielschichtig. Essen ist längst keine Überlebensfrage mehr, sondern wurde zu einem gesellschaftlichen Ereignis. Die meisten Mahlzeiten werden von Frauen zubereitet. Es wird erwartet, daß eine Frau gut kochen kann und auch ihre Kinder umsorgt, indem sie sie in ihrer Rolle als „gute Mutter" mit ausreichenden und abwechslungsreichen Speisen versorgt. Die Zubereitung von Mahlzeiten ist daher eng damit verknüpft, wie eine Frau über ihre Rolle im Leben denkt und welchen Wert sie sich beimißt.

Auf persönlicher Ebene kann sich bei Frauen alles nur noch ums Essen drehen. Es ist daher nicht weiter verwunderlich, daß Frauen oft nach Eßbarem greifen, wenn sie deprimiert sind oder Trost brauchen.

Übergewicht ist nicht nur das Ergebnis von übermäßigem Essen. Es kann auch durch zuviel Abnehmen entstehen. Man hat festgestellt, daß ein strenges Kalorienlimit zu so guter Verwertung der Nahrung führt, daß eine normale Kalorienaufnahme nach einer Diät von einer Gewichtszunahme begleitet ist. Erschwerend kommt der gesellschaftliche Druck hinzu, dünner zu sein, als es vernünftig oder gesund ist.

Anorexia nervosa und Bulimia nervosa sind Eßstörungen, die anscheinend immer häufiger auftreten. Bei der Anorexie besteht eine übermäßige Furcht vor dem Dicksein, daher wird Essen vermieden. Es kommt zu einem erheblichen, manchmal tödlich endenden Gewichtsverlust. Bei der Bulimie folgt auf Phasen übermäßigen Essens selbst herbeigeführtes Erbrechen. Obwohl an Bulimie

Erkrankte oft beinahe Normalgewicht haben, können sie ihr Leben durch Wasserentzug gefährden. Der Kaliumverlust kann Schwäche verursachen. Manchmal wird die Diagnose von Zahnärzten gestellt, da das wiederholte Erbrechen des Mageninhalts die Zähne schädigen kann. Homöopathika können bei Eßstörungen nützlich sein, aber Anorexie und Bulimie sollten nur unter ärztlicher Aufsicht behandelt werden (s. S. 120 und 122).

SUCHTMITTEL

Eine Droge ist eine chemische Substanz, die die Körperfunktionen und/oder den Verlauf einer Krankheit verändern kann. Solche Substanzen sind in Tee, Kaffee, Alkohol und Zigaretten enthalten und werden von gestreßten Menschen oft im Übermaß konsumiert. Medikamente mit entspannender Wirkung werden zunehmend zur Erho-

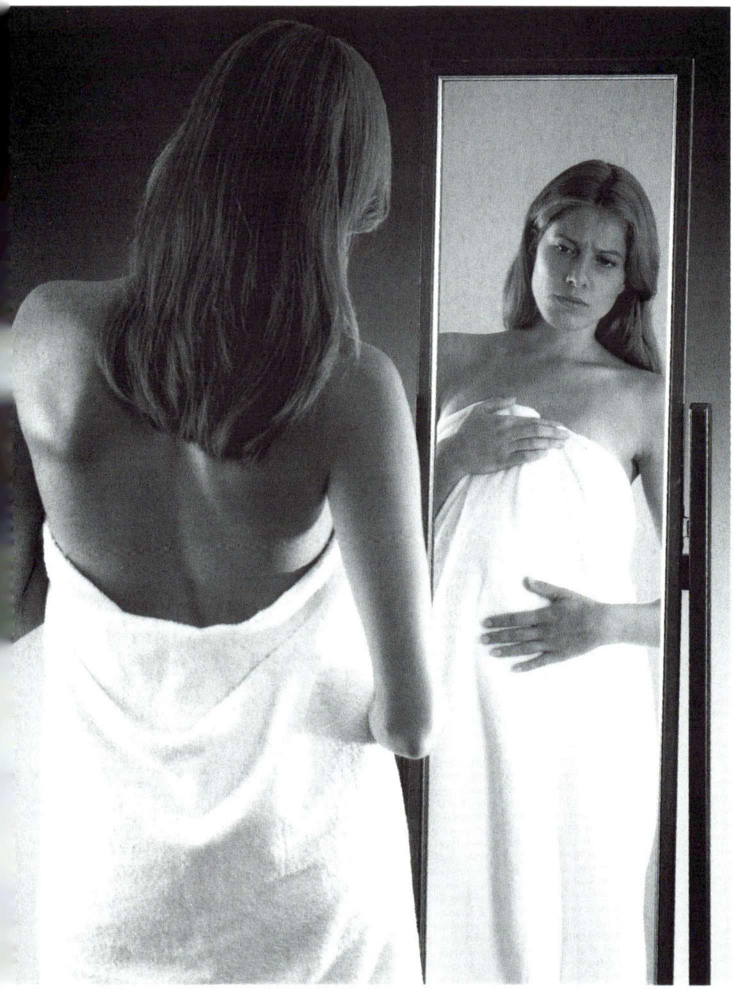

Bei der Anorexie kann extreme Angst vor dem Dicksein einen verzerrten Eindruck der äußeren Erscheinung entstehen lassen.

ABHÄNGIGKEIT VON

Auf der Suche nach Hilfsmitteln, die die alltäglichen Belastungen erleichtern können, greifen viele Leute zu Koffein, Alkohol und Zucker. Diese mögen in kleinen Mengen durchaus günstig wirken, können aber in größeren Mengen die Gesundheit schädigen.

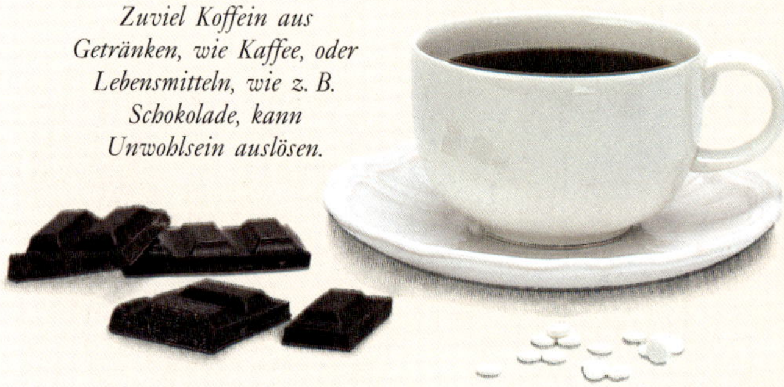

Zuviel Koffein aus Getränken, wie Kaffee, oder Lebensmitteln, wie z. B. Schokolade, kann Unwohlsein auslösen.

KOFFEIN

Enthalten in Kaffee, Schwarztee, Cola, Schokolade und einigen Schmerztabletten

VORTEILE

- Vermindert die Müdigkeit, fördert die Konzentration.
- Kann Asthma lindern.
- Verstärkt die Wirkung von Schmerzmitteln.
- Mineralstoffe, wie z. B. Magnesium und Fluorid, kommen auch im Tee vor.

NACHTEILE

- Koffein kann Angst, Panikattacken, Nervosität, Depression, Reizbarkeit und Schlaflosigkeit verursachen.
- Zittern und Herzrasen können auftreten.
- Es kann zu Verdauungsstörungen, Durchfall und erhöhtem Cholesterinspiegel führen.
- Wird Koffein mit den Mahlzeiten eingenommen, können Eisen- und Zinkmangel entstehen.
- Migräne oder Entzugskopfschmerzen
- Kribbeln in den Beinen kann vor allem nachts als Nebenwirkung auftreten.
- Brustschmerzen oder Brustspannen
- Koffein kann bei Babies Unruhe auslösen, wenn man stillt.

SELBSTHILFE: Wenn Sie meinen, daß Ihnen weniger Koffein gut täte, reduzieren Sie es ganz allmählich, um Kopfschmerzen zu vermeiden.

GENUSSMITTELN

ALKOHOL

Nahezu jedes Organ im Körper kann geschädigt werden, wenn man regelmäßig mehr als drei Einheiten Alkohol täglich trinkt. Eine Einheit Alkohol entspricht einem Glas Tafelwein, einem kleinen Glas Sherry, 0,25 l Bier oder einem Schnapsglas Spirituosen.

VORTEILE

- Die Wahrscheinlichkeit einer Osteoporoseerkrankung, eines Herzleidens und eines Schlaganfalls kann vermindert werden, wenn man ein oder zwei Einheiten Alkohol täglich trinkt, mehr jedoch erhöht das Risiko. Bei Herzerkrankungen hat Wein eine positivere Wirkung als Bier oder Spirituosen.

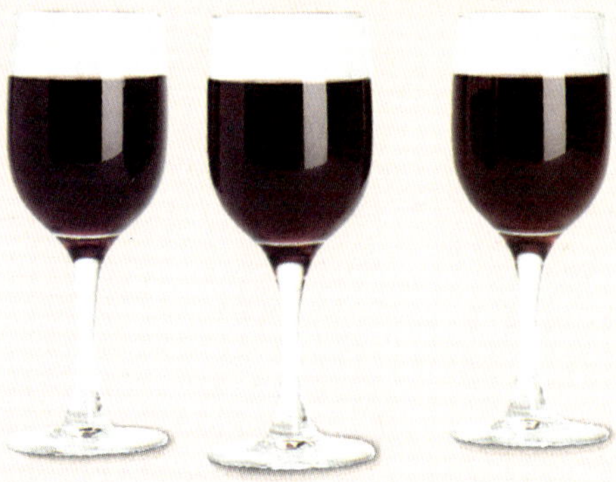

Wenn man täglich mehr als drei Einheiten Alkohol trinkt, sollte man seinen Alkoholkonsum baldmöglichst reduzieren.

NACHTEILE MÄSSIGEN TRINKENS

- Übergewicht: Die in Alkohol enthaltenen Kalorien werden leicht in Fett umgewandelt.
- Nährstoffdefizite: Der Körper benötigt mehr Vitamine und Mineralstoffe.
- Brustkrebs, Bluthochdruck: Das Risiko wird bei mehr als einem alkoholischen Getränk am Tag erhöht.
- Panikattacken können bei dafür anfälligen Menschen durch Alkohol ausgelöst werden.
- Nach der Aufnahme von Alkohol kommt es häufiger zu Hitzeattacken.

TIPS ZUM EINSCHRÄNKEN DES ALKOHOLKONSUMS

- Wöchentlich zwei alkoholfreie Tage einlegen.
- Durst erst durch ein alkoholfreies Getränk löschen.
- Alkoholische Getränke verdünnen; langsam trinken.
- Nehmen Sie keinen „Gute-Nacht-Drink" zu sich; versuchen Sie es mit einem alkoholfreien Cocktail.
- Über seine Alkoholeinheiten sollte man Buch führen. Essen Sie gesund, lassen Sie keine Mahlzeit aus, und ersetzen Sie nie eine Mahlzeit durch Alkohol.
- Anstelle von Abenden in der Kneipe sollte ein Hobby, eine Sportart, etc. treten.

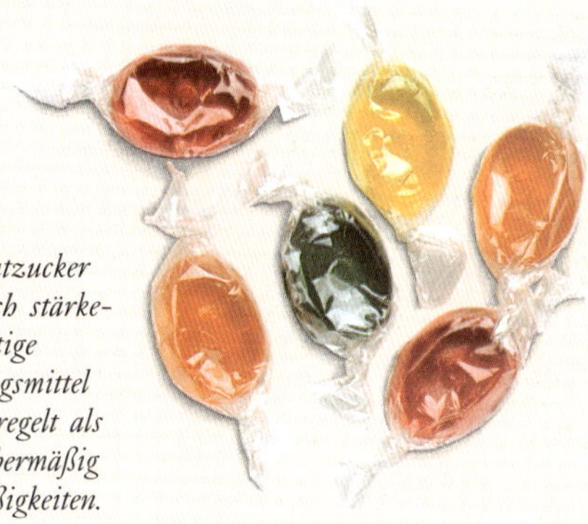

Der Blutzucker wird durch stärkehaltige Nahrungsmittel besser geregelt als durch übermäßig viele Süßigkeiten.

ZUCKER

Zucker wirkt beruhigend, möglicherweise durch Serotoninerhöhung, das im Gehirn wie ein Beruhigungsmittel wirkt. Zucker wird am besten in Form von Stärke zugeführt, die der Körper dann in Zucker aufspaltet.

VORTEILE

- Linderung des prämenstruellen Syndroms: regelmäßige Mahlzeiten oder stärkehaltige Zwischenmahlzeiten bekommen vielen Frauen gut. Fett und Eiweiß sollten nicht zusammen gegessen werden.

NACHTEILE

- Schlechte Blutzuckerregulierung und Übergewicht; beides bekommt man größtenteils durch stärkehaltige Nahrungsmittel anstelle von Zucker in den Griff.

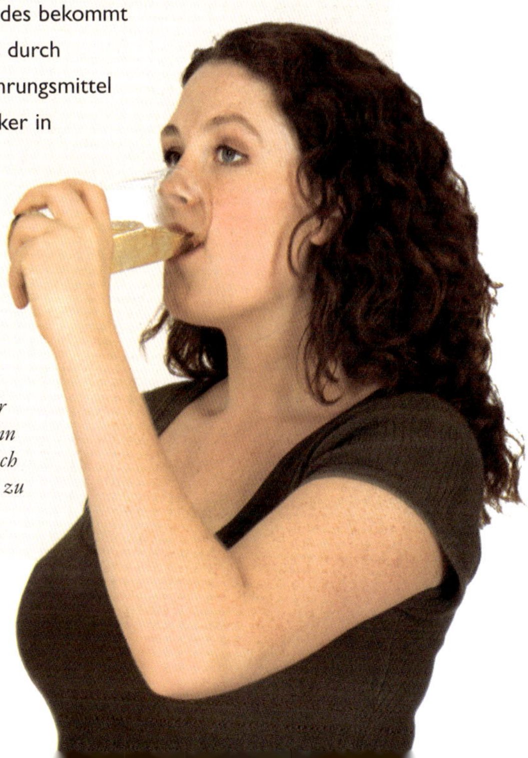

Man kann seinen Alkoholkonsum unter Kontrolle halten, wenn man abwechselnd auch alkoholfreie Getränke zu sich nimmt.

Anorexia nervosa

Magersucht

Diese ernste Erkrankung tritt im allgemeinen – wenn auch nicht immer – bei Teenagern auf, die fürchten, zu dick zu werden, und eine verzerrte Wahrnehmung von ihrem eigenen Körperbild entwickeln. Tatsächlich weisen die Betroffenen zu Beginn der Erkrankung oft Normalgröße und Normalgewicht auf. Anorexia nervosa ist durch einen raschen Gewichtsverlust gekennzeichnet und führt zu körperlicher Schwäche und allgemeiner Apathie. Während der Erkrankung kommt es oft zu unregelmäßigen Monatsblutungen, die sogar vollständig aussetzen können.

Es ist wichtig, sobald wie möglich nach Ausbruch der Erkrankung ärztliche Hilfe zu suchen. Bei einigen an Anorexia nervosa Erkrankten ist eine Krankenhauseinweisung zur Behandlung erforderlich.

Symptome	Arznei
Fast vollständige Ablehnung von Speisen und Getränken Neigung zu Übergewicht bei Beginn der Erkrankung Neigung zu Sentimentalität; Abneigung gegen Berührung Man ist mürrisch, traurig und weinerlich.	Antimonium crudum
Für ängstliche und nervöse Menschen, die reizbar oder melancholisch und lärmüberempfindlich sind Übelkeit und ständiges Gähnen Verlangen nach Alkohol	Asarum europaeum
Nach vollständigem Appetitverlust werden Lippen und Zunge sehr trocken. Es folgt Verstopfung mit hartem, trockenem Stuhl. Man erträgt keinerlei Störung oder Bewegung und will in Ruhe gelassen werden. Bei Störung reagiert man gereizt, ärgerlich und nervös.	Bryonia alba
Für große, meist schlanke Frauen; Erkrankung folgt oft auf Kummer oder eine unglückliche Beziehung. Man beklagt sich über kolikartige Leibschmerzen beim Versuch zu essen.	Calcium phosphoricum
Die Anorexie folgt auf eine schwächende Krankheit. Fahles und graues Aussehen, Gedächtnisschwäche und langsames Denken Nach der kleinsten Menge an Speisen oder Getränken Völlegefühl im Magen, der unter Blähungen sehr aufgetrieben sein kann	Carbo vegetabilis
Völlige Ablehnung des Anblicks oder Geruchs von Speisen; helles Licht und Lärm werden unerträglich. Die Krankheit bricht oft nach Kummer aus.	Colchicum
Man ist eingeschnappt und verachtet alles. Anhaltende Übelkeit, die durch Erbrechen nicht gebessert wird Saubere Zunge trotz Erbrechens Es kann zu übermäßigem Speichelfluß kommen.	Ipecacuanha
Der kleinste Appetit verschwindet beim Essen des ersten Bissens, vor allem bei kaltem Essen. Neigung zu großer Ängstlichkeit und Weinerlichkeit; man erträgt keinen Widerspruch. Verschlimmerung der Symptome zwischen 16 und 20 Uhr Die Erkrankung folgt auf Furcht oder Ärger.	Lycopodium
Die Anorexie beginnt nach Kummer, Furcht oder übermäßigem Ärger. Ablehnung von Hilfe oder Trost Furchtbare Kopfschmerzen, die am Tag einsetzen und am frühen Abend nachlassen Taubheitsgefühl und Prickeln der Zunge Akne und fettige Haut	Natrium muriaticum
Das Essen wird erbrochen, sobald es den Magen erreicht hat. Passendes Mittel für große, schlanke, sensible, kreative Frauen, die überempfindlich auf Licht, Lärm und Gerüche reagieren Man ist unruhig und zappelig. Große Schwäche und Kräfteverlust	Phosphorus

Angst, daß das Essen giftig ist; große Unruhe, Angst und Furcht, vor allem nachts Schwindel beim Gehen oder Stehen	Rhus toxicodendron
Übelkeit wird durch Kochgerüche hervorgerufen. Neigung, sehr leicht in Ohnmacht zu fallen Man ist sehr traurig und weinerlich, gleichgültig gegenüber Familie und Freunden, aber man fürchtet sich vor dem Alleinsein. Ständiges Gefühl der Leere im Magen, das sich durch Essen nicht bessert	Sepia
Völliger Appetitverlust mit saurem Aufstoßen und starker Übersäuerung des Magens Ungesunde Haut mit Akne und Jucken, das sich durch Kratzen oder Waschen verschlimmert Egoismus, Reizbarkeit und Streitsucht Gefühl der Schwäche, das am Vormittag am schlimmsten ist Sehr druckempfindlicher Unterleib	Sulfur

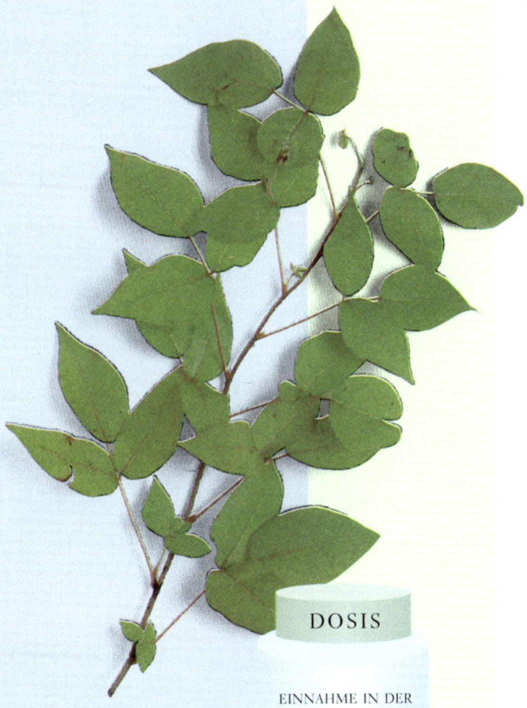

RHUS RADICANS (GIFTSUMACH) (RHUS TOXICODENDRON)

DOSIS

EINNAHME IN DER C6-POTENZ 3 X TÄGLICH, BIS ANHALTENDE BESSERUNG EINTRITT.

Arzneimittel- und Drogenmißbrauch

Drogenmißbrauch ist ein wachsendes Problem, egal ob es sich um illegale Designerdrogen handelt, die einen „Kick" auf einer Party erzeugen, oder verschriebene Medikamente, die z. B. Schlaflosigkeit oder die Auswirkungen von extremem Streß bekämpfen sollen. Leider können viele dieser Medikamente schwere Nebenwirkungen haben und zur Gewöhnung führen, so daß immer höhere Dosen eingenommen werden müssen, um die gleiche Wirkung zu erzielen. Einige Medikamente führen zur Abhängigkeit. Der körperliche und geistige Verfall der Süchtigen bricht Freunden und Angehörigen das Herz. Qualifizierte ärztliche Hilfe ist lebenswichtig, sobald das Problem bekannt wird. Die gleichzeitige Verwendung der folgenden homöopathischen Mittel kann bei der Behandlung dieser unglücklichen Menschen zusätzlich hilfreich sein.

DOSIS

EINNAHME IN DER C12-POTENZ 3 X TÄGLICH, BIS EINE BESSERUNG ERKENNBAR IST. BEI BEDARF DIE BEHANDLUNG WIEDERHOLEN.

SYMPTOME / ARZNEI

Schnelle Abhängigkeit von Genußmitteln Man ist mürrisch, schlaflos und möchte seine Ruhe haben.	Capsicum
Apathie Sehr feiner Geruchssinn Verlangen nach Stimulantien und Tabak	Acidum carbolicum
Unkontrolliertes Lachen Abneigung gegen jegliches Essen, Verlangen nach schwarzem Kaffee Hysterie	Moschus
Meistverwendetes Mittel bei Arzneimittel- und Drogenmißbrauch Man ist reizbar, kann helles Licht oder Lärm nicht ertragen. Krittelei Häufige Magenverstimmungen	Nux vomica
Sehr sensibel Stark beschäftigt mit sexuellen Problemen Verlangen nach Tabak und anderen Genußmitteln	Staphysagria

Bulimia nervosa

Eß-Brechsucht

Bei dieser Erkrankung besteht ein ständiges Verlangen nach Essen. Große Mengen werden hinuntergeschlungen, oft ohne wahrzunehmen, was es ist. Der gesamte Vorgang des Essens wird krankhaft. Auf die Eßanfälle folgt häufig Erbrechen oder Abführmitteleinnahme, so daß es zu keiner Gewichtszunahme kommt. Leider wird durch den einsetzenden Verlust an Körperflüssigkeit auch der Mineralstoffhaushalt des Körpers gestört. Diese Erkrankung ist genauso schwerwiegend wie Anorexia nervosa. Man sollte ärztlichen Rat einholen, da die Ursache häufig ein tieferes psychisches Problem ist (s. S. 120).

Symptome	Arznei
Verlangen nach Unverdaulichem, wie z. B. Kreide, getrockneten Lebensmitteln und Kaffeesatz; Kartoffeln jedoch werden abgelehnt. Frauen mit dunklem Teint und schlankem Körperbau, die gewöhnlich fröhlich sind, aber dazu neigen, sich um ihre Gesundheit zu sorgen Alle Körperfunktionen sind träge.	Alumina
Man kann überempfindlich, schwach und blaß sein und sofort nach dem Essen, häufig auch nachts – gewöhnlich nach Mitternacht – erbrechen. Abneigung gegen saure Speisen; Unverträglichkeit von Eiern Das leiseste Geräusch ist unerträglich.	Ferrum metallicum
Trotz Bärenhunger und regelmäßigem Essen nimmt man nicht zu. Besorgnis und Angst treten ein, wenn man nicht ißt. Furcht vor Menschen und gesellschaftlichen Ereignissen; man verzweifelt am Leben.	Iodum
Mit den ersten Bissen wächst der Hunger; man ist aber nach wenigen Happen satt. Starke Blähungen Geistig hellwach, aber körperliche Schwäche, die von 16 bis 20 Uhr am schlimmsten ist Man ist mürrisch, gereizt und schnell verärgert.	Lycopodium
Verlangen nach sauren Dingen und nach Limonade; wahnsinniger Durst Große Reizbarkeit und Nervosität; man kann dünn und energielos sein. Die Haut fühlt sich kalt an, verträgt jedoch keine Bedeckung.	Secale cornutum
Man ißt sehr schnell und stopft das Essen förmlich in den Mund. Verschlechterung der Symptome gegen Mittag, wenn man sich sehr schwach und kraftlos fühlt Beine und Füße sind ständig in Bewegung. Man fühlt sich nach dem Genuß von Wein allgemein schlechter.	Zincum metallicum

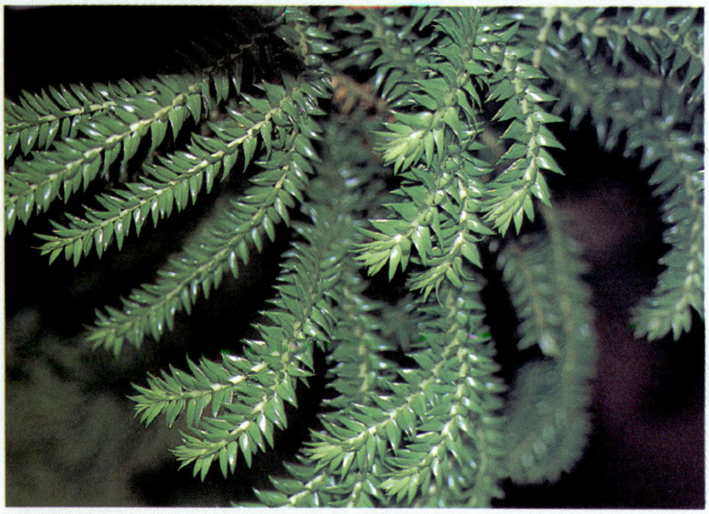

Hungergefühle, die nach wenigen Bissen in ein unangenehmes Völlegefühl umschlagen, können durch Lycopodium *gelindert werden.*

DOSIS

EINNAHME IN DER C12-POTENZ 3 X TÄGLICH, BIS BESSERUNG EINTRITT. DANACH EINNAHME BEIM ERSTEN ANZEICHEN EINES RÜCKFALLS.

Alkoholmißbrauch

Nach einem harten Arbeitstag empfinden viele Frauen ein alkoholisches Getränk als entspannend. Sofern es dabei bleibt, ist übermäßiger Alkoholgenuß ausgeschlossen. Es ist jedoch sehr leicht, diesem einen Getränk zwei oder mehrere folgen zu lassen. Es kann sich ein Verhaltensmuster entwickeln, bei dem man ein alkoholisches Getränk zur Entspannung braucht. Dann spricht man von Alkoholmißbrauch. Mitunter kann ein tüchtiger Kater manche Frauen von künftigem übermäßigem Alkoholgenuß abschrecken, aber das trifft nicht für alle zu, daher können sich einige der folgenden homöopathischen Mittel als nützlich zur Symptomlinderung erweisen. Wenn der Alkoholmißbrauch ernste Formen annimmt, sollte man sich umgehend in ärztliche Behandlung begeben.

Symptome / Arznei

Symptome	Arznei
Man ist reizbar und mürrisch oder traurig und weinerlich und findet Berührung unerträglich. Heftige Kopfschmerzen und Magenverstimmung nach übermäßigem Alkoholgenuß, v. a. von Wein	Antimonium crudum
Gefühl, als ob der Magen brennt, was Angst, Reizbarkeit und Unruhe auslöst Verdauungsbeschwerden, häufig begleitet von Durchfall	Arsenicum album
Starkes Verlangen nach alkoholischen Getränken Überempfindlichkeit auf äußere Reize Man fühlt sich besser nach Waschen mit kaltem Wasser.	Asarum europaeum
Übelkeit und Erbrechen nach übermäßigem Alkoholgenuß; das Erbrochene ist grün und säuerlich. Große Niedergeschlagenheit und Apathie	Carduus marianus
Traurig und reizbar; man möchte in Ruhe gelassen werden, um zu trinken und zu rauchen.	Coca
Vorliebe für sprudelnde, alkoholische Getränke Der Geruch von Speisen verursacht Übelkeit. Es kommt zu Kopfschmerzen mit Verschlimmerung am Spätnachmittag und Abend.	Colchicum
Traurig und zänkisch, duldet keinen Widerspruch, Arbeitsunlust Augenschmerzen bei hellem Licht; beim Hinlegen oder Umdrehen im Bett treten Schwindelgefühle auf.	Conium maculatum
Man übt eine sitzende Tätigkeit aus, ist dünn, reizbar, ungeduldig, ärgerlich und gehässig. Besorgnis um die eigene Gesundheit; Überempfindlichkeit gegen Geräusche, Gerüche, Licht und Musik Ständige Übelkeit mit dem Gefühl, daß richtiges Erbrechen guttun würde Verdauungsbeschwerden gleich nach dem Essen, die zu Druckempfindlichkeit des Bauches führen	Nux vomica
Kater mit Gliederschmerzen im ganzen Körper, vor allem in der Brust Die Augen sind wie vernebelt. Die Haut brennt und juckt.	Ranunculus bulbosus
Verlangen nach alkoholischen Getränken, die jedoch zu schweren, rechtsseitigen Kopfschmerzen führen mit Rülpsen und sauer schmeckendem Erbrechen Abneigung gegen den Geruch von Kaffee	Acidum sulfuricum

DOSIS

EINNAHME IN DER C30-POTENZ ALLE 2 STUNDEN, BIS MAN BESSERUNG VERSPÜRT.

Angst

Angst ist normal, kann aber zum Problem werden, wenn sie den Alltag beeinträchtigt. Wenn man feststellt, daß man sich ständig Sorgen macht, wenn man unter Schlafstörungen leidet, könnte der regelmäßige Besuch von Entspannungskursen oder das Erlernen von Yoga dabei helfen, seine Gedanken unter Kontrolle zu bekommen. Ausdauersport kann beim Spannungsabbau helfen und regt die Freisetzung von Endorphinen, den Glückshormonen des Körpers, an (vgl. „Erschrecken" und „Panik", S. 127 und 128).

Symptome	Arznei
Große Angst und Unruhe Furcht, daß etwas geschehen wird Verschlimmerung gegen Mitternacht	Arsenicum album
Besorgnis und Angst vor der Zukunft Man gibt die Hoffnung auf Besserung auf. Reizbar und der Wunsch, in Ruhe gelassen zu werden	Bryonia alba
Dunkle Ahnung gegen Abend; Angst, den Verstand zu verlieren	Calcium carbonicum
Furcht, daß andere diese geistige Verwirrung bemerken Traurige Geschichten gehen einem sehr nahe. Furcht, daß etwas geschehen wird Tiefes Mitgefühl für das Leid anderer	Causticum
Angst vor Neuem, Sorge um die Gesundheit, Konfliktangst, berufliche Sorgen, Abneigung gegen Gesellschaft, aber das Bedürfnis, jemanden im Zimmer nebenan zu haben Lampenfieber	Lycopodium
Ungeheuere Besorgnis um die Gesundheit und Angst vor einer schweren Krankheit Man ist vor allem morgens reizbar und mürrisch.	Acidum nitricum
Zahlreiche Ängste, vor allem vor Gewittern, schlimmen Ereignissen oder vor der Dunkelheit Man ist sehr schreckhaft. Bedürfnis nach Gesellschaft; Mitgefühl mit anderen	Phosphorus
Angst, allein gelassen zu werden; Sicherheitsbedürfnis Man ist schnell den Tränen nahe. Höhenangst; Angst, eingeschlossen zu werden; Angst vor der Dunkelheit und vor Räubern	Pulsatilla
Pessimismus, Zukunftsangst Angst vor Armut, Krebs oder Versagen Große Angst in der Nacht	Psorinum
Sowohl psychische als auch physische Unruhe Sorge um die Kinder Man ist abergläubisch und befürchtet, jemanden versehentlich zu töten.	Rhus toxicodendron
Sorge um die Gesundheit, Angst vor der Zukunft, vor Unfällen oder Krankheiten in der Familie Geringes Selbstvertrauen	Sulfur

DOSIS

EINNAHME IN DER C30-POTENZ ALLE 2 STUNDEN, BIS ZU 6 GABEN, BIS SICH DIE ANGST BESSERT.

Konzentrationsstörungen

Mit zunehmendem Alter scheint es schwieriger zu werden, sich auf ein bestimmtes Problem zu konzentrieren. Der Geist ist nicht mehr so wie in jüngeren Jahren zu anhaltender Anstrengung fähig. Die Unfähigkeit zur Konzentration ist ein natürliches Symptom des Alterungsprozesses und gibt als solches keinen Grund zu unnötiger Sorge.

SYMPTOME	ARZNEI
Man ist vergeßlich, leicht reizbar und depressiv.	Ichthyolum
Es fällt einem schwer, die Gedanken zu sammeln.	Iridium
Man hat Mühe, ein längeres Gespräch zu führen.	Medorrhinum
Man kann sich nicht lange konzentrieren. Schlechte Koordination	Onosmodium
Mangelnde Selbstbeherrschung, nachlassende Konzentrationsfähigkeit	Opium
Man kann sich nicht konzentrieren, was ein Gefühl der Mutlosigkeit hervorruft. Großes Bedürfnis nach der Gesellschaft anderer	Skatol
Müdigkeit und Unfähigkeit, klar zu denken	Terebinthina

DOSIS

EINNAHME IN DER C6-POTENZ 3 X TÄGLICH ÜBER 5 TAGE, DANN BEI BEDARF WIEDERHOLEN.

Mangelndes Selbstvertrauen

Ein Mangel an Selbstvertrauen verwandelt einen fähigen und kompetenten Menschen in eine negative Person, die grundlos daran zweifelt, alltägliche Aufgaben ausführen zu können. Schlimmstenfalls wird erst gar kein Versuch unternommen, neue Aufgaben anzugehen.

SYMPTOME	ARZNEI
Abneigung gegen Arbeit und unwiderstehliches Bedürfnis zu fluchen Mangelndes Vertrauen sowohl in sich selbst als auch in andere	Anacardium
Angst vor Qualen und Versagensgefühle Man ist impulsiv und gehetzt, mit dem Gefühl, daß die Zeit sehr langsam vergeht.	Argentum nitricum
Man hat das Gefühl, daß einem niemand etwas zutraut. Ein Gefühl der Wertlosigkeit tritt auf.	Aurum metallicum
Verlust des Selbstvertrauens bei einer bestimmten Aufgabe	Barium carbonicum
Geistesabwesenheit, Reizbarkeit und Unentschlossenheit; man kann auch recht furchtsam werden.	Calcium silicium
Mutlosigkeit, Durchfall vor einem Ereignis Furcht vor öffentlichem Auftreten und vor dem Verlust der Selbstbeherrschung	Gelsemium
Verlust des Selbstvertrauens führt zu Melancholie und Furcht, alleine gelassen zu werden.	Lycopodium

DOSIS

EINNAHME IN DER C30-POTENZ 3 X TÄGLICH ÜBER 4 TAGE, DANN EINNAHME BEI BEDARF IN 3 GABEN TÄGLICH, BIS ANHALTENDE BESSERUNG EINTRITT.

Klinische Depression

Es ist normal, von Zeit zu Zeit angesichts bestimmter Ereignisse im Leben deprimiert zu sein. Diese leichte Unzufriedenheit ist von kurzer Dauer, nicht schwerwiegend und beeinträchtigt das Verhältnis zu anderen Menschen nur leicht. Bei der klinischen Depression handelt es sich um eine ernste Erkrankung, die fachmännischer Behandlung bedarf. Sie kann Wochen oder Monate anhalten. Die Symptome werden manchmal lange nicht bemerkt und können mit mangelndem Selbstbewußtsein, zunehmender Apathie und Teilnahmslosigkeit beginnen.

Die Symptome einer klinischen Depression sind morgens nach dem Aufwachen schlimmer und bessern sich im Laufe des Tages. Schlafstörungen, vor allem frühmorgendliches Erwachen, treten häufig auf und sind begleitet von Apathie, Konzentrationsmangel, mangelnder Libido, Appetitverlust (manchmal tritt auch das Gegenteil ein), Verstopfung und möglicherweise Krankheitssymptomen in anderen Körperbereichen. Dabei handelt es sich um psychosomatische Symptome ohne körperliche Ursache, aber für den Betroffenen können sie so schlimm sein, daß sie bis zum Selbstmordversuch führen.

Eine Depression kann das Leben der Erkrankten ernsthaft stören und ihr Verhältnis zu anderen Menschen beeinträchtigen. Die folgenden homöopathischen Mittel sollten nur in leichten Fällen von Depression verwendet werden. Die Patientin sollte sorgfältig auf jede Verschlechterung hin beobachtet werden.

Ärztliche Hilfe ist außer in den leichtesten Fällen immer notwendig, obwohl homöopathische Arzneien gleichzeitig gegeben werden können (vgl. „Angst", S. 124).

SYMPTOME	ARZNEI
Nach Musikhören erhebliche Verschlimmerung der Gefühle Angst vor dem Ausgehen, vor Menschenansammlungen, vor dem Überqueren der Straße und vor dem Tod; das Leben wird durch diese Ängste unerträglich. Man ist ängstlich, unruhig und gehetzt.	Aconitum
Man fühlt sich sehr elend und bildet sich alle möglichen Krankheiten ein. Starke Neigung und Bedürfnis zu fluchen Gedächtnisschwäche Man ist schnell beleidigt. Fast vollständiger Verlust an Selbstvertrauen	Anacardium
Starke geistige Unruhe verbunden mit großer Verzweiflung und Angst, vor allem vor dem Tod Man ist der Meinung, daß keine Behandlung hilft. Die schlimmste Zeit reicht von Mitternacht bis 3 Uhr morgens	Arsenicum album
Das Leben widert einen an. Man denkt an Selbstmord. Lärmüberempfindlichkeit Man duldet nicht den kleinsten Widerspruch. Depression durch Kummer und enttäuschte Liebe	Aurum metallicum
Traurigkeit und Hoffnungslosigkeit; der kleinste Anlaß führt zum Tränenausbruch. Hilfreich für Frauen mit dunklen Haaren und Augen, die feinfühlig und sensibel sind. Depression nach Kummer, Schlaflosigkeit und plötzlichen Gefühlsausbrüchen	Causticum
Man ist verzweifelt, auch melancholisch, und leidet Qualen. Die Periode kann aussetzen.	Helleborus niger
Man ist nervös und sensibel, regt sich leicht auf und ist schnell gekränkt. Gefühl der psychischen Erschöpfung Man steckt voller Widersprüche und lacht z. B. bei schlechten Nachrichten. Weinerlichkeit mit sehr raschen Stimmungsumschwüngen.	Ignatia
Unmittelbar nach dem Aufwachen ist die schlechteste Zeit. Kein Bedürfnis nach Gesellschaft Man ist deprimiert, aber auch reizbar, und redet unaufhörlich. Man lehnt Berührung oder enge Kleidung ab.	Lachesis

Symptome	Arznei
Sehr starke Depression Man ist überzeugt, an einer unheilbaren Krankheit zu leiden. Man ist furchtsam und tränenüberströmt und gleichgültig gegenüber dem, was andere für einen tun. Man fühlt sich gehetzt und meint, das Leben sei planlos.	Lilium tigrinum
Tiefe Traurigkeit beim Aufwachen Verlust des Selbstvertrauens Furcht vor dem Alleinsein Schlimme Befürchtungen Die Zeit zwischen 16 und 20 Uhr ist am schlimmsten. Körperliche Schwäche	Lycopodium
Tiefe Traurigkeit Die Depression entsteht durch eine chronische Krankheit. Jeder Trost macht die Dinge nur noch schlimmer. Man ist reizbar und bricht leicht in Tränen aus. Man träumt, daß jemand einbricht.	Natrium muriaticum
Nach dem Anhören flotter Musik tritt ein Gefühl der Traurigkeit ein. Trübsinnig, reizbar; Unlust, zu sprechen oder zuzuhören. Man hat genug vom Leben. Die Erkrankung folgt häufig einer alten Kopfverletzung.	Natrium sulfuricum
Man ist traurig und weint leicht. Man ist launenhaft und unterliegt Stimmungsschwankungen. Besserung im Freien	Pulsatilla
Geistige Teilnahmslosigkeit und Depression, auch körperliche Unruhe Man fürchtet sich in der Nacht. Häufige Selbstmordgedanken	Rhus toxicodendron
Gleichgültigkeit gegenüber der Familie, aber Furcht vor dem Alleinsein Man weint, während man über die Krankheit spricht. Man ist schnell beleidigt. Gefühl der körperlichen und seelischen Erschöpfung	Sepia

DOSIS

EINNAHME IN DER C6-POTENZ 3 X TÄGLICH, BIS BESSERUNG EINTRITT. DANN IST STÄNDIGE ÜBERPRÜFUNG NÖTIG, DA ES HÄUFIG ZU RÜCKFÄLLEN KOMMT.

Erschrecken

Ein Schreck ist die Reaktion auf ein plötzliches Ereignis, das einen selbst oder jemanden, der einem nahesteht, bedroht. Wenn dieses Empfinden stark genug ist, spricht man von panischer Angst. Durch die Auswahl des Mittels, das am besten auf die Symptome zutrifft, läßt sich Abhilfe schaffen.

Symptome / Arznei

Symptome	Arznei
Deutliches Herzklopfen Angst, die Ursache des Schreckens könnte lebensbedrohlich sein	Aconitum
Ärger nach Erschrecken	Arnica montana
Zittern und lähmende Gefühle treten auf. Unfähigkeit, sich einer Herausforderung zu stellen.	Gelsemium
Hysterische Reaktion auf einen Schrecken	Ignatia
Kollapsneigung; man ist überwältigt und scheinbar gleichgültig. Man braucht lange, um zu antworten.	Acidum phosphoricum
Man ist sehr empfindlich und erschreckt vor Kleinigkeiten.	Lycopodium
Erschrecken vor der eigenen Phantasie Schwindel nach einem Schrecken	Opium
Man ist überempfindlich und sehr schreckhaft. Großes Bedürfnis nach Mitgefühl und Gesellschaft	Phosphorus
Man reagiert ängstlich und empfindlich auf Ereignisse. Durch Trost verschlimmert sich die Empfindung.	Silicea

DOSIS

MAN VERWENDET DIE C30-POTENZ. EINNAHME EINER GABE HALBSTÜNDLICH, BIS ZU 10 GABEN.

Trauer

Trauer ist die natürliche Reaktion auf den Verlust einer Person oder einer Sache, die einem sehr viel bedeutet hat. Der Trauerprozeß kann bis zu 18 Monate dauern, hält er länger an, sollte man fachmännische Hilfe einschließlich einer homöopathischen Konstitutionsbehandlung in Anspruch nehmen. Ist das Leben durch die Trauer stark beeinträchtigt, sollte man mit einem Psychologen besprechen, was sich ereignet hat, da eine Unterdrückung das Problem nur in die Länge zieht.

SYMPTOME	ARZNEI
Im Anfangsstadium – Schock durch plötzlichen Kummer oder Verlust – Seelische Verletzung; man möchte in Ruhe gelassen werden.	Arnica montana
– Wie gelähmt vor Trauer – Erschrecken über den Tod eines geliebten Menschen	Opium
Spätere Phasen – Kummer einer idealistischen Person, die sehr empfindlich ist – Stimmungsschwankungen – Unfähigkeit, mit dem Verlust fertig zu werden	Ignatia
– Nervosität begleitet von Gefühlen der Furcht und Unsicherheit – Abneigung gegen Alleingelassenwerden – Erwachen zwischen 3 und 5 Uhr morgens mit Angstgefühl	Kalium carbonicum
– Man ist weinerlich, deprimiert und möchte keinen Trost. – Ungelöste Trauer oder Trauer, die zum Zeitpunkt des Verlusts unterdrückt wurde	Natrium muriaticum
– Tiefe nervöse Erschöpfung und Apathie – Unfähigkeit, zu denken oder sich zu konzentrieren – Verschlimmerung am Abend; man versucht, die Müdigkeit durch Schlaf zu überwinden, aber der Schlaf ist unruhig.	Acidum phosphoricum

DOSIS

EINNAHME DER C6-POTENZ DES GEWÄHLTEN MITTELS STÜNDLICH. BIS ZU 10 GABEN. ABSETZEN DES MITTELS ODER WENIGER GABEN, SOBALD DIE SYMPTOME ABKLINGEN.

Hypochondrie

Hierunter versteht man die Überzeugung oder die Furcht, daß man eine ernste Krankheit hat, obwohl einem vom Arzt das Gegenteil versichert wurde. Dies kann ein sehr mißlicher Zustand sein. Eine Konstitutionsbehandlung durch einen erfahrenen Homöopathen könnte notwendig sein (vgl. „Zwangsvorstellungen“, S. 130).

Einsamkeit

Einsamkeit ist das Gefühl, isoliert oder verlassen zu sein. Es ist wichtig, Gegenmaßnahmen zu ergreifen und Kontakte zu anderen Menschen über gesellschaftliche Aktivitäten zu knüpfen. Dies ist jedoch nicht leicht, da Einsamkeit oft zu einem Verlust des Selbstvertrauens und zur Depression führt (s. S. 125 und 126).

Panik

Panikattacken sind oft irrational und unvorhersehbar. Es ist ratsam, ein homöopathisches Mittel bei sich zu tragen, das hilft, die Symptome zu lindern, damit man es einnehmen kann, sobald die Symptome auftreten (vgl. „Erschrecken“ S. 127, und „Phobien“ S. 129).

DOSIS

EINNAHME DER POTENZ HALB STÜNDLICH. BIS 10 GABEN. ABSET ODER VERRING RUNG DER EIN NAHMEHÄUFIGK BEI BESSERUNG SYMPTOME.

SYMPTOME	ARZNEI
– Höhenangst oder Platzangst inmitten von Menschenmassen – Große Besorgnis vor einer Streßsituation, wie z. B. einer Führerscheinprüfung	Argentum nitricum
– Große Angst und Unruhe – Abneigung gegen Alleingelassenwerden – Unruhe und Unfähigkeit, an einer Stelle zu bleiben	Arsenicum album
– Man zittert vor Angst, ist aber wie gelähmt. – Man hat den Wunsch, im Arm gehalten zu werden.	Gelsemium

Launenhaftigkeit

Stimmungsumschwünge sind normal und werden von Kleinkindern und Jugendlichen ganz ohne Scheu geäußert, von Erwachsenen aber unter Kontrolle gehalten. Launenhaftigkeit kann ein Problem darstellen, wenn man in der Kindheit einer unsicheren oder ungerechten Umgebung ausgesetzt war. Einige Menschen scheinen von ihrer Veranlagung her zu Stimmungsschwankungen zu neigen. Bei Frauen kommen natürlich noch erschwerend hormonelle Schwankungen hinzu (vgl. „Prämenstruelles Syndrom" S. 27). Bei starken Stimmungsschwankungen sollte man einen Arzt aufsuchen.

SYMPTOME	ARZNEI
Reizbarkeit, die mit der Überzeugung abwechselt, daß der Tod unmittelbar bevorsteht Eifersuchtsgefühle	Apis mellifica
Gefühl, daß die Zeit zu langsam vergeht, im Wechsel mit unruhiger Frustration	Arsenicum album
Schwäche und Depression im Wechsel mit rastloser Ungeduld	Calcium carbonicum
Phasen der Einsamkeit und des Rückzugs wechseln ab mit plötzlicher Aufregung.	Nux vomica
Wutanfälle treten im Wechsel mit einem dringenden Sicherheitsbedürfnis auf.	Phosphorus
Ständig wechselnde Stimmungen Abhängigkeit von anderen im Wechsel mit Ärger und Wut, wenn man kritisiert wird	Pulsatilla

DOSIS

STÜNDLICHE EINNAHME IN DER C12-POTENZ, BIS ZU 6 GABEN.

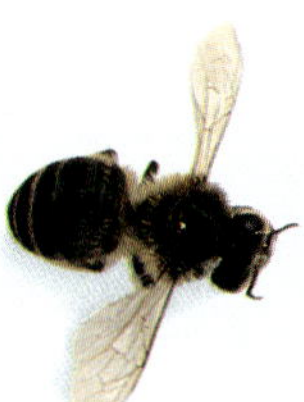

HONIGBIENE (APIS MELLIFICA)

Phobien

Kleinere Ängste, die das Alltagsleben nicht beeinträchtigen, kommen häufig vor und sind normal. Es handelt sich dabei eher um Abneigungen als tatsächliche Ängste, die notfalls überwindbar sind. Manche Menschen haben jedoch eine solch tiefsitzende Angst, meist vor einer bestimmten Sache, daß ihr Leben dadurch gestört wird und körperliche Symptome auftreten können. Nachstehend sind einige Mittel aufgeführt, mit deren Hilfe sich Furcht ganz allgemein mildern läßt.

SYMPTOME	ARZNEI
Plötzliche Panik Große Furcht und Angst Furcht vor dem Tod, aber auch Zukunftsangst Es besteht körperliche und seelische Unruhe.	Aconitum
Besorgnis vor einem Ereignis Melancholie Mangelndes Selbstvertrauen Man ist impulsiv und möchte Dinge in Eile erledigen. Verlangen nach Süßem Durchfall wird durch Furcht ausgelöst.	Argentum nitricum
Furcht, den Verstand zu verlieren, und Furcht vor Unglück Ängstlich	Calcium phosphoricum
Gefühlsausbrüche und Furcht führen zu körperlicher Krankheit. Man ist abgestumpft und lustlos. Lampenfieber und Prüfungsangst	Gelsemium
Furchtsam Man ist sehr ungern allein.	Kalium carbonicum
Man leidet unter mehreren Phobien. Sehr empfindlich	Phosphorus
Furcht vor dem Alleinsein und vor der Dunkelheit Man möchte bemitleidet werden, bricht leicht in Tränen aus, ist ängstlich und unentschlossen.	Pulsatilla

DOSIS

EINNAHME IN DER C30-POTENZ ALLE 15 MINUTEN, BIS ANHALTENDE BESSERUNG EINTRITT. WIRD DAS MITTEL AUS EINEM BESTIMMTEN ANLASS, WIE Z. B. EINEM VORSTELLUNGSGESPRÄCH, GENOMMEN, SOLLTE DIE EINNAHME AM TAG VORHER IN 3 GABEN ERFOLGEN, EINE WEITERE DOSIS AM MORGEN DES EREIGNISSES.

Zwangsvorstellungen

Eine Zwangsvorstellung ist eine ständige, übertriebene Sorge, die dazu führt, daß normale Handlungen, wie z. B. Händewaschen, so häufig wiederholt werden, daß sie unsinnig sind. Die folgenden homöopathischen Mittel können sich bei diesem Zustand als hilfreich erweisen, doch es dürfte zur Lösung des Problems eine Konstitutionsbehandlung nötig sein. Wenn sich Symptome störend auf das Alltagsleben auswirken, sollte man einen Arzt aufsuchen, der wahrscheinlich eine Verhaltenstherapie vorschlägt, die in vielen Fällen Erfolg bringt.

SYMPTOME	ARZNEI
Ständige Beschäftigung mit Tod und Sterben Man fühlt sich vollkommen wertlos; in diesem Fall sollte man sofort einen Arzt aufsuchen.	Aurum metallicum
Wiederkehrende schreckliche Vorstellungen vom Tod oder Sterben zu einer bestimmten Zeit Irrationale Furcht vor der Dunkelheit, vor Schatten, vor dem Überqueren einer Straße Unruhe und Erregung	Aconitum
Man hat das Gefühl, daß Körper und Geist getrennt sind, daß man unter Kontrolle gehalten wird. Schwäche, Erschöpfung, schlechtes Gedächtnis und schlechte Konzentration	Anacardium
Abergläubisches Zwangsdenken Furcht vor Herzerkrankungen und Krebs Neigung zu plötzlichen impulsiven Regungen	Argentum nitricum
Heftige, unverhohlene, zwanghafte Gefühle Man hat fixe, starre Vorstellungen und ist sehr ärgerlich und ungeduldig. Oft hochrotes und ärgerliches Gesicht	Belladonna
Furcht und Angst, verbunden mit dem Zwang, bestimmte Dinge zu tun Unfähigkeit, über Gefühle zu sprechen Spasmen und Muskelkrämpfe	Cuprum metallicum
Eifersucht und Argwohn, vor allem in sexueller Hinsicht Ärger mit Selbstzweifel Furcht vor Herzerkrankung oder Wahnsinn	Lachesis
Ständige Versagensangst; Pedanterie Gefühl der Sinnlosigkeit und der Schwäche Man ist überempfindlich und fröstelt.	Silicea
Man ist geistig von allen möglichen Ängsten und Vermutungen in Anspruch genommen. Furcht vor Krankheit, Krebs, Ablehnung und Versagen	Sulfur
Fixe, skurrile Vorstellungen. Man verspürt z. B. ein Tier im Bauch oder meint, daß der Körper aus Glas sei. Man fühlt sich unattraktiv und wertlos.	Thuja occidentalis

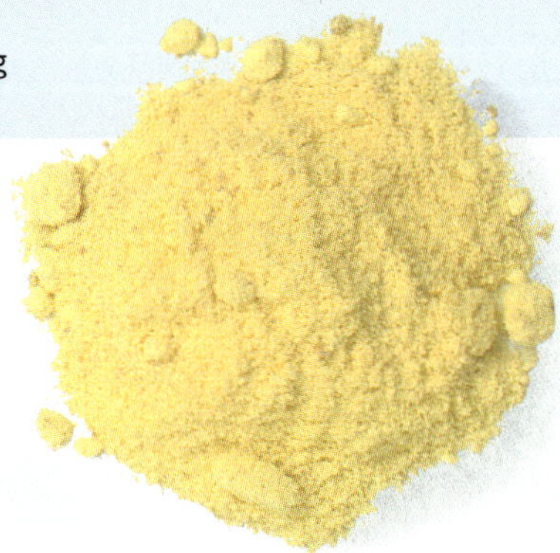

SULFUR

DOSIS

EINNAHME IN DER C30-POTENZ ALLE 2 STUNDEN, BIS ZU 6 GABEN.

Schüchternheit und Ängstlichkeit

Viele Menschen sind schüchtern, wenn sie Fremden begegnen, wenn sie ein Gespräch anknüpfen oder einfach vor vielen Menschen sprechen. Es besteht eine Neigung zum Erröten, und man errötet sogar beim bloßen Gedanken an eine peinliche Situation. Zusätzlich zu den hier beschriebenen Mitteln könnte auch ein Selbstsicherheitskurs hilfreich sein. Peinlichen Situationen sollte man nicht aus dem Weg gehen – im Gegenteil, je öfter man sich dem Problem stellt, desto einfacher wird man damit fertig.

SYMPTOME	ARZNEI
Starke Schüchernheit und leichtes Erröten	Ambra grisea
Sensibel und romantisch veranlagt; nützliches Mittel bei Menschen mit hellem Haar	Cocculus
Abneigung gegen Gesellschaft, aber Unbehagen bei Alleinsein und Neigung zu Depression	Conium maculatum
Nervös, sensibel; schnelles Erröten, selbst bei Blutarmut	Ferrum phosphoricum
Ängstlich, niedergeschlagen, unentschlossen; Musik bringt einen zum Weinen. Kälteempfindlichkeit und Neigung zu Übergewicht	Graphites
Nervös, sensibel mit einer Neigung zu Überreiztheit und Weinerlichkeit; doch man hat eine gute Auffassungsgabe und lernt schnell. Die Symptome können sich rasch ändern.	Ignatia
Man ist sehr nervös und schreckhaft und verliert leicht die Kontrolle. Unterhaltungen fallen schwer, man ist reizbar, bricht leicht in Tränen aus. Die kleinste Aufgabe erscheint aufgrund von Müdigkeit unmöglich. Die Periode kann unregelmäßig sein; Blässe.	Kalium phosphoricum
Geistesabwesend, besorgt, träge und ängstlich	Kalium silicatum
Man ist ängstlich und ärgert sich über Kleinigkeiten. Man ist sensibel und kann durch Dank zu Tränen gerührt sein. Das Befinden ist zwischen 16 und 20 Uhr am schlechtesten. Melancholie und Furcht vor dem Alleinsein	Lycopodium
Nervös, dünn, reizbar und sehr sensibel Man ist kritisch und leicht eingeschnappt.	Nux vomica
Überempfindlich und nervös Man ist unruhig und zappelig und kann nicht lange stehen oder stillsitzen.	Phosphorus
Unentschlossen, eher sanft und freundlich Zärtlich, sanft und nachgiebig Weinerlichkeit	Pulsatilla
Nervös, leicht schreckhaft und besorgt um sich selbst	Sabadilla
Niedergeschlagen, wortkarg und übellaunig Sehr empfindlich und schnell gekränkt	Sarsaparilla
Einfühlungsvermögen Musik führt zu Weinen und Zittern. Man wird schnell müde. Neigung zu seltsamen Vorstellungen, z. B. Beeinflussung durch eine höhere Macht oder Schwangerschaft, die gar nicht besteht	Thuja occidentalis

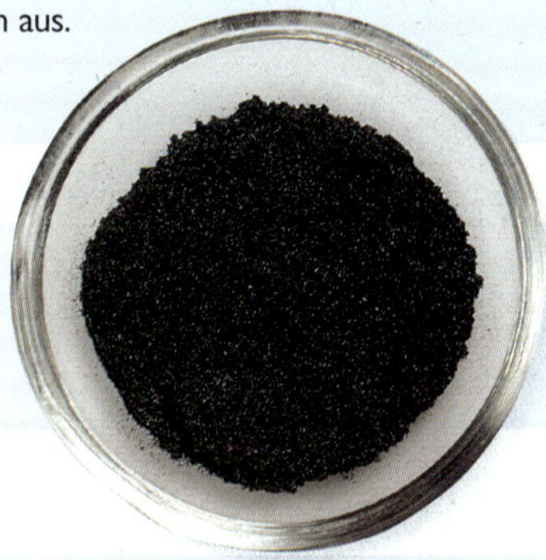

GRAPHITES

DOSIS

EINNAHME IN DER C30-POTENZ 3 X TÄGLICH ÜBER 4 TAGE. IN ABSTÄNDEN WIEDERHOLEN, WENN DIE SYMPTOME WIEDERKEHREN.

Streß

DOSIS

EINNAHME IN DER C12-POTENZ 3 X TÄGLICH, BIS SICH DIE SYMPTOME BESSERN.

Streß ist auf eine Situation zurückzuführen, die die geistige, seelische oder körperliche Gesundheit beeinträchtigt. Zeitlich begrenzter Streß kann anspornende Wirkung haben, tritt er jedoch im Übermaß auf und ist von längerer Dauer, kann er die Gesundheit schädigen. Homöopathische Selbsthilfemittel müssen nach den Symptomen ausgewählt werden, die man an sich feststellt, z. B. Depression, Stimmungsschwankungen oder Wut (vgl. S. 126, 129 und rechte Spalte).

Es kann sein, daß man zur Bewältigung von Streßsituationen auf verschiedene Stimulantien, wie z. B. Schwarztee, Kaffee, Alkohol und Zucker zurückgreift. Das Problem hierbei besteht in der Gewöhnung und dem Bedürfnis nach immer größeren Mengen. Auf den Seiten 118 und 119 werden einige Vorschläge gemacht, wie man körperliche Belastungen in seinem Leben vermindert.

SYMPTOME	ARZNEI
Verlangen nach Schwarztee Entzugskopfschmerzen und Muskelschmerzen	Thea
Verlangen nach Kaffee	Coffea cruda

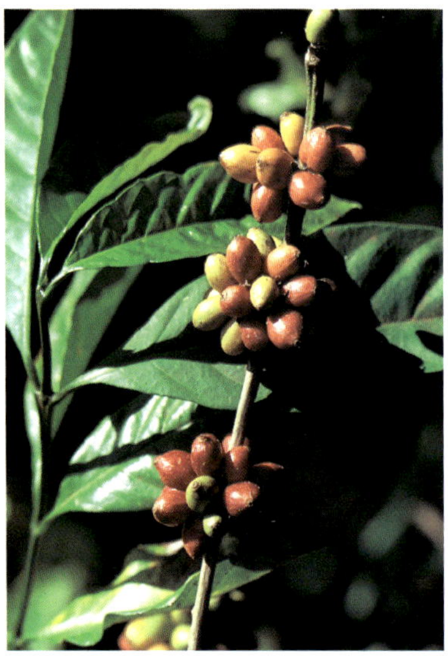

Coffea cruda, das aus rohen Kaffeebohnen gewonnen wird, kann das Verlangen nach Kaffee mindern.

Ärger, Wut und Reizbarkeit

Frauen reagieren verschieden auf Ereignisse oder Personen, die ihnen Ärger bereiten. Tatsächlich regen sich manche ständig über echte oder eingebildete Ärgernisse auf. Andere streiten einfach um des Streitens willen. Diese Seite gehört zu ihrer Persönlichkeit. Reizbarkeit kann jedoch auch ein Anzeichen einer anderen Erkrankung sein – z. B. ständiger Schmerzen. Besorgnis äußert sich oft in Wutanfällen. Homöopathie kann hier helfen.

SYMPTOME	ARZNEI
Man erträgt es nicht, berührt oder angesehen zu werden. Oftmals Anlaß zum Ärger Überreiztheit	Antimonium crudum
Ärger folgt auf einen Schrecken.	Arnica montana
Schwäche und Unruhe mit Erschöpfung nach der geringsten Anstrengung Nächtliche Verschlimmerung Angst, Furcht und Besorgnis	Arsenicum album
Gereiztheit beim kleinsten Widerspruch Tiefe Depression, man spricht vielleicht von Selbstmord. Überempfindlichkeit	Aurum metallicum
Kopfschmerzen und Schwindel beim Aufsetzen Trockener, ausgedörrter Mund Alles regt einen auf.	Bryonia alba
Geistesabwesenheit und mangelndes Selbstvertrauen	Calcium silicatum
Angst und Intoleranz	Carboneum sulfuratum
Rasende Wut; häufiger Partnerwechsel; Neigung zum Fluchen	Cereus serpentinus
Nach einer Zeit voller Ärger beschwert man sich. Oft kommt es zur Kolik. Man schwitzt vor Ärger.	Chamomilla

Nervosität mit Abneigung gegen Berührung Man kann sehr ärgerlich werden; nachts erhebliche Verschlimmerung.	Cina
Bauchschmerzen nach Ärger mit großer Entrüstung	Colocynthis
Man lacht viel. Man kann aus Zorn gewalttätig werden. Hinterher ist man betrübt.	Crocus sativus
Man erträgt nicht den leisesten Widerspruch. Man fühlt sich besser, wenn man viel zu tun hat.	Helonias
Übertriebener Ärger Kopfschmerzen nach Ärger Ständiges Seufzen und Schluchzen mit Stimmungsschwankungen Man ist melancholisch und wenig mitteilsam nach Schock, Kummer und Enttäuschung.	Ignatia
Sehr nervös und schreckhaft Blaß, sensibel und weinerlich	Kalium phosphoricum
Plötzliche Wut mit Drang zu Gewalttätigkeit	Mercurius solubilis
Negative Auswirkungen des Ärgers mit Furcht	Natrium muriaticum
Haßerfüllt, rachsüchtig, dickköpfig, aber hoffnungslos verzweifelt Empfindlich gegen Geräusche, Schmerzen und Berührung	Acidum nitricum
Heftige Wut; man duldet keinen Widerspruch. Allgemein reizbar und wütend Ärger über laute Geräusche, die schmerzen Ärger kann auf den Magen schlagen. Man ist reizbar und erträgt keine Geräusche oder Gerüche. Mürrisch, krittelig und sehr hitziges Temperament	Nux vomica
Man hat das Gefühl, daß der Tod naht. Reizbar, schnell gekränkt und über alles verärgert	Petroleum
Schnell gekränkt und gleichgültig gegenüber der Familie Sehr traurig und weinerlich mit Furcht gegen Abend	Sepia
Wut und Beschimpfungen wirken sich übel aus. Unterdrückte Wut und Empörung	Staphisagria
Man fühlt sich deprimiert, schwach, faul und reizbar. Egoistisch, ohne Rücksicht auf andere	Sulfur
Plötzlicher Stimmungsumschwung; man erscheint undankbar und unzufrieden.	Tarantula hispanica

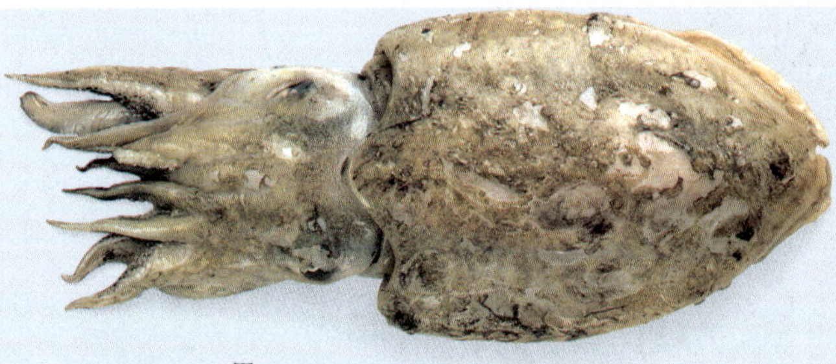

TINTENFISCH (SEPIA)

DOSIS

EINNAHME IN DER C30-POTENZ 3 X TÄGLICH ÜBER 5 TAGE.

KAPITEL 10

NOTFÄLLE

Medizinische Notfälle sind im allgemeinen die Folge eines Unfalls oder treten nach einer plötzlichen schweren Erkrankung auf. Zusätzlich wird oft in der Familie umgehende Hilfe bei nicht lebensbedrohlichen, aber plötzlichen Erkrankungen benötigt, wenn sofortige ärztliche Hilfe unmöglich ist. Idealerweise sollte man einen Erste-Hilfe-Kasten zu Hause haben, der für all diese verschiedenen Notfälle auch mit passenden homöopathischen Mitteln ausgestattet ist.

Unmittelbar nach Unfällen und dem Ausbruch plötzlicher schwerer Krankheiten sollte man einen Arzt und/oder einen Krankenwagen anrufen und Erste-Hilfe-Maßnahmen ergreifen. Während man auf ärztliche Hilfe wartet, läßt sich jedoch mit einem Erste-Hilfe-Kasten, der mit ausgewählten homöopathischen Arzneien bestückt ist, viel ausrichten. Dieser Abschnitt des Buches bietet nützliche Vorschläge für eine ganze Reihe von Notfällen. Sowohl Betroffene als auch Augenzeugen können unter Schock stehen. Eine oder mehrere Gaben Aconitum in der höchsten Dosis, die man zur Hand hat, können bei der Bekämpfung der Schocksymptome sehr gute Dienste leisten.

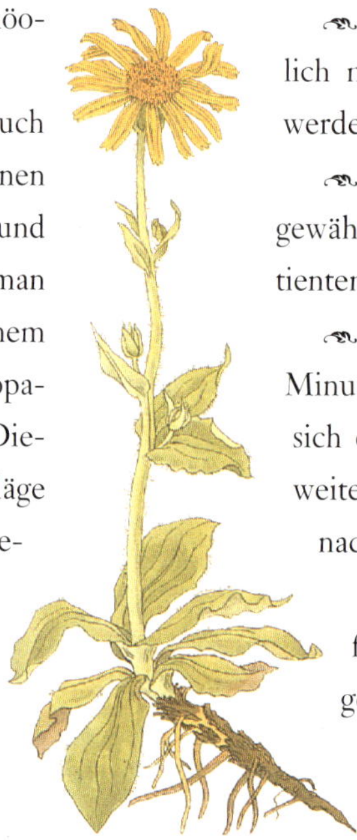

Arnica montana

Man sagt, daß Arnica mehr Menschen zur Anwendung homöopathischer Mittel bewegt als jedes andere Mittel. Arnica darf aufgrund seiner Wirksamkeit bei der Behandlung von Prellungen und Blutungen in keinem Erste-Hilfe-Kasten fehlen. Weniger bekannt ist die Anwendung beim Verdacht eines Herzanfalls, da es hilft, die Angst zu zerstreuen und seelische oder geistige „Verwundung" zu lindern, wenn man sehr verletzt wurde oder Zurückweisung nach einem beunruhigenden Gespräch oder Ereignis erfahren hat.

Leichtere Beschwerden, wie z. B. das plötzliche Einsetzen von Durchfall, Erbrechen, Zahn- oder Halsschmerzen, sprechen gut an, wenn das richtige Homöopathikum so früh wie möglich verabreicht wird. Zur Auswahl des richtigen Mittels wird es erforderlich sein, in den entsprechenden Abschnitten dieses Buches nachzuschlagen.

HOMÖOPATHIE IN DER NOTFALLBEHANDLUNG

Man kann jede verfügbare Potenz anwenden. Die am leichtesten erhältlichen Potenzen, C6 oder C30, bringen rasche Linderung, aber eine höhere Potenz ist ebenfalls ungefährlich. Bei Verwendung der C6-Potenz wird man feststellen, daß man die Dosis häufiger wiederholen und über längere Zeit einnehmen muß.

- Homöopathische Arzneien können unbedenklich mit allopathischen Medikamenten angewendet werden und sogar deren Wirkung verstärken.
- Hat man erst das homöopathische Mittel ausgewählt, sollte es so schnell wie möglich dem Patienten in den Mund gegeben werden.
- Die Dosis kann ohne weiteres alle 5 bis 10 Minuten wiederholt werden. Sieht man aber, daß sich der Zustand der Patientin bessert, sollte keine weitere Dosis verabreicht werden, bis die Wirkung nachzulassen scheint.
- Wenn auf 6 Gaben keine Reaktion erfolgt, sollte ein Wechsel des Mittels in Betracht gezogen werden.

DIE NOTFALLAPOTHEKE

Zunächst ist es immer gut, einige spezifische Notfallmittel zu kaufen. Vorschläge für eine Grundausstattung der Notfallapotheke werden hier gemacht. Wird man jedoch versierter im Umgang mit homöopathischen Arzneien, so hat man bald einen Vorrat an Mitteln, von denen viele zur Behandlung verschiedener Beschwerden nützen. Vorschläge für die Arzneien, die man am ehesten für einen Erste-Hilfe-Kasten benötigt, werden auf der gegenüberliegenden Seite gemacht.

Homöopathika in Form von Tabletten, Globuli (Kügelchen) und als Pulver sind unbegrenzt haltbar, wenn sie lichtgeschützt abseits von starken Gerüchen aufbewahrt werden. Die Verschlüsse der Fläschchen sollten fest zugeschraubt sein. Homöopathika in Tropfenform sind oft nur begrenzt haltbar. Fragen Sie hierzu einen Apotheker um fachmännischen Rat.

NACHSORGE

Die Dauer der Rekonvaleszenz nach einem Unfall oder einer schweren Verletzung läßt sich manchmal mit homöopathischen Mitteln verkürzen. So kann Symphytum die Knochenheilung nach einem Bruch unterstützen. Wenn man Homöopathika dazu anwendet, sollte man seinen Arzt informieren. Manchmal scheinen Langzeitsymptome mit einem Notfall zu beginnen, wie z. B. Kopfschmerzen nach einer Kopfverletzung. Diese können durch homöopathische Arzneien häufig gelindert werden, aber hierbei sollte man einen homöopathisch behandelnden Arzt oder Heilpraktiker aufsuchen.

ERSTE HILFE

Zusätzlich zu dem üblichen Inhalt eines Erste-Hilfe-Kastens, wie Verbandsstoff und Schere, sollte man sich einen gewissen Bestand an homöopathischen Arzneien für Notfälle zulegen.

GRUNDAUSSTATTUNG MIT 15 MITTELN

Schock, Furcht, Angina, Mastitis, akute Erkrankung nach Kälte oder Luftzug	*Aconitum*
Insektenstiche, Blasenentzündung, Ausschlag und Schwellungen, die rosafarben und glänzend sind	*Apis mellifica*
Jede Verletzung mit Schock, Prellung oder Angina pectoris	*Arnica montana*
Durchfall mit Erbrechen, Angst, Erkältungen und Heuschnupfen	*Arsenicum album*
Plötzliches hohes Fieber, Eiterbeulen, starke und schmerzhafte Periode	*Belladonna*
Schmerzender Husten, Grippe, Mastitis, Gelenkschmerzen und -schwellungen	*Bryonia alba*
Rasende, unerträgliche Schmerzen, z. B. Ohren- oder Zahnschmerzen	*Chamomilla*
Leichtes Fieber begleitet von Müdigkeit oder Blutung	*Ferrum phosphoricum*
Grippe bei Lampenfieber oder vor einem wichtigen Ereignis, wie z. B. einer Prüfung	*Gelsemium*
Nervenverletzungen, z. B. an den Fingerspitzen, Zehen und Rücken	*Hypericum*
Kummer, seelischer Schock, Reaktionen auf Kaffee oder Tabakrauch	*Ignatia*
Übelkeit, Bronchitis und Asthma	*Ipecacuanha*
Nach zu reichlichem Essen und/oder Alkohol, Blasenentzündung, Heuschnupfen, bei plötzlicher Erkältung oder Krämpfen	*Nux vomica*
Übelkeit, Erbrechen, hormonelle Veränderungen, Regelschmerzen oder Gerstenkörner	*Pulsatilla*
Verstauchungen und Zerrungen, Windpocken, Gürtelrose, Fieberbläschen oder Herpes	*Rhus toxicodendron*

CREMES

Schnitt- und Hautwunden	*Calendula* *Hypericum*
Prellungen	*Arnica*
Verstauchungen	*Ruta*
Verbrennungen	*Urtica urens (als Creme oder Urtinktur)*

WEITERE 15 MITTEL

Heuschnupfen, Erkältungen, Reizhusten	*Allium cepa*
Furcht vor bevorstehenden Ereignissen, wie z. B. Prüfungen oder Flugreisen	*Argentum nitricum*
Heftige Bauchschmerzen, z. B. Regelschmerzen, Durchfall, Krämpfe	*Colocynthis*
Augenentzündung bei Erkältungen und Heuschnupfen	*Euphrasia*
Schmerzhafte, eiternde Furunkel und Abszesse und Stichwunden	*Hepar sulfuris*
Sinusitis	*Kalium bichromicum*
Stichwunden und Insektenbisse	*Ledum*
Befürchtungen, Verdauungsstörungen oder Herzrasen	*Lycopodium*
Regelschmerzen, Angina oder kolikartige Darmschmerzen	*Magnesium phosphoricum*
Halsschmerzen oder Mundgeschwüre	*Mercurius*
Kummer, Ablehnung, prämenstruelles Syndrom, Erkältungen und Heuschnupfen	*Natrium muriaticum*
Verdauungsstörungen, Bronchitis, Blutung, Halsschmerzen oder Angst	*Phosphorus*
Verstauchungen der Knöchel oder Handgelenke	*Ruta graveolens*
Probleme durch hormonelle Schwankungen	*Sepia*
Frühmorgendlicher Durchfall, Angst, juckende Hauterkrankungen	*Sulfur*

Blutungen

Neben einer homöopathischen Behandlung sollten bis zum Eintreffen des Notarztes die notwendigen Erste-Hilfe-Maßnahmen ergriffen werden. Bei unerklärlichen, schweren Blutungen an irgendeiner Körperstelle sollte man immer ärztlichen Rat einholen.

Symptome	Arznei
Gefühl der Panik, große Unruhe Verlangen nach eiskalten Getränken	Aconitum
Nach jeder Art von Verletzung, vor allem bei Prellungen	Arnica montana
Unruhe mit Angst und merklicher Erschöpfung	Arsenicum album
Verlust von hellrotem, leicht klumpigem Blut Kopf erhitzt, Gesicht gerötet	Belladonna
Anzeichen von Kollaps mit kaltem, feuchtem Schweiß Ständiges Aussickern von dunklem Blut	Carbo vegetabilis
Flaues Gefühl und Schwäche mit Klingeln in den Ohren Das Blut ist dunkel, fast braun.	China officinalis
Starke Blutung mit hellrotem, leicht klumpigem Blut Hilfreich bei Nasenbluten	Ferrum phosphoricum
Langsamer, aber ständiger Austritt von dunklem Blut Gefühl der Erschöpfung, aber keine Angst Blutung durch Hämorrhoiden	Hamamelis
Das Blut ist hellrot. Anhaltende, aber stoßweise Blutung Gefühl der Leere im Magen Verlangen nach eiskalten Getränken	Phosphorus
Starker Blutfluß mit dunklen Klumpen und Unterleibsschmerzen	Sabina

DOSIS

Einnahme in der C30-Potenz alle 5 Minuten, bis anhaltende Besserung eintritt.

Schnitt- und Platzwunden

Rührt der Schnitt von einer scharfen Klinge her, spricht man von einer Schnittwunde. Sie kann sehr heftig bluten, weil die beschädigten Blutgefäße sich nicht so leicht schließen. Wenn der Unfall eine Wunde mit unregelmäßigen Rändern verursacht, spricht man von einer Platzwunde. Diese neigt zu einer weniger starken Blutung, infiziert sich jedoch leichter. Nach der Reinigung mit warmem Wasser läßt sich die Blutung im allgemeinen durch festen Druck und Zusammenpressen der Ränder zum Stillstand bringen. Die Wunde sollte mit einem festen, sauberen Verband versorgt werden.

Symptome	Arznei
Mittel bei sofortigem Schock	Aconitum
Hilfreich bei starken Prellungen	Arnica montana
Bei starker Blutung und Infektionsgefahr	Calendula
Bei tiefen und/oder ausgedehnten Wunden und bei starken Schmerzen	Hypericum

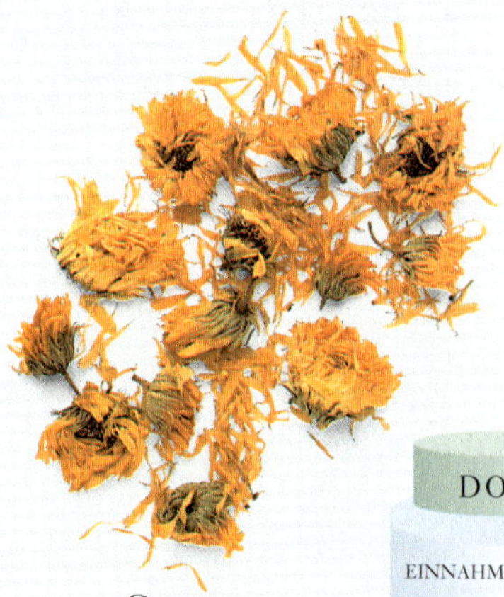

Calendula

DOSIS

Einnahme der C30-Potenz in dieser Reihenfolge: Aconitum: sofort eine Dosis. Arnica: eine Gabe 30 Minuten später. Hypericum: 3 x täglich über 3 Tage. Bei Infektionsgefahr statt dessen Calendula verabreichen.

Insektenbisse und -stiche

Bleibt der Stachel in der Haut zurück, kann man ihn mit einer Pinzette vorsichtig herausziehen. Man sollte dabei keinen Druck ausüben, da das Gift in die Haut austritt. Bei Stichen in Mund oder Hals oder bei sehr vielen Stichen sollte man sofort ein Krankenhaus aufsuchen.

Symptome	Arznei
Schnellstmögliche Anwendung nach dem Stich	Ledum C30: stündlich eine Dosis, insgesamt drei Gaben
Bei starkem Brennen, Stechen und rascher Schwellung	Apis mellifica C30: stündlich eine Dosis, insgesamt drei Gaben
Die Stichstelle ist gerötet, heiß und gereizt.	Cantharis C30: Einnahme 3 x täglich über 4 Tage
Zur Behandlung von Bienenstichen	Acidum carbolicum C30: stündlich eine Dosis, insgesamt drei Gaben
Der betroffene Bereich bleibt kalt, taub und sehr empfindlich; Besserung nach kalten Umschlägen.	Ledum C30: Einnahme 3 x täglich über 4 Tage
Der Bereich ist heiß und blau.	Tarantula hispanica C30: Einnahme 3 x täglich über 3 Tage
Bei juckender, fleckiger, allergieähnlicher Hautreaktion	Urtica urens C30: stündliche Einnahme, bis Besserung eintritt
Bei Bienen- oder Wespenstichen bringen einige Tropfen der Urtinktur, die auf das betroffende Gebiet aufgetragen werden, Linderung.	*Bienenstiche:* Urtica urens *Wespenstiche:* Ledum *Mückenstiche:* Hypericum

Stichwunden

Jeder spitze Gegenstand, wie z. B. ein Nagel, eine Nadel oder Gartenhacken kann eine Stichwunde verursachen. Bei einer tiefen Wunde besteht ein beträchtliches Infektionsrisiko durch den spitzen Gegenstand. Auch tieferliegendes Gewebe kann verletzt worden sein. Bei Stichwunden ist eine Tetanusimpfung dringend anzuraten.

Symptome	Arznei
Schnellstmöglich nach der Verletzung anwenden.	Ledum C30: Einnahme 3 x täglich über 2 oder 3 Tage
Die Wunde schmerzt immer noch nach der Behandlung mit Ledum.	Hypericum C6: Einnahme 3 x täglich über 3 bis 4 Tage
Der Bereich bleibt kalt und taub und berührungsempfindlich; kalte Umschläge lindern.	Ledum C6: Einnahme 4 x täglich über 4 Tage
Ein Splitter bleibt in der Wunde zurück.	Silicea C12: Einnahme 4 x täglich, bis er sich herausziehen läßt.
Der Bereich entzündet sich, ist heiß, gerötet, geschwollen und schmerzhaft.	Hepar sulfuris C30: Einnahme 3 x täglich über 4 Tage

Verbrennungen und Sonnenbrand

Verbrennungen sind Verletzungen durch Hitze, Chemikalien, Elektrizität, extreme Kälte und Strahlenschäden. Ist die Hitze trocken, wird die Wunde als Verbrennung bezeichnet; bei feuchter Hitze hingegen, z. B. in Form von Dampf, nennt man sie Verbrühung. Eine Verbrennung, die größer als 2,5 cm^2 ist und tiefer als die Hautoberfläche geht, gehört in ärztliche Behandlung. Lediglich kleine und geringfügige Verbrennungen und Verbrühungen bedürfen nach Erste-Hilfe-Maßnahmen keiner weiteren medizinischen Versorgung.

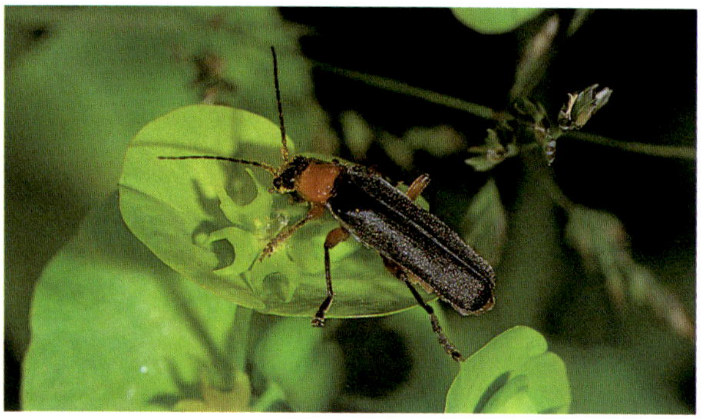

Cantharis *wird aus der Spanischen Fliege hergestellt und kann die unangenehmen Schmerzen von Blasen auf der Haut lindern.*

SYMPTOME	ARZNEI
Es treten stets Schrecken und Schock auf.	Aconitum gefolgt von Cantharis
Bei nur leichter Hautrötung	Urtica urens

DOSIS

ACONITUM IN DER HÖCHSTEN POTENZ, DANN CANTHARIS C30 ALLE 15 MINUTEN VERABREICHEN, BIS LINDERUNG EINTRITT.

DOSIS

URTICA URENS C30 SOLLTE IN HALBSTÜNDLICHEN ABSTÄNDEN GEGEBEN WERDEN, BIS BESSERUNG EINTRITT. FEUCHTE UMSCHLÄGE MIT URTICALÖSUNG (15 TROPFEN URTINKTUR AUF 250 ML ABGEKOCHTES, ERKALTETES WASSER) AUF DIE BETROFFENE STELLE AUFLEGEN. DER UMSCHLAG SOLLTE FEUCHT GEHALTEN UND NICHT BERÜHRT WERDEN.

Gehirnerschütterung, Kopfverletzungen

Alle Erschütterungen außer geringfügigen Stößen und Schlägen, die zu örtlicher Empfindlichkeit und Prellungen führen, sollten ärztlich versorgt werden. Zunächst gibt man Arnika C30 und wiederholt in Abständen von 15 Minuten 3 Gaben. Danach verabreicht man Hypericum C30, halbstündlich verteilt auf 4 Gaben.

Ohnmacht

Ohnmacht ist die Folge eines vorübergehenden Sauerstoffmangels im Gehirn. Sie kann in einer heißen, stickigen Umgebung auftreten oder auf Aufregung oder Störung folgen. Häufige und wiederholte Ohnmachtsanfälle sollten medizinisch untersucht werden.

SYMPTOME	ARZNEI
Nach einem Schrecken oder bei starken Schmerzen	Aconitum
Wenn eine Anämie besteht	Acid. aceticum
Ohnmacht durch übermäßiges Essen	Antimonium tartaricum
Ohnmacht durch Furcht, Atemnot und Magendrücken	Arsenicum album
Ohnmacht beim Aufsetzen	Bryonia alba
Ohnmacht beim Bücken	Elaps corallinus
Ohnmacht nach Anstrengung	Glonoinum
Ohnmacht durch enge Kleidung	Lachesis
Ohnmacht in warmem Raum	Lilium tigrinum
Ohnmacht mit Hysterie und während des Essens	Moschus
Ohnmacht durch üble Gerüche	Nux vomica
Häufige Ohnmachtsanfälle	Sepia
Ohnmacht gegen 11 Uhr	Sulfur
Ohnmacht bei der geringsten Anstrengung	Veratrum album

DOSIS

MAN ZERSTÖSST EINE TABLETTE DER C30-POTENZ UND GIBT EINIGE KÖRNCHEN DAVON AUF DIE ZUNGE.

Herzanfälle

Die Symptome eines Herzanfalls äußern sich durch einen plötzlichen, beängstigenden, einschnürenden Brustschmerz mit eventueller Ausstrahlung hauptsächlich auf der linken Seite. Die Patientin ist meist im Schock. Sie ist kaltschweißig mit grauer Gesichtsfarbe. Der Puls ist flach und schnell. Der Schmerz läßt auch in Ruhe nicht nach. Plötzliche schwere Schmerzen im Brustraum, für die es keinen eindeutigen Grund gibt, bedürfen einer umgehenden ärztlichen Abklärung. Homöopathische Behandlung und Notfallmaßnahmen sollten während des Wartens auf medizinische Hilfe ergriffen werden.

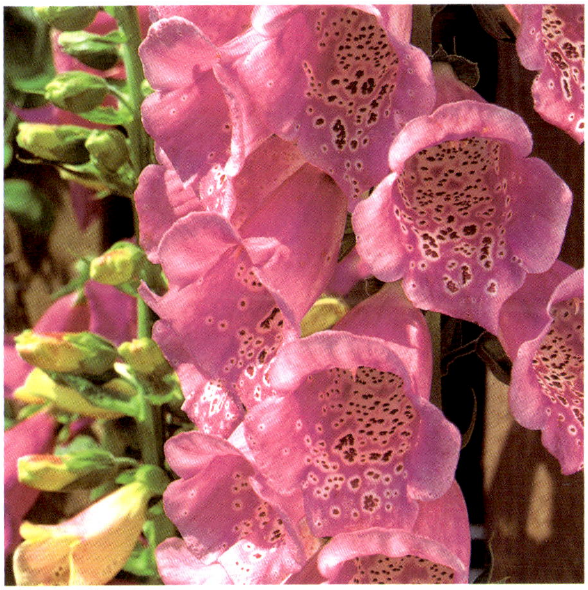

Digitalis *wird aus dem Fingerhut hergestellt und seit 2000 Jahren zur Behandlung von Herzerkrankungen verwendet.*

SYMPTOME/ARZNEI

Symptome	Arznei
Große Angst mit Atemnot und Taubheit und Prickeln in den Fingern Aufrecht sitzend fühlt man sich besser.	Aconitum
Brustschmerzen nach Anstrengung oder durch Müdigkeit Die Brust ist wie wund und geprellt.	Arnica montana
Man hat das Gefühl, daß das Herz von einer Faust umklammert wird. Der untere Teil der Brust fühlt sich wie festgebunden an. Man schreit vor Schmerzen.	Cactus grandiflorus
Schwäche und Taubheit im linken Arm Die Haut ist bläulich angehaucht. Angst, daß das Herz bei Bewegung zu schlagen aufhört	Digitalis
Erwachen aus dem Schlaf und Unfähigkeit, flach dazuliegen	Lachesis
Heftiger Schmerz in der Brust und im linken Arm; der Puls ist beschleunigt; man hat große Atemschwierigkeiten.	Latrodectus mactans
Erwachen durch Schmerz; das Herz ist wie eingeklemmt. Man muß sich nach vorne krümmen beim Versuch, den Schmerz zu lindern.	Lilium tigrinum
Herzrasen und unregelmäßiger Puls mit Erstickungsanfällen und Engegefühl im oberen Brustraum	Tabacum

DOSIS

MÖGLICHST HOHE POTENZ VERWENDEN. EINNAHME IN ABSTÄNDEN VON 5 MINUTEN WIEDERHOLEN, BIS BESSERUNG EINTRITT.

Hitzschlag

Ein Hitzschlag tritt bei hohen Temperaturen ein, oft verbunden mit hoher Luftfeuchtigkeit. Frühsymptome: Kopfschmerzen, Benommenheit, Übelkeit und Mattigkeit. Dies kann schnell zu Muskelkrämpfen, Zuckungen, Kreislaufzusammenbruch und Koma führen. Neben einer homöopathischen Behandlung sollten Erste-Hilfe-Maßnahmen durchgeführt werden, um dem Patienten Kühlung zu verschaffen. Ärztliche Hilfe ist erforderlich.

Symptome	Arznei
Plötzliche Symptome mit brennender, heißer, trockener Haut, erweiterten Pupillen, Delirium	Belladonna
Schwere Kopfschmerzen, die sich verschlimmern, sobald man sich bewegt oder aufsetzt	Bryonia alba
Heftige Muskelkrämpfe treten mit dem Hitzschlag auf.	Cuprum metallicum
Pochende Kopfschmerzen mit heißem, gerötetem Gesicht und allgemeinem Schwitzen	Glonoinum

DOSIS

EINNAHME IN DER C30-POTENZ ALLE 2 STUNDEN, BIS ANHALTENDE BESSERUNG EINTRITT.

Schlaganfall

Hierbei kommt es zu einer plötzlichen Unterbrechung der Gehirndurchblutung. Schlaganfälle unterscheiden sich, je nachdem, welcher Bereich beteiligt ist und wie groß die Schädigung des Gehirns ist. Die Symptome können von Verlust oder Verminderung der Muskelkraft in den betroffenen Körperteilen bis hin zu vollständigem Koma und Tod reichen. Neben einer homöopathischen Behandlung sollten bis zum Eintreffen ärztlicher Hilfe Notfallmaßnahmen ergriffen werden.

Symptome	Arznei
Angst im Vorfeld eines leichten Schlaganfalls	Aconitum C30: Einnahme einer Dosis unmittelbar danach; in den ersten darauffolgenden Tagen Arnica C30 3 x täglich über 3 Tage einnehmen.
Bei Bewußtlosigkeit	Arnica C200: Eine Tablette zerstoßen und unter oder auf die Zunge geben.
Bläulichrote Verfärbung; Kreislaufzusammenbruch mit langsamem Puls und erweiterten Pupillen	Opium C200: Eine zerstoßene Tablette unter oder auf die Zunge geben.
Bei bekanntem Bluthochdruck	Strychninum C200: Eine zerstoßene Tablette unter oder auf die Zunge geben.

DOSIS

ALLE PAAR MINUTEN WIEDERHOLEN, BIS BESSERUNG EINTRITT.

Schock und Kollaps

Ein Schock tritt nach schweren Verletzungen oder Blutungen auf und ist auf ein Absinken der Gesamtblutmenge des Körpers oder des Blutdrucks zurückzuführen. Er kann auf einen Nervenschock, wie z. B. einen heftigen Schrecken, folgen. Die Symptome werden durch unzureichende Sauerstoffzufuhr zum Zentralnervensystem und anderen Geweben ausgelöst. Die Patientin weist eine fahle, kalte, feuchte, graue Haut auf. Unruhe, flache Atmung und ein schwacher Puls kommen hinzu. Bei einem leichten Schock fühlt man sich vielleicht einfach nur für ein paar Minuten zittrig oder wird ohnmächtig. Neben einer homöopathischen Behandlung sollten bis zur Ankunft des Notarztes bzw. der Rettungssanitäter Erste-Hilfe-Maßnahmen durchgeführt werden.

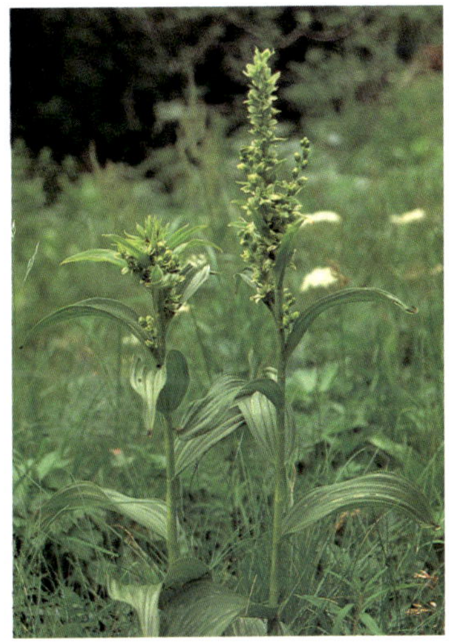

Veratrum album *wird bei Schock verabreicht und aus den Wurzeln der Weißen Nieswurz hergestellt.*

SYMPTOME/ARZNEI

Symptome	Arznei
Plötzlicher Schreck oder ein erschütterndes Erlebnis Panische Angst, Unruhe, beschleunigter Puls; man ist schweißüberströmt.	Aconitum
Trauma Blässe, Keuchen und Pulslosigkeit; man spielt die Situation herunter oder fühlt den Tod nahen.	Arnica
Große Unruhe und Angst, man wirkt besorgt oder sehr erschrocken. Der Puls ist schwach oder unregelmäßig. Die Unterlider erscheinen geschwollen.	Arsenicum album
Die Patientin friert stark. Die Haut ist bläulich verfärbt und sieht runzlig aus. Die Lippen wirken eingezogen, die Zähne treten hervor, und die Stimme klingt hoch oder heiser. Man schlägt die Bettdecke zurück. Die Augen sind nach oben gewandt oder geschlossen.	Camphora
Starkes Frieren, vor allem an den Knien	Carbo vegetabilis
Schock nach Blutung	China officinalis
Die Haut ist kalt und ähnelt Marmor. Auf der Stirn erscheinen kalte Schweißperlen. Blasses, abgehärmtes und eingesunkenes Gesicht Schwacher Puls Aus dem Mund tropft wäßriger Speichel. Lippen, Hände und Nägel sind blau.	Veratrum album

DOSIS

EINNAHME ALLE PAAR MINUTEN WIEDERHOLEN, BIS BESSERUNG EINTRITT.

Erstickungsanfälle

Zu Erstickungsanfällen kommt es, wenn das Blut aufgrund einer Behinderung der Atmung nicht mehr ausreichend mit Sauerstoff versorgt werden kann. Die Haut erscheint leicht violett, die Atmung kann unregelmäßig sein und schließlich sogar ganz aufhören. Mögliche Ursachen sind: Verschluß der Luftwege nach Verschlucken, Ertrinken, Verschlucken der Zunge bei Bewußtlosigkeit, Nebenwirkungen von Medikamenten (einschließlich einer Überdosis) oder Elektroschock, Verletzungen der Brustwand, Vergiftung mit Kohlenmonoxid durch Autoabgase, wenn der Betroffene rot angelaufen ist. Bis zur Ankunft des Notarztes sollten Erste-Hilfe-Maßnahmen ergriffen werden. Bei Wiedererlangen des Bewußtseins können Homöopathika verabreicht werden.

Symptome / Arznei

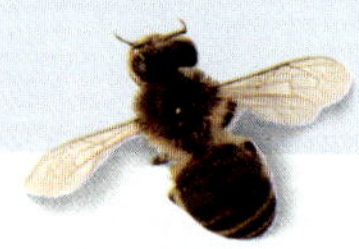

Symptome	Arznei
Das Gesicht ist kalt, blaß und von kaltem Schweiß bedeckt. Kinn und Unterkiefer zittern. Husten im Wechsel mit Luftschnappen	Antimonium tartaricum
Erstickungsanfall durch Schwellung der Zunge oder des Halses	Apis mellifica
Erstickungsanfall durch Gas oder Holzkohlenrauch	Bovista
Das Gesicht wirkt aufgedunsen, blaß, blau oder fleckig und ist von kaltem Schweiß bedeckt. Man bekommt nicht genügend Luft und fühlt sich eiskalt. Der Puls ist schwach. Kollaps durch Verlust an Körperflüssigkeit bei Durchfall, Erbrechen oder Blutung, Medikamente oder chronische Krankheit	Carbo vegetabilis
Das Gesicht ist kalt und blau. Man ringt nach Luft und hält die Herzgegend umklammert.	Laurocerasus
Unregelmäßiges, hörbares Atmen mit langen Pausen zwischen den Atemzügen Das Gesicht ist gerötet und aufgedunsen mit verengten Pupillen. Die Patientin ist apathisch oder komatös.	Opium

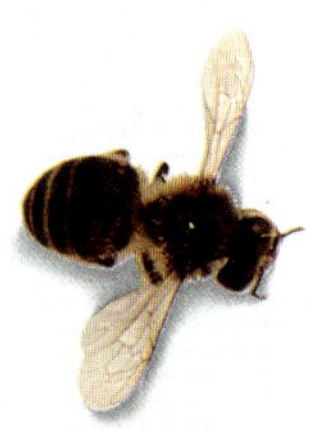

HONIGBIENE (APIS MELLIFICA)

DOSIS

VERWENDUNG DER HÖCHSTEN POTENZ. EINE TABLETTE ZERSTOSSEN UND EINIGE KÖRNCHEN AUF DIE ZUNGE GEBEN. ALLE PAAR MINUTEN WIEDERHOLEN, BIS BESSERUNG EINTRITT.

Knochenbrüche

Das eigentliche „Knacken" eines Knochenbruches hat man vielleicht sogar wahrgenommen. Je nach Verletzungsstelle treten Schmerzen auf, die sich beim Versuch verstärken, den betroffenen Körperteil zu bewegen. Es kommt zu Schwellung und Schmerzen. Bei einem schweren Bruch läßt sich eine Verformung der betroffenen Stelle erkennen. Eine Erste-Hilfe-Behandlung sollte jede Bewegung der gebrochenen Knochenenden durch Ruhigstellung unterbinden, da dies eine weitere Schädigung nach sich ziehen und beträchtliche Schmerzen und Schock auslösen kann. Alle Brüche müssen im Krankenhaus versorgt werden. Erste-Hilfe-Maßnahmen und homöopathische Behandlung sollten sobald wie möglich nach der Verletzung einsetzen.

SYMPTOME	ARZNEI
Schnellstmöglich bei Schmerzen und Schock anwenden.	Aconitum C30, eine Dosis
Geeignet zur Einnahme 10 Minuten nach Aconitum bei Prellungen und Weichteilschädigung	Arnica C30, 4 x täglich über 4 Tage.
Nach Arnica zur Förderung der Knochenheilung	Symphytum C12, 2 x täglich über 2 Wochen.
Bei verzögerter Knochenheilung	Calcium phosphoricum C12, 2 x täglich über weitere 4 bis 8 Wochen

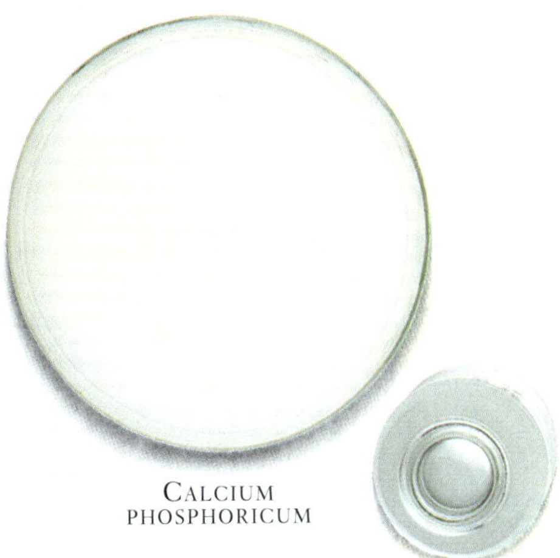

CALCIUM PHOSPHORICUM

Verstauchungen und Zerrungen

Es kommt zu einer Verstauchung, wenn das Gewebe, das ein Gelenk umgibt, plötzlich gedehnt wird oder reißt. Es treten Schmerzen und Schwellung auf, die durch eine Bewegung des Gelenks noch verschlimmert werden. Eine Zerrung entsteht durch Überdehnung oder Einriß eines Muskels durch unvermittelt heftige Bewegung und wird durch einen scharfen Schmerz und eine Schwellung der verletzten Stelle diagnostiziert. Verstauchungen und Zerrungen sind mitunter durch den beträchtlichen Schaden schwer von einem Bruch zu unterscheiden. In diesem Fall sollten sie als Bruch behandelt werden mit Einweisung der Patientin ins Krankenhaus.

SYMPTOME	ARZNEI
Zu Anfang Bluterguß, Schwellung, Schmerzen und Schock	Arnica C30 – stündlich einnehmen, insgesamt 4 Gaben, mit Rhus toxicodendron C6 4 x täglich fortfahren, bis eine Besserung der Symptome eintritt.
Wenn sich die Verletzung nahe eines Knochens befindet, der wund ist, sollte man dieses Mittel anstelle von Rhus toxicodendron verwenden.	Ruta graveolens C6, 4 x täglich bis zur Besserung der Symptome einnehmen.
Wenn sich die Verletzung in der Nähe eines Gelenks befindet, das angeschwollen ist und bei Bewegung schmerzt.	Bryonia alba C30, Einnahme 3 x täglich über 3 Tage, gefolgt von Rhus toxicodendron C6, 3 x täglich über 3 Tage

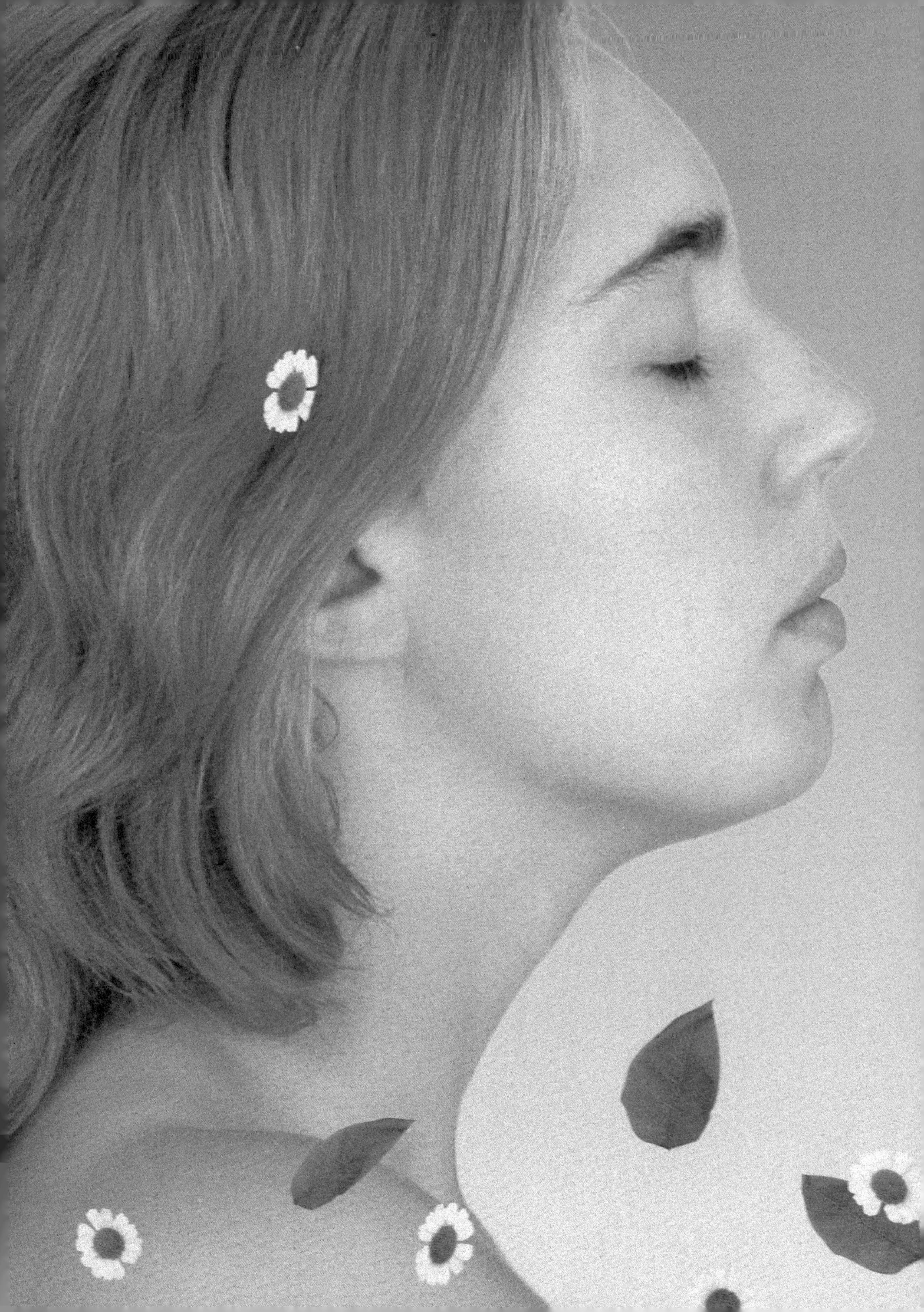

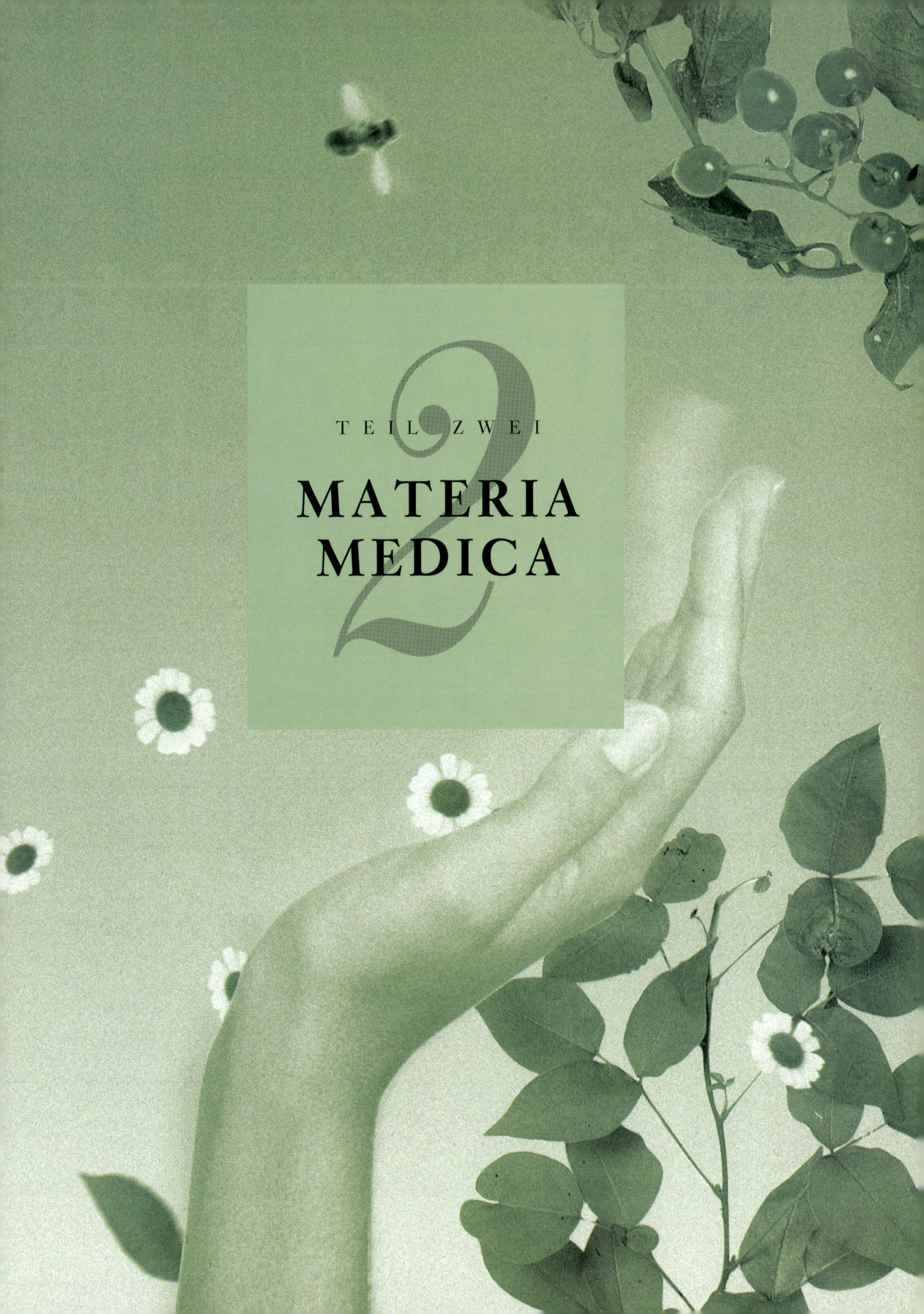

TEIL ZWEI

MATERIA MEDICA

KAPITEL 11

WICHTIGE HOMÖO-PATHISCHE MITTEL

DER BEGRIFF *Materia Medica* dient in der Homöopathie der Hervorhebung von Symptomen, die auf das beschriebene Mittel ansprechen. Zur Behandlung ein und derselben Erkrankung können verschiedene homöopathische Arzneien eingesetzt werden.

Der Materia-Medica-Teil dieses Buches bietet nähere Informationen zu etwa 50 Mitteln, die am häufigsten in der Behandlung von Frauen Verwendung finden, und sollte benutzt werden, um mehr über das Mittel zu erfahren, das man in Teil 1 des Buches ausgewählt hat. Zu jedem Mittel ist eine Herkunftsbeschreibung zusammen mit weiteren Einzelheiten nach folgender Gliederung angegeben:

KONSTITUTIONELLE UND KÖRPERLICHE MERKMALE

Einige Mittel scheinen sich am besten für Menschen mit bestimmten körperlichen Merkmalen oder für Beschwerden in einem bestimmten Körperteil zu eignen. Obwohl diese Merkmale hier kurz beschrieben werden, müssen sie nicht vorhanden sein, damit das Mittel wirkt, insbesondere bei akuten Erkrankungen. Umgekehrt kann es sein, daß ein Mittel bei mehreren Beschwerden hilfreich ist, wenn man eine treffende Beschreibung konstitutioneller und körperlicher Merkmale feststellt.

GEISTES- UND GEMÜTSSYMPTOME

Bei akuten Erkrankungen sind die beschriebenen Geistes- und Gemütssymptome weniger wichtig für die Mittelwahl, können sich jedoch als hilfreich erweisen, wenn sie die Stimmungslage beschreiben.

PERSÖNLICHE LEITSYMPTOME

Für Homöopathen sind diese Merkmale bei der Auswahl eines bestimmten Mittels wesentlich. Sie können Ihre gegenwärtigen Beschwerden charakterisieren oder Ihre üblichen Vorlieben und Abneigungen widerspiegeln.

HOMÖOPATHISCHE MITTEL

- Homöopathische Mittel sind meist in Form von Tabletten, Kügelchen (Globuli) oder als Tropfen erhältlich. Man sollte sie im Mund zergehen lassen oder in etwas Flüssigkeit auflösen, die vor dem Hinunterschlucken einige Minuten im Mund behalten wird (vgl. S. 11).
- Die Tabletten und Globuli werden aus Zucker, meist Laktose (Milchzucker), unter Zusatz einer heilenden Lösung hergestellt. Bei Laktose- oder Milchallergie kann ein auf Homöopathie spezialisierter Apotheker eine andere Zuckerart verwenden oder die Einnahme einiger Tropfen einer Lösung empfehlen, die das Mittel enthält.
- Kügelchen (Globuli) sind besonders gut geeignet zur Einnahme für Babies und Kleinkinder.
- Einige Mittel sind als Salben oder Cremes zum Auftragen auf die Haut erhältlich.
- Manchmal benötigt man eine Urtinktur, um selbst eine Lösung zur Spülung der Haut, zum Gurgeln etc. herzustellen. Im allgemeinen braucht man nur 10 Tropfen in 250 ml abgekochtes und abgekühltes Wasser zu geben.
- Stehen nur Tabletten zur Verfügung, die man einem Baby oder einem Bewußtlosen verabreichen möchte, zerdrückt man diese zwischen zwei Löffeln und gibt sie dem Patienten in den Mund.

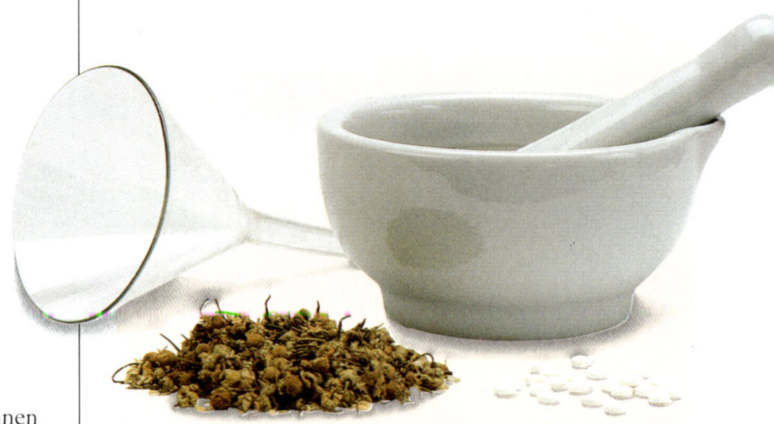

Homöopathika werden meist in Form von Tabletten oder Globuli verordnet, die aus Zucker hergestellt und durch die Zugabe einer Lösung aufbereitet werden.

Aconitum napellus

Aconitum napellus, eine sehr giftige Pflanze, ist auch unter der Bezeichnung Blauer Eisenhut bekannt. Beim Kauf der homöopathischen Arznei wird man feststellen, daß sie meist nur als Aconit bezeichnet wird.

KONSTITUTIONELLE UND KÖRPERLICHE MERKMALE

Aconitum eignet sich oft für Frauen, die im gesunden Zustand kräftig und lebhaft sind, aber ein ungewöhnlich hohes Schmerzempfinden besitzen. Frauen, die während der Schwangerschaft eine regelrechte Furcht vor dem Tod entwickeln, kann mit Aconitum geholfen werden.

> ANWENDUNGEN
> ❧ Plötzlich auftretende, oft heftige Beschwerden, die nach Schock, Kälte oder Wind einsetzen

GEMÜTSSYMPTOME

Die auffälligsten Reaktionen auf jede Art von Erkrankung sind akute Angst sowie psychische und physische Unruhe, die Stillhalten unmöglich macht. Es besteht eine besondere Furcht vor dem Tod und vielleicht auch eine Gewißheit bezüglich des genauen Todeszeitpunkts. Aconitum gehört in jede homöopathische Notfallapotheke. Es ist ein geeignetes Mittel sowohl für den Betroffenen als auch den Unfallzeugen. Nach einem Schock kann es Angst verringern und bei Panikattacken Beruhigung verschaffen.

KÖRPERLICHE SYMPTOME

Wehleidigkeit, schreit möglicherweise vor Schmerzen.

BESCHWERDEN ZUR SELBSTBEHANDLUNG

(zusätzlich zu den in Kapitel 1–10 genannten)

- **Bindehautentzündung:** Augen und Lider sind gerötet und heiß; starker Tränenfluß und Lichtempfindlichkeit.
- **Trigeminusneuralgie:** Meist linksseitig, oft mit Zahnschmerzen und heißem, rotem Gesicht, das beim Aufsetzen erbleicht.

PERSÖNLICHE LEITSYMPTOME

VERSCHLECHTERUNG:
- Folge von Wind, vor allem kaltem, trockenem Wind
- Abends

BESSERUNG:
- Durch frische Luft und Ruhe
- In Gesellschaft anderer Menschen

ERNÄHRUNG:
- Großes Verlangen besonders nach kalten Getränken

ÄNGSTE:
- Abneigung gegen Eingeengtsein, vor allem in einer Menschenmenge

Anacardium orientale

Aus der Frucht von *Semecarpus anacardium*, dem Malakkanußbaum, wird dieses Mittel hergestellt. Es wird aus dem bitteren Saft gewonnen, der im Mark zwischen der Schale und dem eßbaren Kern enthalten ist.

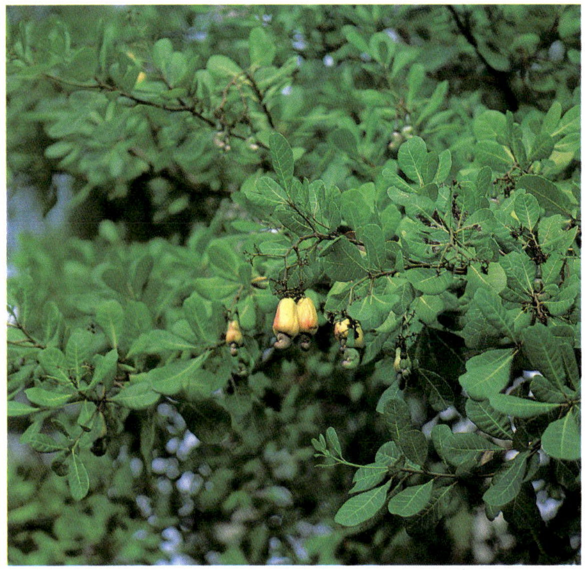

KONSTITUTIONELLE UND KÖRPERLICHE MERKMALE

Menschen, die Anacardium brauchen, befinden sich oft in einem tiefsitzenden und unerträglichen seelischen Konflikt, der ein Minderwertigkeitsgefühl zur Folge hat. Oft werden sie hart arbeiten, um ihren Wert unter Beweis zu stellen. Sie sind manchmal gefühllos oder grausam. Sie neigen zu Übergewicht, da sich alle ihre Symptome durch Essen bessern.

GEMÜTSSYMPTOME

Oft mangelndes Selbstvertrauen. Man kann nicht aufhören zu fluchen, hat ein schlechtes Gedächtnis, und Entscheidungen fallen schwer. Lebhafte Alpträume können den Schlaf stören und führen zu Schläfrigkeit während des Tages.

BESCHWERDEN ZUR SELBSTBEHANDLUNG

Siehe Kapitel 1–10.

> ANWENDUNGEN
> ❧ Verdauungsprobleme
> ❧ Hautprobleme
> ❧ Herzbeschwerden

PERSÖNLICHE LEITSYMPTOME

VERSCHLECHTERUNG:
- Bei Kälte

BESSERUNG:
- Nach dem Essen

ÄNGSTE:
- Versagensangst
- Angst, daß jemand hinter einem her ist oder einen verfolgt

Apis mellifica

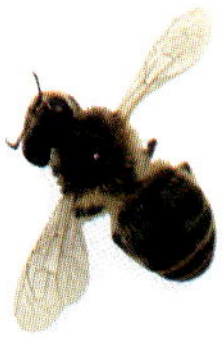

Diese Arznei, oft einfach *Apis* genannt, wird aus der Honigbiene hergestellt.

KONSTITUTIONELLE UND KÖRPERLICHE MERKMALE

Apis mellifica ist öfter bei Frauen als bei Männern indiziert. Frauen, für die dieses Mittel am besten geeignet ist, sind vielbeschäftigt, arbeiten hart und sind im allgemeinen gesund, können jedoch äußerst reizbar sein, wenn sie verärgert sind. Gegenüber ihrer Familie sind sie sehr fürsorglich.

ANWENDUNGEN
- Erkrankungen von Haut und Schleimhaut (die rosigen Auskleidungen des Mundes, der Augenlider etc.) und der Gelenkinnenhäute

GEMÜTSSYMPTOME

Als Reaktion auf eine Erkrankung kann Weinerlichkeit und Apathie auftreten. Die Frauen sind schwer zufriedenzustellen und gedankenlos. Schläfrigkeit oder Konzentrationsschwäche können auftreten.

BESCHWERDEN ZUR SELBSTBEHANDLUNG

(zusätzlich zu den in Kapitel 1–10 genannten)

- **Kopfschmerzen:** Heißer, schwerer Kopf. Pulsierende Kopfschmerzen, die sich durch Druck auf den Kopf bessern.
- **Husten:** Trockener Husten, der sich durch Hinlegen und nach dem Schlaf verschlimmert; Bauch schmerzt vor Husten.
- **Menstruationsbeschwerden:** Späte, unregelmäßige Periode, begleitet von Kopfschmerzen.
- **Rheumatismus:** Geschwollene, glänzende, empfindliche Gelenke begleitet von stechenden Schmerzen.

PERSÖNLICHE LEITSYMPTOME

VERSCHLECHTERUNG:
- Bei Hitze; beim Betreten eines Dampfbades oder einer Sauna kann Ohnmacht auftreten.
- Gegen 3 Uhr nachmittags.

BESSERUNG:
- Sportliche Betätigung
- An der frischen Luft, nach einem kühlen Bad

ERNÄHRUNG:
- Fehlender Durst, selbst bei hohem Fieber

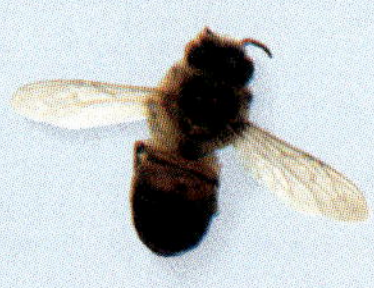

Argentum nitricum

Das Salz, aus dem dieses Mittel gewonnen wird, heißt Silbernitrat. In der Schulmedizin wird es bei folgenden Beschwerden eingesetzt: zur Entfernung unerwünschter Hauterscheinungen, wie z. B. Warzen, als Verband bei infizierten Hautwunden, wie z. B. Verbrennungen, und auch zur Behandlung von Bindehautentzündung bei Neugeborenen.

KONSTITUTIONELLE UND KÖRPERLICHE MERKMALE

Frauen, denen Argentum nitricum wahrscheinlich guttut, sind kontaktfreudig und fröhlich, wenn es ihnen gutgeht. Verschlechtert sich ihr Befinden, neigen sie zu unkontrollierbaren Ängsten. Die Angst kann sie älter aussehen lassen, als sie wirklich sind. Sie sind unausgeglichen, können ungestüm sein oder unter impulsiven Gedanken oder Gefühlen leiden, die sie in Hetze versetzen. Es kann auch sein, daß sie etwas Dummes tun möchten, wie z. B. aus der Höhe hinunterzuspringen. Ein körperliches Schwächegefühl kann vor allem bei Frauen während der Periode ein Problem darstellen.

GEMÜTSSYMPTOME

Angst kann schon beim Aufwachen vorhanden sein und zu Tränen und/oder zur Angst vor dem Alleingelassenwerden führen. Insbesondere macht man sich Gedanken wegen der Schwere der Erkrankung. Fixe Ideen sind schwer loszuwerden, auch wenn es sich um unsinnige Ideen handelt.

BESCHWERDEN ZUR SELBSTBEHANDLUNG

Vgl. Kapitel 1–10.

ANWENDUNGEN
- Nervöse Störungen
- Verdauungsprobleme

PERSÖNLICHE LEITSYMPTOME

VERSCHLECHTERUNG:
- Bei Hitze, unbedeckt jedoch Frösteln; man braucht leichte Decken.
- Nach Verzehr von Süßem, nach Angst oder Gefühlsausbrüchen
- Vor einer Prüfung oder einem Vorstellungsgespräch
- Bei Alleinsein

BESSERUNG:
- Bei kühler Luft und kalten Umschlägen
- In Gesellschaft

ERNÄHRUNG:
- Verlangen nach Süßigkeiten, Zucker und Salz

ÄNGSTE:
- Davor, eingeschlossen zu werden
- Höhenangst
- Vor Krankheiten
- Vor Unfällen
- Vor dem Zuspätkommen

Arnica montana

Die Blume *Arnica montana*, auch Bergwohlverleih oder Fallkraut genannt, wächst in großer Höhe und wurde lange Zeit von Bergsteigern nach Unfällen verwendet.

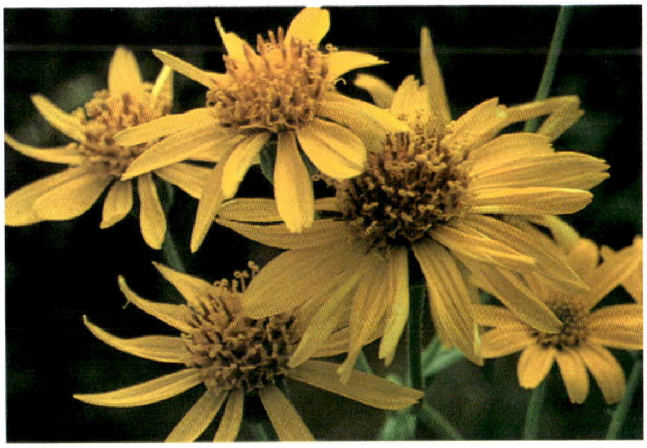

GEMÜTSSYMPTOME

Homöopathen stufen Frauen als Arnica-Typ ein, die Erkrankungen nicht wahrhaben wollen und allein gelassen werden möchten. Sie neigen zu Nervosität, Niedergeschlagenheit und Überempfindlichkeit. Oft beschweren sie sich, daß Bett und Kissen zu hart sind. Man muß jedoch nicht unbedingt diese Symptome aufweisen, um von Arnica zu profitieren.

ANWENDUNGEN
- Linderung bei körperlicher Verletzung und Beruhigung bei seelischer Kränkung

BESCHWERDEN ZUR SELBSTBEHANDLUNG

(zusätzlich zu den in Kapitel 1–10 genannten)

- **Müdigkeit:** Reisemüdigkeit, Jetlag, seelische Erschütterung nach einem Unfall.
- **Muskelschmerzen:** Nach körperlicher Anstrengung, wie z. B. Gartenarbeit oder Geburt; zur Vorbeugung Einnahme einer Dosis und Wiederholung bei Bedarf.

PERSÖNLICHE LEITSYMPTOME

VERSCHLECHTERUNG:
- Bei Berührung oder Bewegung
- Abends und nachts

BESSERUNG:
- Bei klarem, kaltem, erfrischendem Wetter
- Beim Hinlegen mit flacher Lagerung des Kopfes

Arsenicum album

Arsentrioxid ist der Ausgangsstoff für dieses Mittel. Andere Arsensalze finden in der Homöopathie zwar auch Verwendung, aber dies ist das wichtigste und wird häufig einfach als Arsenicum bezeichnet.

KONSTITUTIONELLE UND KÖRPERLICHE MERKMALE

Arsenicum album eignet sich am besten für ängstliche, unruhige Frauen mit großer Ordnungsliebe. Sie sind äußerst ordentlich und sauber, konservativ in ihrer Einstellung, planen alle Vorhaben sorgfältig und sind sehr sorgsam im Umgang mit Geld, was bis zum Geiz reichen kann. Sie sind sehr besorgt, vor allem um ihre Gesundheit, und brauchen viel Unterstützung durch Familie und Freunde. Jede Art von Schmerz wird meist als „brennend" beschrieben, läßt sich aber durch Wärme lindern.

ANWENDUNGEN
- Als Konstitutionsmittel, aber besonders bei Beschwerden des Verdauungstrakts und bei Hautproblemen

GEMÜTSSYMPTOME

Kranksein kann bereits ein Auslöser für Angst sein, und jede Neigung zur Angst ist schwerer beherrschbar als üblich. Trotz Beschwichtigung von ärztlicher Seite hält man die Krankheit für gefährlich und gibt die Hoffnung auf Besserung auf. Man neigt dazu, auch um Sicherheit und Wohlergehen von Familie und Freunden zu fürchten. Beim Arsenicum-Typ sind diese Symptome noch ausgeprägter.

KÖRPERLICHE SYMPTOME

Ausfluß (aus Ohren, Augen, Nase, Vagina, Anus) mit brennendem Gefühl auf der Haut.

BESCHWERDEN ZUR SELBSTBEHANDLUNG

(zusätzlich zu den Kapiteln 1–10)

- **Bindehautentzündung:** Entzündete, lichtempfindliche Augen, gerötete Lider, die sich schuppen.
- **Schuppen und Reizung der Kopfhaut:** Starke Reizung mit kreisrundem Haarausfall.
- **Halsschmerzen:** Brennender Schmerz, der manchmal durch warme Getränke gelindert wird; ein Engegefühl im Hals erschwert das Schlucken; manchmal brennende, schmerzhafte Geschwüre.

PERSÖNLICHE LEITSYMPTOME

VERSCHLECHTERUNG:
- Bei kaltem Wetter
- Zwischen Mitternacht und 2 Uhr früh
- Durch Alleinsein
- Auf See

BESSERUNG:
- Durch Wärme (Man setzt jedoch den Kopf gern frischer Luft aus.)
- Durch Bewegung

ERNÄHRUNG:
- Durst nach häufigen kleinen Getränken
- Verlangen nach Fetten, Saurem, Alkohol
- Ekel vor Getreide, Erbsen und Bohnen

ÄNGSTE:
- Vor dem Tod
- Vor Krebs

Aurum metallicum

Dieses Mittel wird aus Gold hergestellt und oft einfach als Aurum bezeichnet, obwohl auch andere Goldsalze in der Homöopathie Verwendung finden.

KONSTITUTIONELLE UND KÖRPERLICHE MERKMALE

Aurum metallicum ist am besten für Frauen geeignet, die sehr idealistisch sind und hohe Ansprüche an sich selbst stellen. Oft sind sie streng religiös. Gelingt es ihnen – aus welchen Gründen auch immer – nicht, ihre Ziele zu erreichen, oder erleiden sie einen schmerzlichen Verlust oder eine Enttäuschung in Herzensangelegenheiten, kann es sein, daß sie zunächst verärgert reagieren, dann aber in eine tiefe Depression verfallen. Sie neigen auch zu Suchtverhalten, wie z. B. Alkoholismus oder Medikamentenmißbrauch, und dulden keinen Widerspruch.

PERSÖNLICHE LEITSYMPTOME

VERSCHLECHTERUNG:
- Bei Störungen des Gefühlslebens und geistiger Anstrengung
- Bei kaltem/bewölktem Wetter; im Winter
- Nachts

BESSERUNG:
- Durch Musik
- An der frischen Luft

ERNÄHRUNG:
- Verlangen nach Kaffee, Alkohol, Süßem
- Starke Abneigung gegen Fleisch

ÄNGSTE:
- Versagensangst
- Höhenangst
- Vor Herzerkrankung

SCHLAF:
- Mögliches Erwachen nach drei oder vier Stunden Schlaf mit Seufzen und Schreien

GEMÜTSSYMPTOME

Die häufigste Reaktion auf widrige Umstände ist tiefe Depression, die unbedingt ärztlich behandelt werden sollte. Aurum metallicum sollte nur mit ärztlicher Zustimmung eingenommen werden. Weniger schwere Formen von Depression, besonders bei Ärger oder im Winter, lassen sich oft durch Aurum metallicum lindern.

BESCHWERDEN ZUR SELBSTBEHANDLUNG

(zusätzlich zu den Kapiteln 1–10)

Arthritis: Rheumaschmerzen, die von Gelenk zu Gelenk wandern und sich nachts verschlimmern.

Kopfschmerzen: Heftige Schmerzen, die zur Verwirrung führen und sich nachts verschlechtern.

Herzsymptome: Herzrasen vor allem nach körperlicher Anstrengung oder bewegenden Ereignissen. Gefühl, als ob das Herz stehenbleibt, mit nachfolgendem Pochen.

Nasennebenhöhlenentzündung: Bei verstopfter Nase, in der manchmal kleine Geschwüre wachsen. Schmerz rund um die Nasenwurzel, vor allem rechts.

ANWENDUNGEN
Depression, Kopfschmerzen, Sinusitis und Herzerkrankungen

Belladonna

Atropa belladonna ist allgemein als Tollkirsche bekannt. Sie ist der Rohstoff für mehrere schulmedizinische Arzneien. In der Homöopathie wird Belladonna aus der ganzen Pflanze aufbereitet, die zu Beginn der Blüte geerntet wird.

KONSTITUTIONELLE UND KÖRPERLICHE MERKMALE

Belladonna paßt am besten zu Frauen, die im gesunden Zustand lebhaft, sensibel und freundlich sind, jedoch zu Erkrankungen mit plötzlichem Beginn neigen, die auf einem Wechsel der Körpertemperatur, z. B. Frösteln oder Überhitzung, beruhen. Eher chronische Beschwerden beginnen langsamer. Belladonna ist auch bei plötzlichen fieberhaften Erkrankungen oder lokalen Entzündungen, wie Furunkeln, Mandelentzündung oder Ohrinfektionen, hilfreich. Charakteristischerweise hat die Patientin ein hochrotes Gesicht. Die Pupillen sind stark geweitet, und der Schmerz pulsiert mit jedem Herzschlag. Hände und Füße können jedoch kalt sein.

ANWENDUNGEN
Zu Beginn einer akuten fieberhaften Erkrankung, aber auch breiteres Anwendungsspektrum als Konstitutionsmittel

GEMÜTSSYMPTOME

Man reagiert auf jede Art von Störung wahrscheinlich ärgerlich und kann sogar gewalttätig werden. Bei Fieber kann auch ein Delirium auftreten, möglicherweise mit Halluzinationen.

BESCHWERDEN ZUR SELBSTBEHANDLUNG

(zusätzlich zu den in Kapitel 1–10 genannten)

Arthritis: Heiße, geschwollene Gelenke; stärkere Schmerzen durch Stoß oder Berührung.

Bauchschmerzen: Bei aufgeblähtem Leib, schlimmer bei Berührung, sogar die Bettdecke stört; Übelkeit und Erbrechen.

Trigeminusneuralgie: Brennender Schmerz im Gesicht, das hochrot ist und Muskelzuckungen aufweist.

Kopfschmerzen: Stauungskopfschmerz mit pulsierendem Schmerz im Stirnbereich; Verschlechterung beim Hinlegen mit Flachlagerung des Kopfes, bei Licht, Geräuschen oder Schock; oft besser durch starken Druck und kalte Kompressen.

PERSÖNLICHE LEITSYMPTOME

VERSCHLECHTERUNG:
- Bei Berührung
- Bei Lärm
- Nachmittags
- Bei jeder Temperaturänderung

BESSERUNG:
- Beim Hinlegen mit erhobenem Kopf

ERNÄHRUNG:
- Kein oder sehr starker Durst
- Verlangen nach Zitrusfrüchten

SCHLAF:
- Bauchlage
- Evtl. Schlafstörungen
- Träume können vom Fallen handeln.

Berberis vulgaris

Diese Arznei wird aus den Wurzeln von *Berberis vulgaris* gewonnen, die auch unter dem Namen Gemeine Berberitze oder Sauerdorn bekannt ist.

KONSTITUTIONELLE UND KÖRPERLICHE MERKMALE

Berberis findet nicht sehr häufig Verwendung. Die Menschen, die dieses Mittel jedoch brauchen, fühlen sich oft völlig erschöpft und apathisch und haben ein geringes Durchhaltevermögen. Jede Art von Schmerz scheint durch den Körper zu wandern und strahlt oft von einem Punkt aus.

BESCHWERDEN ZUR SELBSTBEHANDLUNG

(zusätzlich zu den in Kapitel 1–10 genannten)

- **Arthritis:** Schmerzen, die von dem betroffenen Gelenk ausstrahlen und/oder von Gelenk zu Gelenk wandern.
- **Gallenkolik:** In Ergänzung zur schulmedizinischen Behandlung; Schmerzverschlimmerung durch Druck.

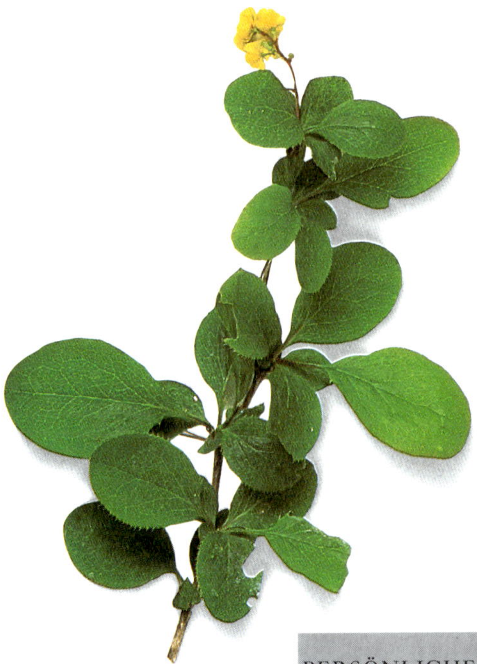

ANWENDUNGEN

Infektionen der Harnwege, der Haut und Gelenkbeschwerden

PERSÖNLICHE LEITSYMPTOME

VERSCHLECHTERUNG:
- Bei Bewegung, hartem Auftreten, ruckartigen Bewegungen

BESSERUNG:
- Bei Aufenthalt im Freien
- Nach dem Urinieren

Bryonia alba

Die Kletterpflanze *Bryonia alba*, auch Weiße Zaunrübe genannt, wächst in Hecken und bildet manchmal eine gewaltige, mehrere Pfund schwere Wurzel. Das Mittel wird aus der Wurzel kurz vor Beginn der Blüte gewonnen.

KONSTITUTIONELLE UND KÖRPERLICHE MERKMALE

Menschen, die Bryonia als Konstitutionsmittel benötigen, sind oft Geschäftsfrauen, die hart arbeiten, um finanzielle Schwierigkeiten und Armut zu vermeiden. Sie neigen zu Reizbarkeit und werden nach Ärger oder Enttäuschung krank. Vielen Menschen, auf die dies jedoch überhaupt nicht zutrifft, hilft Bryonia ebenfalls, besonders bei akuten Erkrankungen. Es ist wichtig, die Vorlieben und Abneigungen zu berücksichtigen. Ein wichtiger Hinweis ist Schmerz, der sich bei Bewegung verschlimmert, aber von Druck gelindert wird. Daher möchte die Patientin ruhig auf der schmerzhaften Stelle liegen und will nicht gestört werden. Mundtrockenheit und Durst sind ebenfalls häufige Symptome.

ANWENDUNGEN

Akute Erkrankungen, Rheuma; breitere Wirkung als Konstitutionsmittel

GEMÜTSSYMPTOME

Übellaunig und reizbar. Man möchte in Ruhe gelassen werden und schweigen. Ärgerliche Reaktion auf Fragen nach dem Befinden, auch wenn diese vom Arzt gestellt werden. Bei hohem Fieber kann Verwirrung auftreten, so daß man glaubt, nicht zu Hause zu sein, wo man eigentlich sein möchte.

BESCHWERDEN ZUR SELBSTBEHANDLUNG

(zusätzlich zu den in Kapitel 1–10 genannten)

- **Arthritis und Rückenschmerzen:** Gerötete, geschwollene und heiße Gelenke mit Stechschmerz, schlimmer durch Bewegung.
- **Durchfall:** Bei heißem Wetter, nach kalten Getränken bei Überhitzung, morgens, nach dem Aufstehen oder Umherlaufen am schlimmsten.
- **Kopfschmerzen:** Berstender Schmerz, im allgemeinen einseitig; Beginn an der Stirn mit Ausdehnung bis zur Schädelbasis; schlechter bei jeder Bewegung, einschließlich bloßer Bewegung der Augen.

PERSÖNLICHE LEITSYMPTOME

VERSCHLECHTERUNG:
- Bei Kälte oder wenn einem warm wird
- Gegen 21 Uhr
- Beim Aufwachen

BESSERUNG:
- Beim Liegen auf der schmerzenden Seite und durch Druck
- Nach Schwitzen

ERNÄHRUNG:
- Verlangen nach kalten Getränken in großen Abständen

SCHLAF:
- Meist auf linker Seite

Calcium carbonicum

Dieses Mittel wurde erstmals von Hahnemann selbst aus der mittleren Schicht einer Austernschale gewonnen. Kalziumkarbonat wird immer noch so hergestellt.

KONSTITUTIONELLE UND KÖRPERLICHE MERKMALE

Typische Calcium-carbonicum-Frauen arbeiten sehr hart, sind verantwortungsbewußt und gewissenhaft, neigen jedoch dazu, sich zuviel aufzuhalsen, und sind dann überfordert. Mangelndes Durchhaltevermögen bedeutet, daß sie eher zähe methodische Arbeiterinnen als strahlende Gewinnerinnen sind. Ihre Schüchternheit hat zur Folge, daß sie es hassen, im Mittelpunkt zu stehen. Sie neigen zum Starrsinn, sind pessimistisch und fürchten sich vor schwerer Krankheit. Sie können vergeßlich und verwirrt sein. Alpträume oder nächtliche Panikattacken können ein Problem sein. Calcium-carbonicum-Typen sind oft hellhäutig, blauäugig und neigen zu Übergewicht, selbst bei Diät. Vielen anderen Menschen hilft dieses Mittel jedoch auch.

ANWENDUNGEN
- Als Konstitutionsmittel

PERSÖNLICHE LEITSYMPTOME

VERSCHLECHTERUNG:
- Naßkaltes Wetter
- Bei Überanstrengung, besonders beim Treppensteigen
- Bei Durchnässung

BESSERUNG:
- In trockenem Klima
- Bei Verstopfung

ERNÄHRUNG:
- Verlangen nach Eiern, Süßem, Salz und Unverdaulichem, wie z. B. Kreide und Erde
- Abneigung gegen fette Speisen und Kaffee

ÄNGSTE:
- Höhenangst (auch wenn ein anderer betroffen ist)
- Mäuse und Ratten
- Verrücktwerden
- Armut
- Schwere Krankheit
- Stürmen

SCHWITZEN:
- Feuchtkalte Hände und Füße; die Füße werden heiß und feucht in Bettsocken; auch Schwitzen auf dem Kopf, vor allem nachts.

GEMÜTSSYMPTOME

Seelische und körperliche Erschöpfung führt oft zu einem Zusammenbruch der Gesundheit mit Verlust des Interesses und Depression. Man hofft nicht mehr auf Besserung. Auch der Verlust an Sicherheit, der mit einer Erkrankung eintreten kann, führt zu Besorgnis. Schlechte Nachrichten werden widerwillig aufgenommen.

BESCHWERDEN ZUR SELBSTBEHANDLUNG

(zusätzlich zu den Kapiteln 1–10)

- **Erkältungen:** Ständige Katarrhe und verstopfte Nase; wiederkehrende Vergrößerung der Halslymphknoten.
- **Husten:** Reizhusten, schlimmer nachts oder nach dem Essen.
- **Kopfschmerzen:** Nach Anstrengung, während der Menstruation; sie können von Übelkeit und Lichtempfindlichkeit begleitet sein.

Calcium phosphoricum

Verdünnte Phosphorsäure wird in Kalkwasser gegeben, um Kalziumphosphat zu erhalten.

KONSTITUTIONELLE UND KÖRPERLICHE MERKMALE

Tiefe Unzufriedenheit prägt die Persönlichkeit des Calcium-phosphoricum-Typs, der durchaus aufgeschlossen, freundlich und empfindsam sein kann, wenn es ihm gutgeht. Diese Menschen langweilen sich leicht und sind sehr reiselustig.

GEMÜTSSYMPTOME

Unfähigkeit, die Beschwerden genau zu schildern, aber man ist unzufrieden. Die Symptome verschlimmern sich durch Darandenken.

BESCHWERDEN ZUR SELBSTBEHANDLUNG

(zusätzlich zu den in Kapitel 1–10 genannten)

- **Verdauungstrakt:** Kolikartige Schmerzen beim Essen, manchmal verbunden mit Durchfall; aufgeblähter Leib, Erleichterung durch Rülpsen.

Arthritisschmerzen: In Hals und Gelenken; Verschlimmerung durch Kälte und Zugluft.

ANWENDUNGEN
- Als Konstitutionsmittel

PERSÖNLICHE LEITSYMPTOME

VERSCHLECHTERUNG:
- Bei Feuchtigkeit, vor allem bei Schneeschmelze
- Bei Zugluft

BESSERUNG:
- Bei warmem Wetter

ERNÄHRUNG:
- Großer Hunger und Durst
- Verlangen nach Schinkenspeck, Schinken, Dörr- oder Räucherfleisch

ÄNGSTE:
- Vor Gewittern
- Vor der Dunkelheit

Cantharis

Dieses Mittel wird aus einem Insekt gewonnen, das als Spanische Fliege oder Blasenkäfer bekannt ist. Es enthält eine reizende chemische Substanz, die zur Blasenbildung auf der Haut führt.

ANWENDUNGEN
❧ Bei Beschwerden mit der Haut und des Harntrakts

GEMÜTSSYMPTOME

Neigung zu rasender Wut als Reaktion auf Schmerzen, die oft plötzlich einsetzen, brennen und schwer sind.

BESCHWERDEN ZUR SELBSTBEHANDLUNG

(zusätzlich zu den in Kapitel 1–10 genannten)

- **Durchfall:** Brennender Stuhl, der unter großen Schmerzen abgesetzt wird und Blut aufweisen kann.

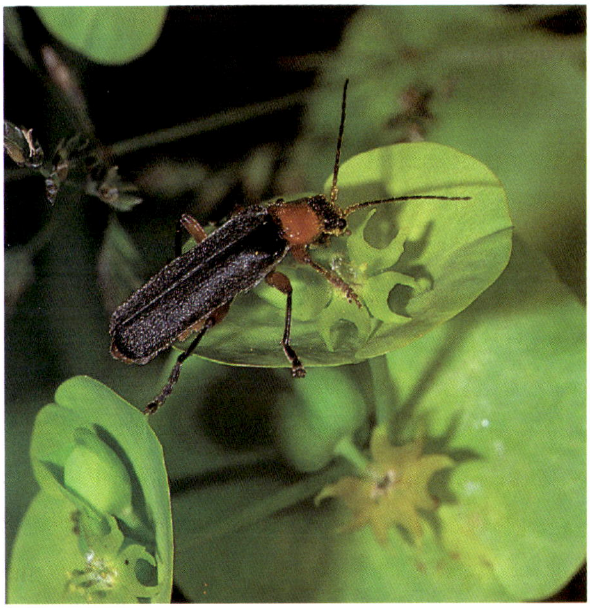

PERSÖNLICHE LEITSYMPTOME

VERSCHLECHTERUNG:
- Vor dem Wasserlassen
- Beim Anblick oder Rauschen von Wasser
- Bei Berührung

BESSERUNG:
- Bei Wärme
- Durch Ausruhen im Dunklen

ERNÄHRUNG:
- Brennender Durst, aber Abneigung gegen Trinken

ANGST:
- Vor Spiegeln

Carbo vegetabilis

Dieses Mittel wird aus Holzkohle aufbereitet. In der Schulmedizin wird Holzkohle eingenommen, um Darmgase zu absorbieren. Es wird auch äußerlich angewendet zur Desodorierung übelriechender Wunden.

KONSTITUTIONELLE UND KÖRPERLICHE MERKMALE

Carbo-vegetabilis-Frauen sind typischerweise phlegmatisch, dick, faul und frösteln. Das Mittel wird häufig bei Beschwerden angewandt, bei denen der Körper durch schwächende Krankheiten, wie z. B. chronischer Durchfall oder Medikamenteneinnahme, in Mitleidenschaft gezogen ist, und/oder bei Schwäche des Verdauungssystems. Zu einem Zusammenbruch kann es kommen, wenn die Patientin, deren Haut kaltschweißig ist und fleckig aussehen kann, nach einem offenen Fenster oder Ventilator verlangt. Carbo vegetabilis wird scherzhaft als „Leichenerwecker" bezeichnet, da das Mittel bewußtlose Menschen, vor allem ältere, wiederbelebt.

ANWENDUNGEN
❧ Verdauungsstörungen, Kreislaufzusammenbrüche, Schwächezustände

GEMÜTSSYMPTOME

Trotz eines Schwächegefühls und einer Abneigung gegen geistige Anstrengung kann man auch Kränkung und Ärger verspüren, wenn dieser Zustand von Menschen, die einem nahestehen, nicht recht ernst genommen wird. Es kann sein, daß man sich nach Abwechslung sehnt, die bei der Überwindung der Krankheit hilft, aber mit fortschreitender Erkrankung kann man immer noch von körperlicher Schwäche überwältigt werden.

BESCHWERDEN ZUR SELBSTBEHANDLUNG

(zusätzlich zu den in Kapitel 1–10 genannten)

- **Symptome im Brustraum:** Kurzatmigkeit mit rasselndem Schleim, Erstickungsgefühl und Angst. Die Symptome werden manchmal durch Überessen ausgelöst oder sind von aufgetriebenem Leib und Blähungen begleitet; Bedürfnis, sich im Bett aufzusetzen, und Verlangen nach Luftbewegung durch ein geöffnetes Fenster oder einen Ventilator.
- **Frostbeulen:** An den geröteten und geschwollenen Zehen
- **Krämpfe:** Oft an den Fußsohlen; Schwere- und Taubheitsgefühl in den Beinen; Kälte von den Knien an abwärts.

PERSÖNLICHE LEITSYMPTOME

VERSCHLECHTERUNG:
- Durch Zudecken, selbst, wenn man friert
- Nach fetten Speisen

BESSERUNG:
- Bewegung an frischer Luft, auch wenn man friert
- Nach Rülpsen

ERNÄHRUNG:
- Verlangen nach Süßem und Salzigem
- Abneigung gegen üppige, fettige Speisen und Fleisch

ÄNGSTE:
- Geister, Dunkelheit

Caulophyllum

Dieses Mittel wird aus *Caulophyllum thalictroides,* auch Frauenwurzel genannt, gewonnen. Die Pflanze wird seit langem von den nordamerikanischen Indianern zur Geburtserleichterung verwendet.

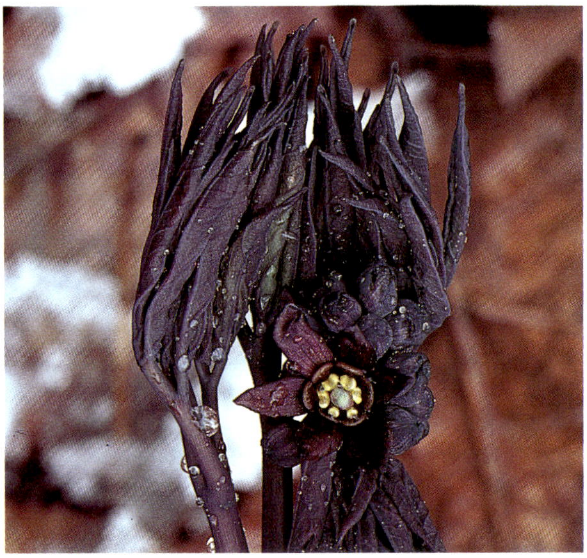

KÖRPERLICHE MERKMALE

Caulophyllum sorgt für die Wiederherstellung oder Verbesserung des Muskeltonus in der Gebärmutterwand. Es hilft bei Arthritis kleiner Gelenke, gerade der Hand- und Fingergelenke.

GEMÜTSSYMPTOME

Man fühlt sich erschöpft und/oder verspürt ein inneres Zittern und Angst.

BESCHWERDEN ZUR SELBSTBEHANDLUNG

(zusätzlich zu den in Kapitel 1–10 genannten)

- **Arthritis:** Gelenkschmerzen in den Händen und Zehen, die schnell kommen und gehen; Steifheit betroffener Gelenke.

PERSÖNLICHE LEITSYMPTOME

VERSCHLECHTERUNG:
- Während der Schwangerschaft
- Bei verzögerter Periode
- Nach Kaffee

BESSERUNG:
- Wenn man warm gekleidet ist

ANWENDUNGEN

Bei Beschwerden des Uterus (Gebärmutter), Arthritis der kleinen Gelenke

Causticum

Von Hahnemann selbst stammt die Zubereitung dieses Mittels, das in der Homöopathie eine einzigartige Stellung einnimmt. Es besteht zu gleichen Teilen aus gelöschtem Kalk (Kalziumhydroxid) und Kaliumbisulfat.

KONSTITUTIONELLE UND KÖRPERLICHE MERKMALE

Frauen, die Causticum brauchen, ist wiederholt großer Kummer widerfahren. Als Folge davon haben sie oft eine starke Persönlichkeit entwickelt. Sie nehmen ihr Leben selbst in die Hand, besitzen einen ausgeprägten Gerechtigkeitssinn, sind politisch engagiert und neigen zur Übertreibung. Gleichzeitig können sie sich äußerst einfühlsam und verständnisvoll in das Leid anderer hineinversetzen. Sie sind oft von schmalem Körperbau, haben dunkles Haar und dunkle Augen und eine bleiche Haut.

ANWENDUNGEN

Als Konstitutionsmittel, bei Erkrankungen des Nervensystems, der Gelenke und Muskeln

GEMÜTSSYMPTOME

Man kann sich geistig träge und müde oder vergeßlich fühlen. Immer wieder muß man sich vergewissern, daß man bestimmte Dinge erledigt hat, wie z. B. die Tür abzuschließen. Tiefes Mitgefühl mit anderen Menschen. Man vermeidet es, die Nachrichten anzuhören, wenn Leid geschildert wird. Man kann dazu neigen, sich gehetzt zu fühlen.

BESCHWERDEN ZUR SELBSTBEHANDLUNG

(zusätzlich zu den Kapiteln 1–10)

- **Augenbeschwerden:** Bei einer Erkältung können die Oberlider schwer, schwach oder wie gelähmt sein, so daß man sie unwillkürlich schließt; es kann zu stechenden Tränen kommen.
- **Trigeminusneuralgie** oder Lähmung: Meist rechtsseitig, nachdem man sich kaltem Wind ausgesetzt hat.
- **Rheumatische Beschwerden:** Starke Schmerzen, die sich durch Kälte, Überanstrengung oder trockenes Wetter verschlimmern können; nächtliches Kribbeln in den Beinen; die Sehnen können zusammengezogen erscheinen.
- **Hals:** Bedürfnis, sich zu räuspern und Schleim abzuhusten.

PERSÖNLICHE LEITSYMPTOME

VERSCHLECHTERUNG:
- Bei Frieren oder Zugluft
- Gegen 16 Uhr oder bei Einbruch der Dunkelheit
- Unterwegs

BESSERUNG:
- Bewölktes oder feuchtes Wetter
- Nach einem kalten Getränk

ERNÄHRUNG:
- Verlangen nach Salz, Schinkenspeck, Räucherfleisch, Käse, Eiern
- Entweder Verlangen oder Abneigung gegen Süßigkeiten oder Fisch

ÄNGSTE:
- Vor der Dunkelheit
- Vor Tieren, vor allem Hunden
- Ahnung, daß etwas Schlimmes geschehen wird

Chamomilla

Die Deutsche oder Wilde Kamille ist die Pflanze, die zur Herstellung dieses Mittels verwendet wird.

BESCHWERDEN ZUR SELBSTBEHANDLUNG

(zusätzlich zu den in Kapitel 1–10 genannten)

- **Zahn- und Ohrschmerzen:** Vor allem, wenn eine Wange gerötet, die andere aber blaß ist.
- **Arthritisschmerzen:** Nächtliche Verschlimmerung im warmen Bett; Linderung durch Umherlaufen.
- **Entzugserscheinungen:** Nach Koffein- oder Medikamentenmißbrauch.

PERSÖNLICHE LEITSYMPTOME

VERSCHLECHTERUNG:
- Bei Berührung
- Gegen 21 Uhr
- Wenn man Wind ausgesetzt ist

BESSERUNG:
- Wenn man nachts die Füße aus dem Bett steckt

ERNÄHRUNG:
- Verlangen nach kalten Getränken

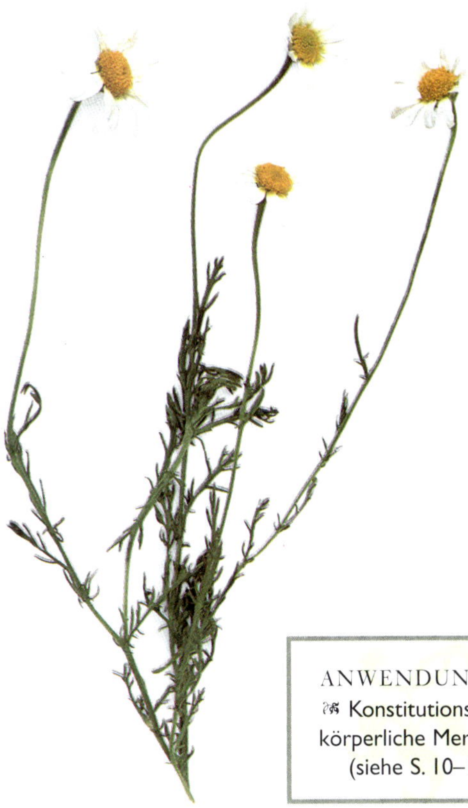

ANWENDUNGEN
- Konstitutions- und körperliche Merkmale (siehe S. 10–11)

China officinalis

Chinarinde

Dieses Mittel erhält man ebenfalls unter dem Namen China oder Chinona. Es wird aus der Rinde des Chinarindenbaumes gewonnen, der an den Osthängen der Anden beheimatet ist. Es wurde durch die Jesuiten nach Europa gebracht, die dieses Mittel als Fieberarznei einführten.

ANWENDUNGEN
- Verdauungsbeschwerden
- Migräne

KONSTITUTIONELLE UND KÖRPERLICHE MERKMALE

China officinalis wird seit langem bei Rückfallfieber angewendet oder bei nur sehr zögernder Rekonvaleszenz nach dem Verlust an Körperflüssigkeit durch Durchfall oder Blutung. Aufgrund des modernen medizinischen Standards treten solche Beschwerden heutzutage weniger häufig auf, aber China ist immer noch hilfreich als Mittel bei verzögerter Rekonvaleszenz. Der Frauentypus, für den es geeignet ist, neigt sehr zu Idealismus und Kritikempfindlichkeit.

GEMÜTSSYMPTOME

Kann reizbar und unberechenbar launisch sein und jede Art von Geräusch hassen.

BESCHWERDEN ZUR SELBSTBEHANDLUNG

(zusätzlich zu den Kapiteln 1–10)

- **Verdauungsstörungen:** Aufgetriebener, aufgedunsener Leib; Gallenkolik (ergänzend zu schulmedizinischer Behandlung); schmerzloser Durchfall nach Fisch, Obst, Milch.
- **Rückfallfieber:** Vor allem mit Malaria in der Anamnese
- **Kopfschmerzen:** Neuralgischer Schmerz, der durch festen Druck gelindert wird. Er kann alle zwei Tage oder jeden siebten Tag wiederkehren; ist meist begleitet von Gallenblasen- oder Leberbeschwerden und/oder mit bitterem Geschmack im Mund.
- **Haut:** Kann während eines Fiebers empfindlich oder schmerzhaft sein; die Kopfhaut kann beim Bürsten empfindlich reagieren.

PERSÖNLICHE LEITSYMPTOME

VERSCHLECHTERUNG:
- Bei Berührung
- Bei nebliger oder feuchtkalter Witterung
- Im Herbst
- Nach jeder Art von Absonderung, wie Durchfall oder Eiter

BESSERUNG:
- Wenn harter oder fester Druck auf schmerzhafte Stellen ausgeübt wird

ERNÄHRUNG:
- Verlangen nach Süßem oder Salzigem
- Abneigung gegen heiße Speisen, Obst und Fett

ÄNGSTE:
- Vor der Nacht
- Vor Tieren und Hunden
- Vor Nachtschweiß

Cimicifuga

Cimicifuga racemosa

Diese Pflanze ist in Nordamerika beheimatet, wo sie allgemein unter der Bezeichnung Wanzenkraut oder Schwarze Schlangenwurzel bekannt ist. Sie wurde für medizinische Zwecke von Indianerstämmen verwendet.

KONSTITUTIONELLE UND KÖRPERLICHE MERKMALE

Frauen, die Cimicifuga brauchen, sind oft extrovertiert, leicht erregbar und gesprächig, besitzen eine lebhafte Phantasie und neigen zu Phobien.

GEMÜTSSYMPTOME

Wenn man krank ist oder etwas schiefgeht, ist man sehr schnell deprimiert.

BESCHWERDEN ZUR SELBSTBEHANDLUNG

(zusätzlich zu den in Kapitel 1–10 genannten)

- **Nacken und Rücken:** Neuralgische Muskelschmerzen des Nackens und/oder einiger kleiner Muskeln der Wirbelsäule, die zur Steifheit führen.
- **Extremitäten:** Rheumaschmerzen in den Muskeln; es treten wandernde Schmerzen auf, die sich bei feuchtkalter Witterung verschlimmern.
- **Kopfschmerzen:** Treten am Hinterkopf auf oder gehen vom Schulter-Nacken-Bereich (evtl. mit Nackensteife) aus. Sie können stark sein. Gefühl, als ob die Schädeldecke „wegfliegt".

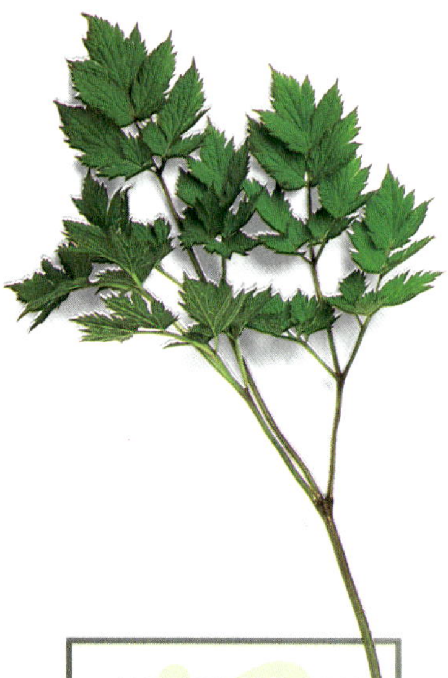

ANWENDUNGEN
- Nerven- und Muskelschmerzen
- Frauenbeschwerden

PERSÖNLICHE LEITSYMPTOME

VERSCHLECHTERUNG:
- Während der Periode; je stärker sie ist, desto schlechter fühlt man sich.
- In feuchtkalter Luft
- Nach einem Wetterwechsel

BESSERUNG:
- Wenn man warm gekleidet ist
- Durch Umherlaufen
- Nach dem Essen

ÄNGSTE:
- Vor Wahnsinn
- Furcht vor dem Tod oder Angst, ermordet zu werden

Colocynthis

Das Präparat wird aus der bitteren, giftigen Frucht des Kürbisgewächses Koloquinte gewonnen. Zur Zubereitung der Tinktur wird das getrocknete Fruchtfleisch verrieben und in Alkohol gelöst.

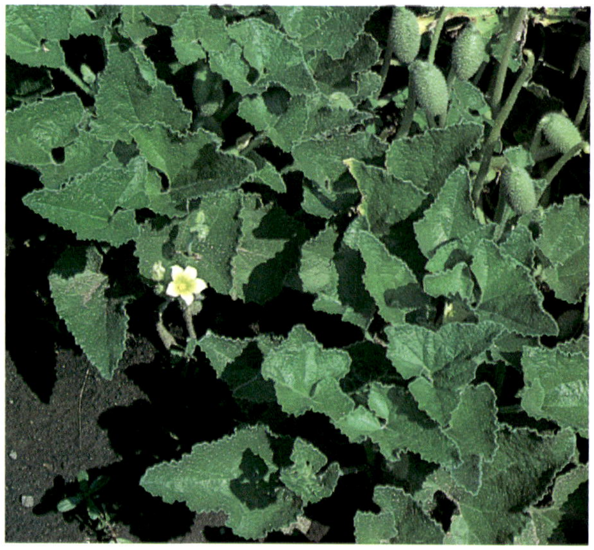

KONSTITUTIONELLE UND KÖRPERLICHE MERKMALE

Colocynthis eignet sich am besten für eher zurückhaltende, konservative Frauen mit festen Wertvorstellungen. Sie sind leicht in Wut zu bringen oder durch Widerspruch zu erzürnen, vor allem, wenn sie sich im Stich gelassen fühlen. Sie neigen zu verschiedenen Neuralgien und kolikartigen Schmerzen.

GEMÜTSSYMPTOME

Wut und Entrüstung.

BESCHWERDEN ZUR SELBSTBEHANDLUNG

(zusätzlich zu den in Kapitel 1–10 genannten)

- **Bauchschmerzen:** Linderung durch Druck, auf dem Bauch liegend, nach vorne gekrümmt; Verschlimmerung durch Ärger.
- **Trigeminusneuralgie:** Linksseitig, kommt und geht, Verschlimmerung durch Bewegung oder Berührung.
- **Ischialgie:** Oft rechtsseitig, schlimmer durch Bettwärme, besser durch Liegen auf der schmerzhaften Seite.

PERSÖNLICHE LEITSYMPTOME

VERSCHLECHTERUNG:
- Gegen 6 Uhr oder zwischen 16 und 17 Uhr

BESSERUNG:
- Schmerzlinderung durch festen Druck
- Durch Kaffeetrinken

ANWENDUNGEN
- Kolikartige Schmerzen und Neuralgien

Dulcamara

Von *Solanum dulcamara,* auch Bittersüßer Nachtschatten oder Bittersüß genannt, stammt dieses Mittel.

ANWENDUNGEN
- Erkrankungen der Haut und Schleimhäute (Auskleidungen des Mundes und der Augenlider) und Gelenkinnenhäute

KONSTITUTIONELLE UND KÖRPERLICHE MERKMALE

Menschen, denen Dulcamara hilft, sind oft korpulent, eher rechthaberisch und engagiert bei Problemen ihrer eigenen Familie. Ein auffallendes körperliches Merkmal ist der Beginn oder die Verschlechterung von Symptomen nach Kälte und Feuchtigkeit. Dulcamara ist ein wichtiges Mittel zur Behandlung von Herpesinfektionen und allergischen Erkrankungen.

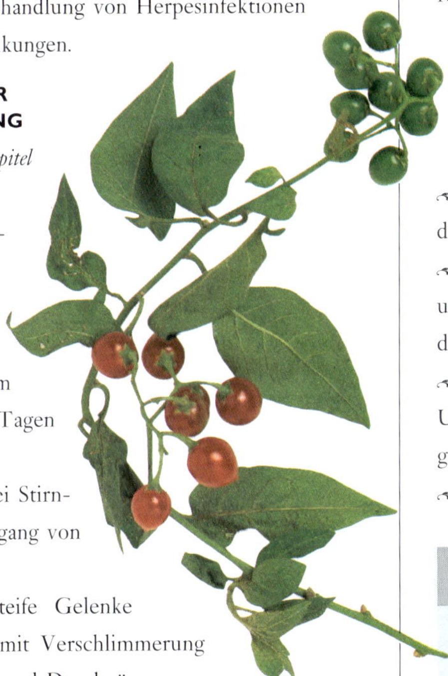

BESCHWERDEN ZUR SELBSTBEHANDLUNG

(zusätzlich zu den in Kapitel 1–10 genannten)

- **Durchfall:** Verschlechterung durch kalte Speisen und/ oder feuchtkalte Witterung, vor allem im Sommer an heißen Tagen und kalten Nächten.
- **Kopfschmerzen:** Bei Stirnhöhlenkatarrh ohne Abgang von Sekret.
- **Rheumatismus:** Steife Gelenke oder Kreuzschmerzen mit Verschlimmerung bei Kälte, Feuchtigkeit und Durchnässung.
- **Haut:** Flache, glatte Warzen auf Gesicht und Handinnenflächen.
- **Wasserlassen:** Häufiges Wasserlassen bei Kälte.

PERSÖNLICHE LEITSYMPTOME

VERSCHLECHTERUNG:
- Bei feuchter Witterung, insbesondere bei gleichzeitiger Kälte
- Bei Wetterumschwüngen, vor allem bei Herbstbeginn
- Nachts
- Bei plötzlichem Frösteln, besonders wenn einem heiß war

BESSERUNG:
- Durch Umherlaufen und Wärmezufuhr von außen

Ferrum phosphoricum

Eisenphosphat bildet den Ausgangsstoff für dieses Mittel.

ANWENDUNGEN
- Fieber, breitere Wirkung als Konstitutionsmittel

KONSTITUTIONELLE UND KÖRPERLICHE MERKMALE

Dünne, empfindliche, eher nervöse Menschen sprechen gut auf Ferrum phosphoricum an. Es hilft auch vielen anderen Menschen im Frühstadium einer Erkankung mit hohem Fieber, beschleunigtem Puls, Schwäche, Abgeschlagenheit und unstillbarem Durst. Das Gesicht ist hochrot, und Schleim mit Blut läuft aus der Nase. Jede Art von Kopfschmerzen läßt sich durch kalte Kompressen lindern.

BESCHWERDEN ZUR SELBSTBEHANDLUNG

(zusätzlich zu den in Kapitel 1–10 genannten)

- **Häufige, starke Monatsblutungen:** Mit einem Abwärtsdrang verbunden.
- **Kopfschmerzen:** Während oder kurz vor der Periode, mitunter Linderung durch Nasenbluten. Auch Kopfschmerzen durch zuviel Sonne.
- **Verdauungsstörungen:** Unregelmäßiges Erbrechen von Unverdautem, mit geringem Appetit und einer Abneigung gegen Fleisch und Milch.
- **Nasenbluten:** Hellrotes Blut, das aus der Nase sickert.

PERSÖNLICHE LEITSYMPTOME

VERSCHLECHTERUNG:
- Bei Bewegung, Berührung oder Erschütterung
- Am frühen Morgen zwischen 4 und 6 Uhr

BESSERUNG:
- In Ruhe und durch Hinlegen
- Durch kalte Kompressen

ERNÄHRUNG:
- Unstillbarer Durst
- Abneigung gegen Fleisch und Milch

Gelsemium

Gelsemium sempervirens, von dem dieses Mittel stammt, ist in Nordamerika beheimatet und auch als Gelber Jasmin oder Falscher Jasmin bekannt.

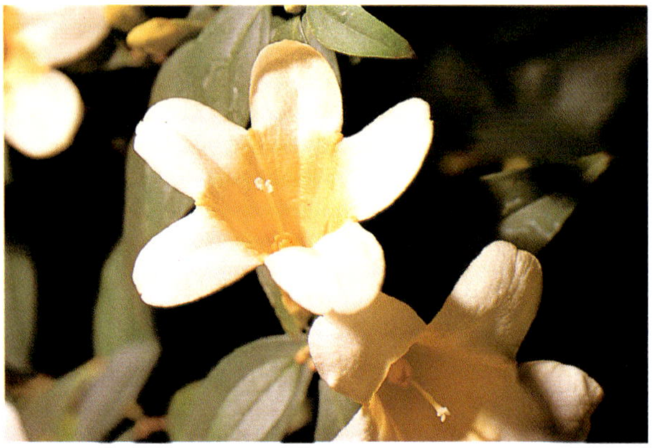

KONSTITUTIONELLE UND KÖRPERLICHE MERKMALE

Die Menschen, zu denen Gelsemium am besten paßt, sind furchtsam, reserviert und unfähig, sich einer Belastungssituation, wie z. B. Lampenfieber, zu stellen. Zu den Symptomen gehören: Zittern, Schwäche, Durchfall, Harndrang und Schwierigkeiten, die Augen auf etwas zu richten oder aufzuschlagen.

GEMÜTSSYMPTOME

Gefühl der Mattigkeit und Lustlosigkeit, auch Unvermögen oder Unwillen, überhaupt zu denken.

BESCHWERDEN ZUR SELBSTBEHANDLUNG

(zusätzlich zu den in den Kapiteln 1–10 genannten)

Kopf: Dumpfer Schmerz und Schwere in Kopf, Nacken und Schultern bessert sich durch Wasserlassen.

Zittern: In den Extremitäten nach geringer körperlicher Anstrengung.

Herz: Man fürchtet, daß es stehenbleibt, wenn man sich nicht bewegt.

PERSÖNLICHE LEITSYMPTOME

VERSCHLECHTERUNG:
- Bei feuchtem Wetter; vor Gewittern
- Vor einem herausfordernden Ereignis, z. B. Prüfung oder Vorstellungsgespräch
- Nach Schrecken und Aufregung
- Gegen 10 Uhr früh

BESSERUNG:
- Im Freien
- Nach dem Urinieren

ERNÄHRUNG:
- Fehlender Durst

ÄNGSTE:
- Daß das Herz aufhört zu schlagen

ANWENDUNGEN

- Bei geistiger, körperlicher oder seelischer Schwäche

Graphites

Hahnemann bereitete Graphites das erste Mal aus dem „reinsten Graphit eines feinen englischen Bleistifts“ auf. Chemisch gesehen besteht Graphit aus Kohlenstoff, enthält aber auch Eisenspuren. Es wird auch als Reißblei bezeichnet.

KONSTITUTIONELLE UND KÖRPERLICHE MERKMALE

Der Graphites-Typ ist übergewichtig, hat eine helle Hautfarbe, neigt zu verschiedenen Arten von Hauterkrankungen und Nägelfehlbildungen und zu Verstopfung. Häufig kommt auch Gedächtnisschwäche vor.

ANWENDUNGEN

- Hauterkrankungen

GEMÜTSSYMPTOME

Klares Denken oder Konzentration bereitet Mühe. Entscheidungen fallen schwer. Musik kann traurig stimmen.

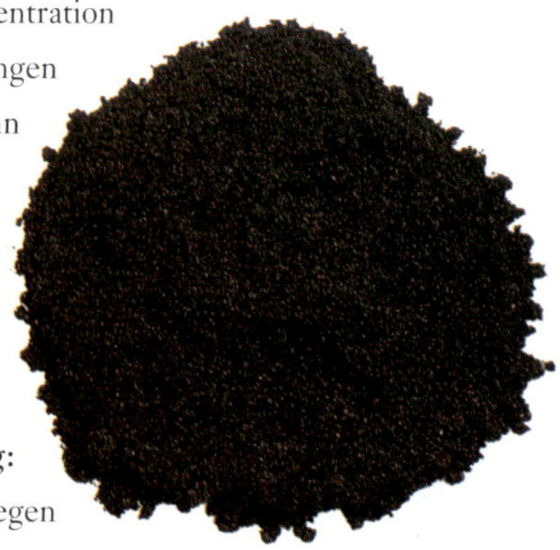

BESCHWERDEN ZUR SELBSTBEHANDLUNG

(zusätzlich zu den in den Kapiteln 1–10 genannten)

Bindehautentzündung: Mit starker Abneigung gegen Licht.

Ohren: Nässende Risse hinter den Ohren; Ausfluß aus den Ohren; in lauter Umgebung kann man besser hören als in einer ruhigen.

PERSÖNLICHE LEITSYMPTOME

VERSCHLECHTERUNG:
- Am Morgen beim Aufwachen
- Wenn der Abfluß von Körpersekreten unterdrückt ist, z. B. bei verzögerter Periode
- Bei Kälte, aber auch im warmen Bett

BESSERUNG:
- Nach dem Spazierengehen an frischer Luft

ERNÄHRUNG:
- Verlangen nach Huhn und milden Speisen
- Abneigung gegen Süßigkeiten, Fleisch und Fisch

Hepar sulfuris

Diese Arznei stammt von Kalziumsulfit in unreiner Form, welches Hahnemann ursprünglich herstellte, indem er feingemahlene Austernschale mit der gleichen Menge Schwefelblüten weißglühend zehn Minuten lang erhitzte. Es wird auch als Calcium sulfuratum Hahnemanni oder Kalkschwefelleber bezeichnet.

KONSTITUTIONELLE UND KÖRPERLICHE MERKMALE

Hepar sulfuris wirkt sehr gut bei Menschen, die sowohl seelisch als auch körperlich außerordentlich empfindlich sind. Es hilft Leuten, die sich schnell ärgern, wehleidig und berührungsempfindlich sind oder Zugluft und Kälte nicht vertragen. Man kann ihnen unmöglich etwas recht machen. Sie sind äußerst anfällig für Infekte.

GEMÜTSSYMPTOME

Es besteht eine so große Empfindlichkeit gegen äußere Einflüsse, daß man versucht sein kann, sich nicht aus dem Haus zu trauen. Wenn dann tatsächlich etwas passiert, neigt man zu Wutausbrüchen, und Krankheit führt zur Depression, da man sich selbst bei leichteren Beschwerden ganz elend fühlt.

BESCHWERDEN ZUR SELBSTBEHANDLUNG

(zusätzlich zu den in Kapitel 1–10 genannten)

- **Trigeminusneuralgie:** Oft rechtsseitig und sehr berührungsempfindlich.
- **Hauterkrankungen:** Neigung zu ungesunder Haut, jeder Schnitt eitert und verheilt langsam; Abszesse und Furunkel sind äußerst berührungsempfindlich.
- **Halsschmerzen:** Der Schmerz fühlt sich wie ein Splitter im Hals an. Dies kann sich beim Schlucken auf das Ohr übertragen. Die Mandeln sind geschwollen und sondern Eiter ab.

PERSÖNLICHE LEITSYMPTOME

VERSCHLECHTERUNG:
- Durch Frieren oder wenn man der Kälte ausgesetzt ist oder etwas Kaltes berührt
- Bei Zugluft oder kaltem, trockenem Wind

BESSERUNG:
- Wenn man gut eingemummt ist, vor allem am Kopf
- In feuchtem Klima

ERNÄHRUNG:
- Verlangen nach Fett, Essig, Mixed Pickles und Gewürzen

ÄNGSTE:
- Vor Nachrichten über schwere Unfälle
- Vor dem Zahnarzt
- Vor Träumen mit Feuer

ANWENDUNGEN

❧ Verschiedene Infektionen

Ignatia

ANWENDUNGEN

❧ Nach starkem Kummer und als Konstitutionsmittel

Diese Arznei wird aus der Frucht von *Ignatia amara* hergestellt, die den Namen Ignatiusbohne erhielt, als spanische Jesuiten sie im 17. Jahrhundert Kaufleuten zeigten. Die Pflanze stammt von den Philippinen und aus Ostindien.

KONSTITUTIONELLE UND KÖRPERLICHE MERKMALE

Ignatia-Typen sind Idealisten, die zur Unzufriedenheit mit ihren Lebensumständen neigen. Sie reagieren empfindlich auf jede Enttäuschung. Es fällt ihnen schwer, über ihre seelischen Probleme zu sprechen, und sie reagieren mit Argwohn auf Hilfsangebote, die sie meist verärgern. Ignatia wird oft bei Kummer verwendet. Es kann jedem nützen, der auf Kummer mit raschen Stimmungswechseln und hysterischem Weinen reagiert.

GEMÜTSSYMPTOME

Mögliche Bestürzung angesichts der Tatsache, daß es schwerer als sonst ist, seine Gefühle unter Kontrolle zu halten. Es ist einem peinlich, wenn man vor anderen Leuten weint. Am liebsten möchte man fortgehen und die Dinge ändern und ist von Reiselust erfüllt. Die Angst vor dem Ersticken kann auf dem Gefühl beruhen, daß ein unbeweglicher Kloß im Hals steckt.

PERSÖNLICHE LEITSYMPTOME

VERSCHLECHTERUNG:
- Nach dem Essen, vor allem nach Süßem
- Durch Kaffeetrinken
- Beim Rauchen oder in einem verrauchten Raum

BESSERUNG:
- Durch Reisen oder Bewegung bei Regen

ERNÄHRUNG:
- Verlangen nach Käse
- Abneigung gegen Obst

ÄNGSTE:
- Vor Vögeln
- Eingesperrt zu sein

SCHLAF:
- Kann nach Kummer übermäßig sein
- Träume von Wasser

BESCHWERDEN ZUR SELBSTBEHANDLUNG

(zusätzlich zu den in Kapitel 1–10 genannten)

- **Husten:** Anfallsartig, ohne vorhandene Infektion.
- **Durchfall:** Aus Schreck oder Sorge um jemand anderen; kann mit Verstopfung wechseln.
- **Verdauungsbeschwerden:** Magenkrämpfe, die sich auf Druck von außen verschlimmern; wechselhafter Appetit; saurer Geschmack im Mund mit übermäßigem Speichelfluß und Blähungen; flaues Gefühl im Magen, das sich durch tiefes Einatmen bessert; Neigung, sich beim Kauen in die Innenseite der Wangen zu beißen; morgendliche Übelkeit mit flauem Gefühl im Magen, das durch Essen gebessert wird.
- **Kopfschmerzen:** Nervöse Kopfschmerzen; während der Periode oder nach Ärger.

Ipecacuanha

Dieses Mittel wird aus der getrockneten Wurzel von *Psychotria (Cephaelis) ipecacuanha* gewonnen, die in Brasilien beheimatet ist. Ein Sirup, der von dieser Pflanze stammt, wird heute noch in der Schulmedizin verwendet, um Erbrechen bei Kindern auszulösen, nachdem sie etwas Giftiges gegessen haben.

KONSTITUTIONELLE UND KÖRPERLICHE MERKMALE

Ipecacuanha kann immer verwendet werden, wenn Übelkeit und/oder Erbrechen als alleinige Hauptbeschwerden oder von Symptomen anderer Körperorgane, z. B. mit Kopfschmerzen, Husten oder Blutungen des Uterus (Gebärmutter), begleitet sind. Die Übelkeit dauert auch noch nach dem Erbrechen an, aber die Zunge bleibt sauber und feucht.

ANWENDUNGEN

- Übelkeit und Erbrechen, Asthma und Blutungen

PERSÖNLICHE LEITSYMPTOME

VERSCHLECHTERUNG:
- Bei Wärme
- Durch übermäßiges Essen, v. a. fette Speisen
- Bei Krankheit

BESSERUNG:
- An der frischen Luft
- Bei Ruhe und geschlossenen Augen

ERNÄHRUNG:
- Widerwillen gegen Essen

BESCHWERDEN ZUR SELBSTBEHANDLUNG

(zusätzlich zu den in Kapitel 1–10 genannten)

- **Starke Monatsblutung:** Blutung mit hellrotem Blut, die sehr plötzlich einsetzt und oft schwallartig sein kann; man verspürt auch Übelkeit und fühlt sich schwach.

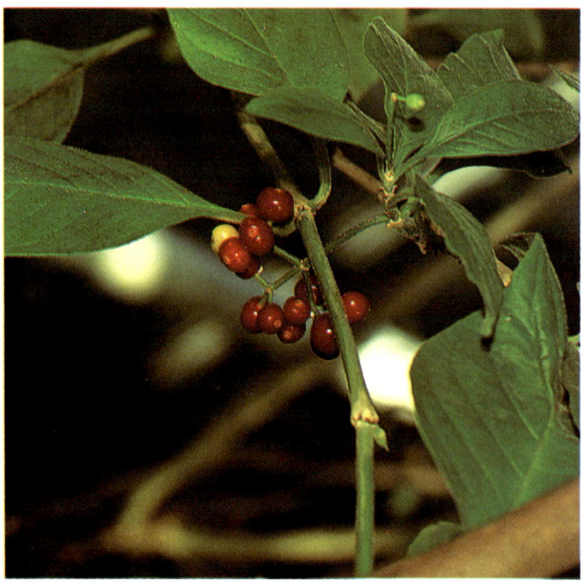

Kalium bichromicum

Die deutsche Bezeichnung für diese Substanz, die als Rohstoff für diese Arznei dient, lautet Kaliumdichromat.

KONSTITUTIONELLE UND KÖRPERLICHE MERKMALE

Obwohl die Kalium-bichromicum-Frau übergewichtig und angepaßt ist und eine eingefahrene Routine vorzieht, kann dieses Mittel auch fast jeder anderen Frau helfen, die unter dickem, klebrigem Ausfluß aus der Nase, dem Rachen oder der Scheide leidet. Oft sprechen die Menschen am besten auf Kalium bichromicum an, die sich allgemein schwach und müde fühlen.

BESCHWERDEN ZUR SELBSTBEHANDLUNG

(zusätzlich zu den in Kapitel 1–10 genannten)

- **Arthritis:** Wandert von Gelenk zu Gelenk. Schmerzende Knöchel nach dem Laufen; die Gelenkschmerzen kommen und gehen sehr plötzlich.
- **Augenentzündung:** Klebriger, gelber Ausfluß mit starkem Tränenfluß.
- **Verdauungsstörungen:** Die Symptome setzen bald nach dem Essen ein mit Schweregefühl im Magen, aufgeblähtem Bauch mit Rülpsen, Widerwillen gegen Wasser und Unverträglichkeit von Fleisch.
- **Nasennebenhöhlenentzündung:** Mit dickem, klebrigem, gelbem Ausfluß aus der Nase und/oder dem Rachen; der Schmerz wird in einem kleinen Bereich etwa von der Größe einer Fingerspitze wahrgenommen.
- **Steißbeinschmerzen:** Verschlimmerung im Sitzen, beim Gehen oder durch Berühren; Linderung durch Wasserlassen oder Geschlechtsverkehr.

ANWENDUNGEN

- Dicker, klebriger Ausfluß, vor allem aus der Nase
- Arthritis

PERSÖNLICHE LEITSYMPTOME

VERSCHLECHTERUNG:
- Bei Kälte und Feuchtigkeit
- Gegen 1 Uhr morgens
- Durch Biertrinken

BESSERUNG:
- Durch Umherlaufen

ERNÄHRUNG:
- Es kann sein, daß Kartoffeln und andere stärkehaltige Nahrungsmittel schlecht verdaut werden.
- Verlangen nach Süßigkeiten

Kalium carbonicum

Das Kaliumkarbonat, aus dem man dieses Mittel gewinnt, stammt von Holzasche.

ANWENDUNGEN
- Arthritis
- Katarrh und Schleim
- Asthma
- Verdauungsstörungen

KONSTITUTIONELLE UND KÖRPERLICHE MERKMALE

Kalium carbonicum ist am besten für Menschen mit einem ausgeprägten Gerechtigkeitssinn geeignet, an dem sie entschlossen festhalten. Sie können übergewichtig sein und ziehen konservative Kleidung vor. Sie sind oft stoisch und neigen dazu, erst zum Arzt zu gehen, wenn eine Krankheit schon sehr fortgeschritten ist. Dessen ungeachtet können sie unzufrieden, schwach und reizbar sein und Veränderungen scheuen. Plötzliche Geräusche lassen sie zusammenfahren.

BESCHWERDEN ZUR SELBSTBEHANDLUNG

(zusätzlich zu den in Kapitel 1–10 genannten)

Schlaflosigkeit: Sie wird durch „Nicht-abschalten-können" verursacht oder durch Erwachen nach vier Stunden Schlaf.

Übelkeit: Durch Aufregung oder durch kalte Getränke, wenn einem warm ist.

Aufgedunsene Augenlider und geschwollenes Gesicht: Aufgrund von Allergien.

PERSÖNLICHE LEITSYMPTOME

VERSCHLECHTERUNG:
- Bei jedem Luftzug, egal, wie geringfügig er sein mag.
- Bei kalter Witterung
- Zwischen 2 und 4 Uhr morgens
- Bei Berührung

BESSERUNG:
- Während des Tages
- Durch Umherlaufen
- Bei warmer, nasser Witterung

ERNÄHRUNG:
- Verlangen nach Süßigkeiten

ÄNGSTE:
- Vor Krankheit
- Vor dem Alleinsein
- Vor der Dunkelheit
- Körperlich verspürt man die Angst im Magen.

Lachesis

Dieses Mittel wird aus dem Gift von *Lachesis muta,* auch Buschmeister oder lanzenförmige Viper genannt, gewonnen und stammt aus Südamerika. Ein homöopathischer Arzt, Constantine Hering, wurde 1837 versehentlich mit dieser Substanz vergiftet. Seine Symptome wurden sorgfältig niedergeschrieben.

ANWENDUNGEN
- Als Konstitutionsmittel, insbesondere in der Menopause und bei Depression

KONSTITUTIONELLE UND KÖRPERLICHE MERKMALE

Lachesis paßt am besten zu ernsten Menschen. Sie arbeiten hart und machen auch aus Spiel Ernst. Sie sind geschwätzig, können jedoch in düstere, stille Depression oder Angst verfallen. Sie sind ehrgeizig und lieben leidenschaftlich, neigen zur Eifersucht und werden ihren Partnern gegenüber mißtrauisch. Sie können alkohol- oder drogenabhängig werden. Typischerweise wirkt ihr Teint aufgedunsen mit einem Stich ins Violette.

GEMÜTSSYMPTOME

Es besteht die Neigung, auf Krankheit mit Eifersucht, mit Mißtrauen gegen andere oder größerer Reizbarkeit als sonst zu reagieren. Kummer oder Enttäuschung nach einer Liebesbeziehung können Krankheiten auslösen, die auf Lachesis ansprechen. Eine Depression kann morgens schlimm sein.

BESCHWERDEN ZUR SELBSTBEHANDLUNG

(zusätzlich zu den Kapiteln 1–10)

- **Asthma:** Oft verbunden mit Heuschnupfen oder nach Eifersucht oder anderen heftigen Gefühlen: man meint, ersticken zu müssen, hat das Bedürfnis, die Kleidung zu lockern und das Fenster zu öffnen; Verschlechterung in einem heißen Raum, nachts oder beim Aufwachen.
- **Rückenschmerzen und Ischias:** Rückenschmerzen mit Ausstrahlung in die Hüften und Beine; Ischialgie in der Schwangerschaft.
- **Trigeminusneuralgie:** Brennender, linksseitiger Gesichtsschmerz, der sich über den Kopf ausbreiten kann.

PERSÖNLICHE LEITSYMPTOME

VERSCHLECHTERUNG:
- Bei jeder Einengung oder durch Druck, z. B. enge Kleidung
- Nach dem Schlafen
- Bei Hitze, z. B. warmes Bad oder heißes Getränk
- Im Frühjahr

BESSERUNG:
- Sobald ein Sekret abfließt, z. B. Periode oder Aufbrechen eines Karbunkels
- Im Freien

ERNÄHRUNG:
- Verlangen nach Alkohol, stärkehaltigen Speisen und kalten Getränken

ÄNGSTE:
- Vor Schlangen
- Vergiftet zu werden

SCHLAF:
- Meist auf der rechten Seite
- Kann durch plötzliches Erstickungsgefühl gestört sein
- Alpträume

Lilium tigrinum

Diese auch als Tigerlilie bekannte Pflanze stammt aus China und Japan. Das Mittel wird aus den Stengeln, Blättern und Blüten hergestellt.

KONSTITUTIONELLE UND KÖRPERLICHE MERKMALE

Frauen, die Lilium tigrinum brauchen, stehen oft im Konflikt zwischen ihrem Wunsch nach sexueller Erfüllung und dem Empfinden, daß dies falsch ist. Wenn sie ihre sexuelle Energie unterdrücken, können sie außer sich geraten und fürchten, wahnsinnig zu werden. Dieser Zustand kann mit großer Freundlichkeit und der Sorge um andere wechseln. Diese Frauen neigen zu großer Hast, und möglicherweise bringen sie als Folge davon nichts zuwege.

ANWENDUNGEN
- Frauenmittel

GEMÜTSSYMPTOME

Wahrscheinlich treten als Reaktion auf innere Konflikte Wut und Reizbarkeit auf. Man ist schnell gekränkt und weist jegliches Mitgefühl anderer zurück.

BESCHWERDEN ZUR SELBSTBEHANDLUNG

(zusätzlich zu den in den Kapiteln 1–10 genannten)

- **Darmprobleme:** Ständiger Stuhldrang, jedoch mit fehlender Entleerung; eilige Stuhlentleerung am frühen Morgen.
- **Menstruationsbeschwerden:** Große prämenstruelle Reizbarkeit; Gefühl des Herabdrängens, als ob die Bauchorgane herausfallen, stärker in der Periode; ständiger Harndrang.
- **Parästhesien (Mißempfindungen) in den Beinen:** Aufgrund ständiger Schmerzen.
- **Rheumatismus:** Schmerzen in den Knöcheln, dem rechten Arm und der Hüfte. Brennende Füße; man kann nicht auf unebenem Boden gehen.

PERSÖNLICHE LEITSYMPTOME

VERSCHLECHTERUNG:
- Bei Wärme
- Beim Aufstehen; man hat das Gefühl, daß die Bauchorgane herausfallen werden.
- Nach Geschlechtsverkehr

BESSERUNG:
- Im Freien
- Wenn man sehr beschäftigt ist

ERNÄHRUNG:
- Verlangen nach Fleisch

ÄNGSTE:
- Vor Wahnsinn
- Vor einer Herzerkrankung
- Daß etwas Schlimmes passieren wird

Lycopodium

Bevor Hahnemann die Sporen der moosähnlichen Pflanze *Lycopodium clavatum* potenzierte, schrieb man ihr keinerlei medizinische Wirkung zu. Sie wurde von Apothekern benutzt, um das Zusammenkleben von Pillen zu verhindern. Gebräuchliche Bezeichnungen für diese Pflanze sind: Kolbenbärlapp oder nur Bärlapp.

ANWENDUNGEN
- Konstitutionsmittel, bei Verdauungsbeschwerden

KONSTITUTIONELLE UND KÖRPERLICHE MERKMALE

Lycopodium wird für viele Erkrankungen akuter und chronischer Natur verwendet und kann vielen verschiedenen Menschen helfen. Es ist besonders nützlich für schüchterne, intellektuelle Charaktere, die körperlich nicht stark sind. Oft fehlt es an Selbstvertrauen. Sie fürchten sich, vor einem Publikum aufzutreten. Wenn dies aber geschieht, machen sie ihre Sache gut. Sie sind nicht gesellig, möchten aber das Gefühl haben, daß jemand in der Nähe ist. Mitunter fällt es schwer, langfristige Verbindungen einzugehen, wie z. B. eine Heirat. Sie neigen zu besorgter Miene und Stirnrunzeln. Die Haut kann fahl sein. Frühes Ergrauen läßt einen alt aussehen.

GEMÜTSSYMPTOME

Es besteht die Neigung zur Besorgnis, vor allem über die Folgen einer Erkrankung. Möglicherweise ist man vergeßlich, mitunter sentimental, und es kann sein, daß man bei Dank in Tränen ausbricht.

BESCHWERDEN ZUR SELBSTBEHANDLUNG

(zusätzlich zu den Kapiteln 1–10)

- **Kopfschmerzen:** Meist rechtsseitig, können neuralgisch sein, am schlimmsten von 16 bis 20 Uhr, schlechter durch Bettwärme und unregelmäßige Mahlzeiten.
- **Gelenke und Muskeln:** Brennender Schmerz zwischen den Schulterblättern.

PERSÖNLICHE LEITSYMPTOME

VERSCHLECHTERUNG:
- 16–20 Uhr
- Morgens beim Aufwachen
- Wenn man eine Mahlzeit ausläßt
- Wenn man fröstelt
- Bei enger Kleidung

BESSERUNG:
- Im Freien, selbst wenn es kühl ist
- Durch Bewegung nach warmer Mahlzeit

ERNÄHRUNG:
- Verlangen nach Süßem
- Verdauungsprobleme durch stärkehaltige Speisen, Kohl, Bohnen
- Abneigung gegen kalte Getränke
- Völlegefühl nach wenigen Bissen trotz großen Hungers vor dem Essen

ÄNGSTE:
- Vor dem Alleinsein, vor allem nachts
- Vor Gespenstern
- Vor schwerer Krankheit
- Vor öffentlichen Auftritten

SCHLAF:
- Oft wenig erholsam
- Man muß auf rechter Seite schlafen und wacht evtl. hungrig auf.

Mercurius solubilis

Dieses Mittel wird aus Quecksilber gewonnen. Von allen homöopathischen Mitteln auf Quecksilberbasis ist dies das am häufigsten verwendete und wird manchmal einfach als Mercurius bezeichnet.

KONSTITUTIONELLE UND KÖRPERLICHE MERKMALE

Wie Quecksilber in einem Thermometer, so reagieren auch Menschen, denen Mercurius mit großer Wahrscheinlichkeit hilft, sehr empfindlich auf Temperaturumschwünge. Sie sind zurückhaltend und mißtrauisch. Unter dem ruhigen Äußeren können sie jedoch starke Gefühle verbergen und zu plötzlichen impulsiven Reaktionen neigen. Möglicherweise hegen sie viele Ängste und haben mitunter das Gefühl, gehetzt zu werden.

BESCHWERDEN ZUR SELBSTBEHANDLUNG

(zusätzlich zu den in den Kapiteln 1–10 genannten)

- **Arthritis:** Gelenkschwellungen, Kältegefühl

PERSÖNLICHE LEITSYMPTOME

VERSCHLECHTERUNG:
- Nachts
- Bei Hitze und Kälte
- Nach Schwitzen
- Bei feuchter Witterung

BESSERUNG:
- Bei gemäßigten Temperaturen

ERNÄHRUNG:
- Verlangen nach Brot und Butter
- Abneigung gegen Süßigkeiten

ÄNGSTE:
- Vor Krankheit und Tod
- Vor der Dunkelheit
- Vor Armut

SCHLAF:
- Zittern in den Extremitäten, vor allem in den Händen
- Nachtschweiß

ANWENDUNGEN
- Erkältungen
- Mandelentzündung
- Verdauungsbeschwerden

Natrium muriaticum

Die deutsche Bezeichnung für dieses Mittel ist Natriumchlorid, besser jedoch bekannt als Kochsalz.

KONSTITUTIONELLE UND KÖRPERLICHE MERKMALE

Natrium muriaticum wird am häufigsten bei Krankheit durch Kummer, Schreck oder Ärger angewendet, vor allem, wenn diese starken Gefühle unterdrückt und nicht vollständig verwunden wurden. Menschen, denen dieses Mittel wahrscheinlich am meisten hilft, sind verantwortungsbewußt und Perfektionisten, aber sehr sensibel und sehr verletzbar durch Erfahrungen, die sie im Leben machen. Oft sind sie unfähig, über ihre Gefühle zu sprechen, obwohl es sein kann, daß sie über vergangenem Kummer grübeln. Bei anderen Frauen gerät der Schmerz allmählich in Vergessenheit, aber Traurigkeit steigt wieder auf, wenn etwas geschieht, das sie an das Ereignis erinnert.

ANWENDUNGEN
- Als Konstitutionsmittel

GEMÜTSSYMPTOME

Bei Krankheit möchte man in Ruhe gelassen werden. Zurückweisung von jedem, der zu trösten versucht. Auch große Geräuschempfindlichkeit (einschließlich Musik) und Empfindlichkeit gegen helles Licht können auftreten. Manchmal will man seinen Schmerz mit Alkohol zu betäuben.

BESCHWERDEN ZUR SELBSTBEHANDLUNG

(zusätzlich den Kapiteln 1–10)

- **Rückenschmerzen:** Vor allem Kreuzschmerzen. Linderung durch Lagerung auf harter Unterlage.
- **Kopfschmerzen:** Oft vor der Periode oder durch Kummer; sie können hämmernd sein und oft gegen 10 Uhr oder von Sonnenauf- bis -untergang auftreten und sich durch Licht, Sonne und Geräusche verschlimmern. Liegen in der Dunkelheit und kalte Kompressen bringen Besserung.
- **Akuter Nasenkatarrh:** Dieser beginnt oft mit Niesen und klarem Ausfluß aus der Nase. Die Augen können schmerzen und schwer sein. Vor allem bei Wind tränen sie sehr leicht.

PERSÖNLICHE LEITSYMPTOME

VERSCHLECHTERUNG:
- In glühender Sonne
- An der See
- Gegen 10 Uhr morgens (Man braucht evtl. etwas zu essen.)

BESSERUNG:
- Durch Alleinsein

ERNÄHRUNG:
- Verlangen nach Salz, sauren Speisen und kalten Getränken
- Abneigung gegen Fettes, Üppiges und Öliges

ÄNGSTE:
- Vor Einbrechern
- Vor abgeschlossenen Räumen
- Vor Keimen

Acidum nitricum

Acidum nitricum ist eine starke, Korrosion verursachende Säure, die einst als Salpetersäure bekannt war und von Hahnemann selbst in die Homöopathie übernommen wurde.

KONSTITUTIONELLE UND KÖRPERLICHE MERKMALE

Menschen, zu denen Acidum nitricum als Konstitutionsmittel paßt, haben oft einen dunklen Teint, sind über ihre Erkrankung hoffnungslos verzweifelt und haben entsetzliche Angst vor dem Tod. Sie neigen zu Rachsucht, Starrsinn und Reizbarkeit, insbesondere morgens. Acidum nitricum wird jedoch sehr häufig für Menschen ohne diese pessimistische Persönlichkeit verwendet, deren Krankheit aber zu den körperlichen Merkmalen paßt, die für dieses Mittel in diesem Buch beschrieben sind. Sie leiden unter übelriechendem Schweiß, Urin oder Stuhl.

BESCHWERDEN ZUR SELBSTBEHANDLUNG

(zusätzlich zu den Kapiteln 1–10)

- **Analfissuren** (Schleimhauteinrisse in der Aftergegend) und **Hämorrhoiden:** Enddarm und After fühlen sich eingerissen an, können bluten und nach dem Stuhlgang stundenlang heftige Schmerzen bereiten.
- **Katarrh:** Jeden Morgen grüne Krusten in der Nase oder gelbes, übelriechendes Nasensekret; die Nase kann auch schmerzen und bluten.
- **Warzen.** Acidum nitricum kann zur Behandlung von Warzen an solchen Körperstellen verwendet werden, wo Haut und Schleimhäute zusammentreffen, z. B. rund um den After, in der Genitalregion rund um die Vulva, im Gesicht rund um die Lippengegend (vgl. S. 16). Die Warzen können weh tun und zur Blutung neigen. Auch in den Mundwinkeln treten möglicherweise schmerzhafte Einrisse auf (vgl. S. 108).

PERSÖNLICHE LEITSYMPTOME

VERSCHLECHTERUNG:
- Durch Frieren
- Abends

BESSERUNG:
- In einem Fahrzeug

ERNÄHRUNG:
- Verlangen nach Fettem und Salzigem
- Verdauungsbeschwerden durch Milch
- Stets hungrig

ÄNGSTE:
- Vor Krebs, Aids und Tod
- Vor Armut

SCHLAF:
- Erwachen gegen 2 Uhr morgens

ANWENDUNGEN

- Beschwerden, die Körperstellen befallen, an denen Haut und Schleimhäute aufeinandertreffen (Mundschleimhaut, Augenlider) rund um Mund und After etc.
- Auch als Konstitutionsmittel einsetzbar.

Nux vomica

Dieses Mittel wird aus *Strychnos nux vomica* hergestellt, die allgemein als Brechnuß bezeichnet wird. Wie der botanische Name vermuten läßt, enthält die Pflanze Strychnin.

KONSTITUTIONELLE UND KÖRPERLICHE MERKMALE

Nux-vomica-Frauen sind ungeduldige, ehrgeizige Workaholics mit extremem Sauberkeits- und Ordnungsbedürfnis. Bei der Arbeit und in der Freizeit neigen sie zu großem Ehrgeiz und brechen vor Überarbeitung zusammen. Nux vomica eignet sich bei den Belastungen durch Überarbeitung und moderne Lebensweise für viele Menschen.

GEMÜTSSYMPTOME

Wenn etwas schiefgeht, wird man leicht wütend und zerstört Dinge oder heult. Es besteht jedoch sehr starke Empfindlichkeit gegen Kritik, andere Menschen, Lärm, Licht, Gerüche etc. Man neigt dazu, zuviel Alkohol oder Kaffee zu trinken oder nimmt Medikamente, um alles bewältigen zu können.

BESCHWERDEN ZUR SELBSTBEHANDLUNG

(zusätzlich zu den in den Kapiteln 1–10 genannten)

- **Asthma:** Verschlimmerung durch körperliche Anstrengung, gegen 3–4 Uhr morgens, bei Kälte.
- **Kopfschmerzen:** Können in Verbindung mit zuviel Essen oder Alkohol und langem Aufenthalt in der Sonne in Verbindung stehen oder prämenstruell auftreten. Die Schmerzen können durch Lärm, Licht, geistige Anstrengung oder nur durch Verärgerung entstehen.
- **Hexenschuß:** Man meint, der Rücken sei entzwei; man muß sich im Bett aufsetzen, um sich umzudrehen.
- **Schlafstörungen:** Mattigkeit nach dem Essen und am frühen Abend; Schlaflosigkeit zwischen 3 und 4 Uhr morgens; wenn man wieder einschläft, fühlt man sich morgens unausgeschlafen.

PERSÖNLICHE LEITSYMPTOME

VERSCHLECHTERUNG:
- Bei kalter Witterung, vor allem trokkenem, kaltem Wind
- Bei Luftzug
- Nach dem Essen

BESSERUNG:
- Nach ungestörtem Schlaf oder Nickerchen
- Bei feuchtem Klima

ERNÄHRUNG:
- Verlangen nach Genußmitteln, fetten und gewürzten Speisen

ÄNGSTE:
- Vor dem Versagen
- Vor Heirat
- Vor Erniedrigung
- Vor der Dunkelheit

ANWENDUNGEN

- Als Konstitutionsmittel, sehr häufig bei Verdauungsstörungen

Acidum phosphoricum

Hahnemann verwendete Knochen und Schwefelsäure zur Herstellung dieses Mittels, heute jedoch wird industriell hergestellte Phosphorsäure verwendet.

KONSTITUTIONELLE UND KÖRPERLICHE MERKMALE

Acidum phosphoricum findet Verwendung bei Menschen, die einen Zusammenbruch erlitten haben, vor allem nach Trauer, aber auch nach schwächender Krankheit und gelegentlich nach Medikamentenmißbrauch oder Alkoholismus.

GEMÜTSSYMPTOME

Dieser Zustand kann einen völlig überfordern. Man ist gefühlsmäßig abgestumpft und gleichgültig und fühlt sich müde und ausgelaugt. Auch meint man, daß das Gedächtnis nachläßt und das Gehirn sehr langsam arbeitet.

BESCHWERDEN ZUR SELBSTBEHANDLUNG

(zusätzlich zu den in den Kapiteln 1–10 genannten)

- **Arthritis und Krämpfe:** Gliederschwäche, Krämpfe in den Armen.
- **Husten und Kurzatmigkeit:** Schwäche in der Brust durch Husten oder Reden.
- **Kopfschmerzen:** Vier Formen von Kopfschmerz lassen sich hier unterscheiden: Druck auf die Schädeldecke, Schmerzen, als ob die Schläfen zusammengepreßt würden, nach dem Geschlechtsverkehr, durch Überanstrengung der Augen.
- **Verdauungsstörungen:** Nach sauren Speisen und Getränken.
- **Mundbeschwerden:** Trockene, aufgesprungene Lippen und Zahnfleischbluten; geschwollene, trockene Zunge, auf die man nachts beim Schlafen versehentlich beißt.
- **Harnwegsbeschwerden:** Häufiges Wasserlassen in großen Mengen, vor allem nachts.

PERSÖNLICHE LEITSYMPTOME

VERSCHLECHTERUNG:
- Durch Anstrengung, auch wenn jemand auf einen einredet
- Nach Geschlechtsverkehr

BESSERUNG:
- Nach Schlaf
- Bei Wärme

ERNÄHRUNG:
- Verlangen nach Obst und Obstsäften

ANWENDUNGEN

❧ Bei Kollaps und Kummer

Phosphorus

Bei Phosphor handelt es sich um ein Element, das sowohl im Pflanzen- als auch Tierreich vorkommt. Knochenmehl ist die Grundlage für die homöopathische Arznei.

ANWENDUNGEN

❧ Konstitutionsmittel bei Beschwerden im Brustraum, Verdauungsstörungen und Blutungen

KONSTITUTIONELLE UND KÖRPERLICHE MERKMALE

Wenn es Phosphorus-Typen gutgeht, sind sie wahre „Stimmungskanonen“. Sie sind ungeheuer lebenslustig, zeigen aber auch Mitgefühl mit anderen, denen ein Mißgeschick widerfahren ist, selbst, wenn es Fremde sind. Sie sind abhängig von der Unterstützung durch andere und neigen zu vielen Ängsten, besonders, wenn sie alleine sind. Sie neigen dazu, eine Sache mit Schwung anzugehen, und geben sie dann plötzlich auf. Sie geben großzügig Geld aus und leihen es sich, ohne sich recht um die Rückzahlung ihrer Schulden zu kümmern. Körperlich sind sie oft hochaufgeschossen und dünn und haben rotbraunes Haar. Meist frösteln sie und sind kälteempfindlich, mitunter vertragen sie aber auch Wärme nicht.

GEMÜTSSYMPTOME

Bei Krankheit und bei Alleinsein können unüberwindbare Ängste und Depressionen auftreten. Dies kann zu Hoffnungslosigkeit führen, so daß man leicht ins Grübeln kommt. Man erschrickt leicht und kann auch übersinnliche Wahrnehmungen haben.

BESCHWERDEN ZUR SELBSTBEHANDLUNG

(zusätzlich zu den Kapiteln 1–10)

- **Angina:** Kann zusammen mit schulmedizinischen Medikamenten angewandt werden, wenn sie auf Streß zurückzuführen ist. Im Liegen verschlimmert sie sich.
- **Husten:** Harter, trockener, anhaltender Husten, manchmal mit brennendem Brustschmerz, der sich durch kalte Luft, Anstrengung, Reden, Lachen und beim Liegen auf der linken Seite verschlimmert.
- **Blutungen:** Nasenbluten, übermäßiges Bluten nach Zahneextraktion, Blutung am After.

PERSÖNLICHE LEITSYMPTOME

VERSCHLECHTERUNG:
- Unregelmäßiges Essen oder Fasten
- Linksseitiges Liegen
- In der Dämmerung
- Wenn man die Hände in kaltes Wasser legt

BESSERUNG:
- Nach dem Essen, durch kalte Getränke
- Durch Streicheln und Massage
- Nach dem Schlaf

ERNÄHRUNG:
- Verlangen nach Schokolade, Salz, Eis und kalten Speisen
- Verlangen nach stark gewürzten Speisen, Reis, Milch und Wein
- Abneigung gegen Süßes und warme Speisen

ÄNGSTE:
- Vor Gewitter
- Daß etwas Schlimmes passieren könnte
- Vor dem Alleinsein oder der Dunkelheit
- Vor Tod und lebensbedrohlicher Krankheit

Psorinum

Dieses Mittel stammt von den Bestandteilen infizierter Hautwunden durch die Krätzmilbe, die sich in die Haut gräbt. In homöopathischer Aufbereitung jedoch kann das Mittel keinerlei Infektionen mehr auslösen.

KONSTITUTIONELLE UND KÖRPERLICHE MERKMALE

Psorinum paßt zu Menschen, die pessimistisch sind und äußerst empfindlich auf kalte Witterung reagieren. Sie nehmen Armut und Enttäuschung an und geben sich häufig mit weniger zufrieden, als sie erreichen könnten. Aber dies führt oft zu Depression und Isolation. Sogar frisch nach dem Duschen sieht die Haut ungewaschen aus. Menschen, die Psorinum brauchen, neigen auch zu wiederkehrenden Infekten. Ausfluß, z. B. aus der Nase, den Ohren oder der Haut, ist oft übelriechend.

ANWENDUNGEN

- Für die meisten Organsysteme, insbesondere die Haut

PERSÖNLICHE LEITSYMPTOME

VERSCHLECHTERUNG:
- Bei kaltem Wetter, im Freien oder in Zugluft
- Nachts

BESSERUNG:
- Bei Wärme; man braucht evtl. warme Kleidung, sogar bei sommerlicher Hitze.

ERNÄHRUNG:
- Abneigung gegen Kaffee
- Nächtliches Hungergefühl kann eintreten.

ÄNGSTE:
- Vor Armut
- Zukunftsangst
- Versagensangst
- Angst vor gesundheitlichen Problemen

GEMÜTSSYMPTOME

Depression und Zukunftsangst werden noch durch die Angst erschwert, nie wieder gesund zu werden. Angst ist nachts schlimmer.

BESCHWERDEN ZUR SELBSTBEHANDLUNG

(zusätzlich zu den in den Kapiteln 1–10 genannten)

Brustbeschwerden: Husten, Bronchitis, Asthma, Erschöpfung, Atemnot wird durch flaches Liegen mit seitlich abgestreckten Armen gelindert.

Ekzem: Starker Juckreiz, nachts schlechter, verstärkt durch die Wärme im Bett; zwanghaftes Kratzen, bis Blut austritt.

Pulsatilla

Die Pflanze *Pulsatilla pratensis ssp. nigricans,* auch als Küchenschelle bezeichnet, wächst auf kalkhaltigem Boden. Bei der Aufbereitung des Mittels wird die ganze Pflanze verwendet.

ANWENDUNGEN

- Konstitutionsmittel, vor allem in der Schwangerschaft
- Für hormonelle Beschwerden und bei Kreislaufbeschwerden

KONSTITUTIONELLE UND KÖRPERLICHE MERKMALE

Pulsatilla-Typen sind sehr gefühlsbetonte, ängstliche, unentschlossene Frauen, die leicht weinen, Mitleid und häufige Liebkosungen brauchen. Dem Aussehen nach sind sie blauäugig, blond und blaß. Es gibt jedoch viele Frauen, denen Pulsatilla in Phasen helfen wird, in denen sie für Pulsatilla typische Merkmale entwickeln. Dieses Mittel kann sich auch bei Symptomen als hilfreich erweisen, die durch hormonelle Veränderungen bewirkt werden.

GEMÜTSSYMPTOME

Es kann sein, daß man Unterstützung von Freunden und Verwandten braucht und zu ständigem Weinen neigt. Die Gefühle sind unstet. Man überlegt es sich nach jedem weiteren Ratschlag anders, kann aber auch sehr starrköpfig sein, wenn das eigene Sicherheitsgefühl bedroht ist. Die Gemütssymptome verschlechtern sich durch Eingeschlossensein in einem heißen Raum, prämenstruell und am Abend.

PERSÖNLICHE LEITSYMPTOME

VERSCHLECHTERUNG:
- In der Dämmerung und am Abend
- Nach üppigen, fetten Speisen (obwohl man ein Verlangen danach haben kann)
- Bei verspäteter Periode
- Bei Überhitzung oder in der Sonne
- Nach plötzlicher Durchnässung

BESSERUNG:
- Bei Trost und Zuspruch
- Bei Spazierengehen an der frischen Luft

ERNÄHRUNG:
- Verlangen nach Butter und Sahne
- Verlangen nach Eis, Käse und kalten Speisen
- Widerwillen gegen Fett, Schweinefleisch
- Fehlender Durst, auch bei Fieber

ÄNGSTE:
- Höhenangst
- Platzangst
- Verrücktwerden

SCHLAF:
- Oft auf dem Rücken, die Hände über dem Kopf

BESCHWERDEN ZUR SELBSTBEHANDLUNG

(zusätzlich zu den Kapiteln 1–10)

Asthma: Oft allergisch bedingt, mit Kurzatmigkeit.

Arthritis: Gelenkschmerzen wandern von Gelenk zu Gelenk, verschlimmern sich bei anfänglicher Bewegung und werden durch Baden gelindert.

Verdauungsbeschwerden: Blähungen und Schmerzen nach dem Essen, vor allem bei üppigen, fetten Speisen. Es kommt abwechselnd zu Durchfall und Verstopfung.

Rhus toxicodendron

Diese unter der Bezeichnung Giftsumach bekannte Pflanze ist in Nordamerika beheimatet und kann Hautausschlag bei empfindlichen Menschen hervorrufen, die nahe daran vorbeigehen. In homöopathischer Aufbereitung kann diese Pflanze Ausschläge heilen, die denen ähneln, die sie hervorruft.

KONSTITUTIONELLE UND KÖRPERLICHE MERKMALE

ANWENDUNGEN
Bei rheumatischen Beschwerden; weist aber auch manche Züge eines Konstitutionsmittels auf.

Die Menschen, denen Rhus toxicodendron am meisten bei der Anwendung als Konstitutionsmittel nützt, sind lebhaft und fröhlich, wenn es ihnen gutgeht. Bei Krankheit neigen sie jedoch zu Unruhe, Erregtheit, Depression und bisweilen zu Aberglauben. Die Zungenspitze kann sehr rot sein. Rhus toxicodendron wird bei einer Vielzahl von Menschen zur Linderung rheumatischer Beschwerden eingesetzt, wenn es zu fortschreitender Steifheit und Schmerzen kommt, die durch Feuchtigkeit, kalte Witterung, vor Stürmen, bei der ersten Bewegung am Morgen und nach Überanstrengung schlimmer werden. Charakteristisch ist, daß die Symptome sich bei warmer, trockener Witterung, nach einem warmen Bad und durch Umherlaufen bessern.

BESCHWERDEN ZUR SELBSTBEHANDLUNG

(zusätzlich zu den Kapiteln 1–10)

- **Grippe:** Wenn Schmerzen dazu zwingen, eine bequemere Lage einzunehmen. Aber man fühlt sich nicht lange wohl und muß sich erneut bewegen. Fieber kann sehr rasch gegen 22 Uhr auftreten.
- **Nackenschmerzen und -steifheit:** Ausgelöst durch Verletzung oder Überanstrengung. Besserung durch Strekken des Nackens und Hin- und Herbewegen des Kopfes und durch Wärme, besonders durch eine heiße Dusche.

PERSÖNLICHE LEITSYMPTOME

VERSCHLECHTERUNG:
- In kaltem, feuchtem oder nebligem Wetter
- Im Herbst
- Abends, besonders nach übermäßigem Tagespensum

BESSERUNG:
- Durch Umherlaufen; stillstehen oder -sitzen kann sehr schwer fallen
- Nach einer Massage
- Nach einem warmen Bad

ERNÄHRUNG:
- Verlangen nach kalter Milch

ANGST:
- Wenn man an traurige Ereignisse denkt.

Sabina

Die medizinischen Eigenschaften von *Juniperus sabina*, aus dem Sabina hergestellt wird, wurden zuerst von den Ärzten im antiken Griechenland erkannt. Die deutsche Bezeichnung für die Pflanze lautet Stinkwacholder oder Sadebaum.

KONSTITUTIONELLE UND KÖRPERLICHE MERKMALE

Sabina eignet sich am besten für Frauen, die heiße Witterung nicht vertragen und nicht kälteempfindlich sind. Plötzlicher Lärm läßt sie schnell zusammenfahren. Sie ertragen keine leichten Geräusche. Ein wichtiger Aspekt von Sabina ist seine Anwendung bei Blutungen aller Art. Das Mittel wird daher häufig bei starker Monatsblutung eingesetzt. Es lindert auch Arthritis- und Gichtschmerzen an Gelenken und ist eines der wenigen Mittel, das angezeigt ist, wenn sich Gelenkbeschwerden bei heißer Witterung oder in einem warmen Zimmer verschlimmern.

PERSÖNLICHE LEITSYMPTOME

VERSCHLECHTERUNG:
- Während der Nacht
- Bei Hitze, nach körperlicher Anstrengung
- Bei nebligem Wetter

BESSERUNG:
- An der frischen Luft
- Bei kühlem Wetter

ERNÄHRUNG:
- Verlangen nach Zitronen und Salz

ANWENDUNGEN
Beschwerden des Uterus (Gebärmutter)

BESCHWERDEN ZUR SELBSTBEHANDLUNG

(zusätzlich zu den Kapiteln 1–10)

- **Rückenschmerzen:** Kreuzschmerzen, die entweder bis zum Schambein ausstrahlen oder von dort ausgehen.
- **Nase:** Neigung zu Nasenbluten, vor allem bei starker oder verspäteter Periode.
- **Arthritis und Gicht:** Rötung, Schwellung, empfindliche Gelenke; die Schmerzen werden durch Wärme, Bewegung und Berührung des Gelenks verschlimmert. Kühle, frische Luft bringt Linderung.

Sanguinaria

Die auch unter dem Namen Blutwurzel oder Kanadische Blutwurzel bekannte *Sanguinaria canadensis* stammt aus den nordamerikanischen Laubwäldern und erfuhr dort als Hausmittel eine breite Anwendung bei Erkältungen im Winter, bevor es in die Homöopathie übernommen wurde.

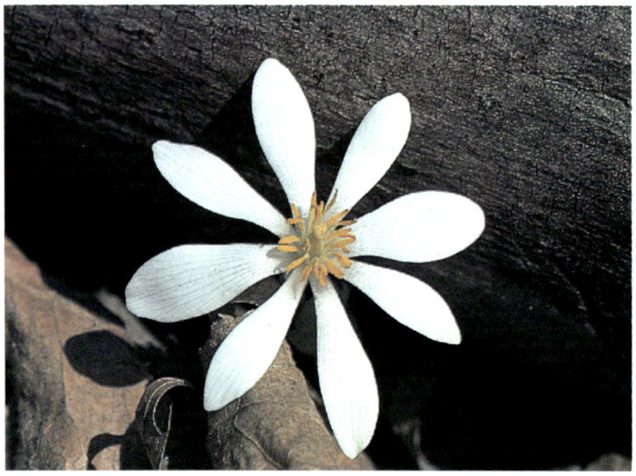

KONSTITUTIONELLE UND KÖRPERLICHE MERKMALE

Sanguinaria wird meist bei Beschwerden der rechten Körperhälfte angewendet, vor allem wenn diese alle sieben Tage auftreten, wie z. B. bei Wochenendmigräne.

BESCHWERDEN ZUR SELBSTBEHANDLUNG

(zusätzlich zu den in den Kapiteln 1–10 genannten)

- **Asthma:** Durch Pollen von Gräsern oder Blüten, oft mit Verdauungsbeschwerden verbunden.
- **Husten:** Kann zu Erbrechen führen, aber auch durch Erbrechen gelindert werden; Verschlimmerung durch Hinlegen.
- **Heuschnupfen:** Absonderung von wäßrigem Sekret
- **Schulterschmerzen:** Meist rechtsseitig; Verschlimmerung durch Umdrehen im Bett, beim Versuch, den Arm zu heben oder auf der betroffenen Seite zu liegen.

ANWENDUNGEN
- Allergien
- Migräne
- Gelenkbeschwerden
- Hitzewallungen im Klimakterium

PERSÖNLICHE LEITSYMPTOME

VERSCHLECHTERUNG:
- Durch Umherlaufen
- Bei Berührung

BESSERUNG:
- Durch Schlaf

ERNÄHRUNG:
- Verlangen nach scharf gewürzten Speisen
- Abneigung gegen Butter

Sepia

ANWENDUNGEN
- Konstitutionsmittel für Frauen

Die Flüssigkeit aus dem Tintensack des Tintenfisches *(Sepia officinalis)* bildet den Ausgangsstoff für dieses Mittel. Sie wurde von Hahnemann eingeführt, der einen Künstler behandelte, dessen Krankheit auf die Arbeit mit Tintenfischtinte zurückzuführen war.

KONSTITUTIONELLE UND KÖRPERLICHE MERKMALE

Sepia hilft am besten Frauen, die erschöpft sind. Sie werden von ihrem Pflichtgefühl angetrieben, weil ihre Energie durch Aufopferung für die Familie aufgezehrt wird. Durch ihre Erschöpfung kommen sie sich dumm und abgestumpft vor. Die Ansprüche, die die Familie an sie stellt, verärgern sie, und es kann sein, daß sie zetern, aber dies bereuen sie, was wiederum zu ihrer Verzweiflung beiträgt. Wenn sie sich hingegen aufraffen, zu einer Party zu gehen oder Sport zu treiben, geht es ihnen gleich viel besser. Sie sind oft hochaufgeschossen, dünn und flachbrüstig. Vielen eher molligen Frauen aber hat Sepia genauso geholfen. Auf Nase und Wangen kann eine bräunlichgelbe Verfärbung auftreten. Chronische Kopf- und Rückenschmerzen, Verstopfung und übermäßiges Schwitzen tragen zu einem Gefühl der Niedergeschlagenheit bei, das typisch für Frauen ist, die Sepia brauchen. Es ist ein Mittel, das Frauen heutzutage oft benötigen, gerade weil sie zwischen den Anforderungen durch Beruf und Familie hin- und hergerissen sind.

GEMÜTSSYMPTOME

Es kann sein, daß einem zum Heulen zumute ist. Man ist erschöpft, lehnt Gesellschaft zwar ab, ist alleine aber auch nicht glücklich. Anstrengende sportliche Betätigung, vor allem Tanzen oder Aerobic, oder die Beobachtung eines Gewitters lassen ein Gefühl der Besserung aufkommen. Mitunter leidet man unter Libidoverlust und lehnt intime Berührungen ab. Selbst bei Überarbeitung wird man Hilfe immer noch ausschlagen.

BESCHWERDEN ZUR SELBSTBEHANDLUNG

(zusätzlich zu den in den Kapiteln 1–10 genannten)

- **Kopfschmerzen:** Oft linksseitig, können durch Fasten, während der Periode oder während der Menopause verschlimmert werden.

PERSÖNLICHE LEITSYMPTOME

VERSCHLECHTERUNG:
- Vor und während der Periode
- Nachmittags
- An der See
- Nach Durchfall

BESSERUNG:
- Nach anstrengender sportlicher Betätigung

ERNÄHRUNG:
- Verlangen nach Süßigkeiten, Essig, sauren Speisen; Widerwillen gegen Fett

ÄNGSTE
- Vor Gespenstern
- Vor Armut

Silicea

Dieses Mittel, das auch als Kieselsäure bekannt ist, wird aus Siliziumdioxid hergestellt, das in Feuerstein, Quarz, Sandstein und anderen Mineralien natürlich vorkommt.

KONSTITUTIONELLE UND KÖRPERLICHE MERKMALE

Menschen, die Silicea brauchen, sind oft zierlich und empfindlich, vor allem gegen Lärm, aber es fehlt ihnen an Mut. Im psychischen Bereich führt dies zu einem schlecht entwickelten Selbstvertrauen. In körperlicher Hinsicht mangelt es ihnen nicht nur an Durchhaltevermögen, sondern es besteht auch eine Neigung zu Infektionen der Atemwege, der Haut, des Mundes und des Enddarms. Das Skelett, die Nägel und Zähne können schwach und schadhaft sein.

GEMÜTSSYMPTOME

Man ist möglicherweise unfähig, das zu tun, was getan werden muß. Da man an den eigenen Fähigkeiten zweifelt, neigt man dazu, dies durch Detailkrämerei auszugleichen. Dies verärgert andere Menschen. Es besteht eine ausgesprochene Entscheidungsschwäche.

ANWENDUNGEN

- Alle Zustände mit geringem Durchhaltevermögen

BESCHWERDEN ZUR SELBSTBEHANDLUNG

(zusätzlich zu den Kapiteln 1–10)

- **Kopfschmerzen:** Beginnen oft am Hinterkopf und greifen auf Stirn und rechte Kopfhälfte über. Sie verschlimmern sich durch Kälte, Grübeln, während der Periode oder nach Abnehmen einer Kopfbedeckung. Diese Kopfschmerzen lassen sich lindern durch Schließen der Augen, Hinlegen im Dunkeln oder durch Wärme, insbesondere durch Einmummen des Kopfes.
- **Abszesse:** Egal, an welcher Körperstelle sie vorkommen: Zähne, Brust, Vulva (Bartholin-Zyste) und Rektum.

PERSÖNLICHE LEITSYMPTOME

VERSCHLECHTERUNG:
- Bei kalter Witterung oder kaltem Luftzug
- Bei unbedecktem Kopf: Sogar bei warmer Witterung kann man das Bedürfnis nach einem Hut haben.

BESSERUNG:
- Bei feucht-warmem Wetter

ERNÄHRUNG:
- Verlangen nach Eis, Süßigkeiten und Eiern
- Abneigung gegen Fett, Fleisch, gekochte oder warme Speisen

ÄNGSTE:
- Lampenfieber
- Vor spitzen Gegenständen, wie z. B. Nadeln

Staphisagria

Mittel aus *Delphinium staphisagria* wurden schon zu Hippokrates' Zeit benutzt. Das Homöopathikum wird aus den Samen des Rittersporns, den Stephanskörnern, gewonnen.

KONSTITUTIONELLE UND KÖRPERLICHE MERKMALE

Menschen, die Staphisagria brauchen, meiden Konflikte und unterdrücken ihre Gefühle. Häufig zeigen sie Ärger nicht in der gleichen Weise wie andere Leute. Äußerlich erscheinen sie sehr sanftmütig, obwohl sie sich zu Schuldgefühlen oder Scham bekennen. Letztlich lassen sie ihre Wutausbrüche zu, bei denen es durchaus sein kann, daß sie mit Gegenständen um sich werfen. Ihre inneren Gedanken und Phantasien sind oft sexueller Natur.

GEMÜTSSYMPTOME

Möglicherweise hat man in der Vergangenheit viel Kummer erlitten, ist aber aus verschiedenen Gründen unfähig, seine Gefühle zum Ausdruck zu bringen. Weinerlichkeit und mangelndes Selbstbewußtsein können ebenfalls auftreten.

BESCHWERDEN ZUR SELBSTBEHANDLUNG

(zusätzlich zu den Kapiteln 1–10)

- **Schlaflosigkeit:** Unfähigkeit, nachts zu schlafen, tagsüber jedoch Gefühl der Abgeschlagenheit.
- **Schuppenflechte:** Nach Kummer oder Unterdrückung heftiger Gefühle.

ANWENDUNGEN

- Beschwerden durch unterdrückte Wut oder Kummer

PERSÖNLICHE LEITSYMPTOME

VERSCHLECHTERUNG:
- Nach einem Nickerchen tagsüber
- Wenn man gefühlsmäßig aufgewühlt ist

BESSERUNG:
- Bei Wärme

ERNÄHRUNG:
- Verlangen nach Süßigkeiten und Brot

ÄNGSTE:
- Höhenangst
- Angst vor Wut

Sulfur

Schwefel wurde bereits in der Frühgeschichte zu religiösen und Reinigungszwecken verwendet. Das homöopathische Mittel wird aus Schwefelblüten gewonnen.

KONSTITUTIONELLE UND KÖRPERLICHE MERKMALE

Man sagt, daß mehr Männer als Frauen Sulfur benötigen, aber vielen Frauen hat dieses Mittel auch geholfen. Insgesamt verfügen Menschen, die Sulfur brauchen, über intellektuelle Gaben, die sie entweder als kühle Denker oder praktische und kompetente Macher ausspielen. Die meisten von ihnen sind selbstbewußt, neigen aber zur Beschäftigung mit sich selbst und sind kritisch. Sie können nicht lange stehen, da dies Symptome, wie z. B. Schmerzen oder Durchfall, auslösen kann. Typischerweise sind sie um 11 Uhr sehr hungrig. Vom Körperbau her können sie dünn sein mit runden Schultern oder zu Übergewicht neigen.

ANWENDUNGEN

Als Konstitutionsmittel; es ist besonders nützlich bei Hautproblemen und Verdauungsbeschwerden.

GEMÜTSSYMPTOME

Man sorgt sich um seine Gesundheit und um die Familie. Übler Geruch, bestimmte Gegenstände oder Menschen rufen Ekel hervor.

BESCHWERDEN ZUR SELBSTBEHANDLUNG

(zusätzlich zu den in den Kapiteln 1–10 genannten)

- **Arthritis:** Befällt oft die linke Schulter und wird durch die Anwendung kalter Kompressen gelindert.
- **Konjunktivitis und entzündete Augenlider:** Die Augen sind tagsüber gerötet und jucken nachts. Die Augen können brennen und sind morgens schwer zu öffnen.
- **Durchfall:** Oder weicher Stuhl gleich morgens; Verschlimmerung nach Alkoholgenuß.

PERSÖNLICHE LEITSYMPTOME

VERSCHLECHTERUNG:
- Bei großer Wärme, besonders im Bett
- Im Winter und bei bedecktem Wetter
- Durch Baden

BESSERUNG:
- Durch Hinlegen

ERNÄHRUNG:
- Verlangen nach Süßem, Eis, fetten Speisen, Alkohol und eiskalten Getränken
- Abneigung gegen Eier
- Evtl. Verlangen nach Süßigkeiten und Schokolade vor der Periode

ÄNGSTE:
- Höhenangst
- Vor Krankheit
- Vor Versagen

SCHLAF:
- Vorwiegend auf der linken Seite liegend
- Evtl. Alpträume, wenn man auf dem Rücken schläft

Thuja occidentalis

Der auch als Lebensbaum *(Arbor vitae)* bezeichnete Baum *Thuja occidentalis* ist in Nordamerika beheimatet. Die frischen grünen Zweige wurden erstmals von Hahnemann homöopathisch verwendet.

KONSTITUTIONELLE UND KÖRPERLICHE MERKMALE

Thuja occidentalis hilft Menschen, die deprimiert und ohne Zuversicht sind. Mitunter haben sie seltsame fixe Ideen in bezug auf ihren Körper und glauben, daß er aus Glas oder zerbrechlich ist oder daß sich etwas Lebendes in ihm verbirgt. In der Kindheitsgeschichte ist oft von Vernachlässigung und Mißbrauch die Rede. Anerkannt zu werden und Anerkennung zu bekommen, ist der größte Wunsch dieser Menschen. Vielen Menschen, die diese Symptome nicht verspüren, kann Thuja aber genauso helfen.

ANWENDUNGEN

Hautwucherungen, Atemwegsbeschwerden

GEMÜTSSYMPTOME

Man fürchtet, in der Äußerung seiner inneren Gedanken und Gefühle zu freimütig zu sein.

BESCHWERDEN ZUR SELBSTBEHANDLUNG

(zusätzlich zu den in den Kapiteln 1–10 genannten)

- **Asthma:** Verschlechterung bei feuchtem Wetter.
- **Kopfschmerzen:** Man hat das Gefühl, daß einem ein Nagel in den Kopf getrieben wird.

PERSÖNLICHE LEITSYMPTOME

VERSCHLECHTERUNG:
- Bei kalter und/oder feuchter Witterung
- Gegen 3 Uhr morgens und 15 Uhr nachmittags

BESSERUNG:
- Nach Schwitzen
- Nach einer Massage

ERNÄHRUNG:
- Verlangen nach Süßigkeiten
- Entweder Verlangen oder Widerwillen gegen Zwiebeln, Knoblauch oder Tee
- Zwiebeln können Magenbeschwerden auslösen.

ÄNGSTE:
- Angst, nicht gemocht zu werden

SCHLAF:
- Man zieht es vor, auf der linken Seite zu liegen; die Träume können vom Fallen handeln.
- Erwachen gegen 3–4 Uhr morgens

Veratrum album

Das homöopathische Mittel wird aus den Wurzeln dieser Pflanze, allgemein als Weiße Nieswurz bekannt, gewonnen.

KONSTITUTIONELLE UND KÖRPERLICHE MERKMALE

ANWENDUNGEN
❧ Beschwerden, die von kaltem Schweiß begleitet sind, aber auch zur Konstitutionsbehandlung.

Veratrum album wird zur Behandlung von psychischer Übererregung und Realitätsverlust eingesetzt. Die hier beschriebenen Anwendungen beschränken sich auf körperliche Beschwerden.

BESCHWERDEN ZUR SELBSTBEHANDLUNG

(zusätzlich zu den in den Kapiteln 1–10 genannten)

- **Gastroenteritis:** Starkes Erbrechen und Durchfall, meist verbunden mit kaltem Schweiß.
- **Extremitäten:** Auftreten extremer Kälte und Blässe, oft durch bestimmte Tätigkeiten, wie Schreibmaschineschreiben, Klavierspielen oder die Bedienung vibrierender Geräte, (Raynaud-Krankheit).
- **Schwindel:** Begleitet von Erbrechen und kaltem Schweiß.

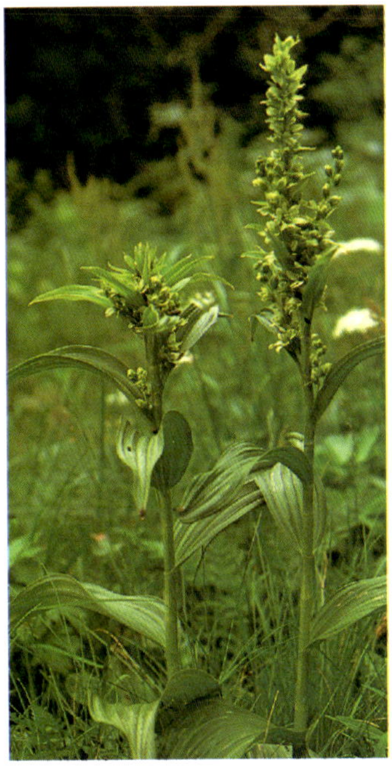

PERSÖNLICHE LEITSYMPTOME

VERSCHLECHTERUNG:
- Bei niedrigen Temperaturen
- Nachts

BESSERUNG:
- Durch Wärme
- Durch Umherlaufen

ERNÄHRUNG:
- Verlangen nach sauren Speisen und Obst, Zitronen, Salz und Eis
- Großer Durst, insbesondere auf kalte Getränke

Zincum metallicum

Zink wurde wahrscheinlich zuerst in Indien im 13. Jahrhundert isoliert und später von Hahnemann in die Homöopathie eingeführt. In der Schulmedizin dient es hauptsächlich als Salbengrundlage.

KONSTITUTIONELLE UND KÖRPERLICHE MERKMALE

Zincum metallicum paßt am besten zu Menschen, die körperlich und seelisch am Ende sind. Sie machen einen lethargischen und dummen Eindruck, indem sie alles wiederholen, was man zu ihnen sagt. Die Stimmung kann stark schwanken und zwischen Depression und Euphorie liegen. Manchmal beschweren sie sich ständig und sind nicht zufriedenzustellen. Bei chronischer Krankheit neigen sie zu Zuckungen und/oder Zittern.

GEMÜTSSYMPTOME

Es kann sein, daß die Sprache beeinträchtigt ist, weil man Schwierigkeiten hat, sich zu konzentrieren. Unterhaltung und jede andere Geräuschquelle sind einem regelrecht zuwider. Zu einer Besserung der Symptome kann es kommen, wenn sich Körpersekrete lösen, vor allem bei Einsetzen der Periode oder bei Auftreten eines Ausschlags. Bei Verärgerung oder zu großer Betätigung neigt man zur Erschöpfung.

BESCHWERDEN ZUR SELBSTBEHANDLUNG

(zusätzlich zu den in den Kapiteln 1–10 genannten)

- **Frostbeulen:** Schmerzhaft, Besserung durch Reiben.
- **Kopfschmerzen:** Nach Weingenuß, selbst in sehr kleiner Menge; Verschlimmerung des Zustandes im Freien.
- **Syndrom der unruhigen Beine:** Die Füße und Beine sind im Schlaf ständig in Bewegung. Als Folge davon ist der Schlaf durch Zuckungen oder Treten gestört.

ANWENDUNGEN
❧ Bei Erkrankungen des Nervensystems

PERSÖNLICHE LEITSYMPTOME

VERSCHLECHTERUNG:
- Nach Wein oder anderen alkoholischen Getränken
- Bei Kälte oder nach einem kalten Bad

BESSERUNG:
- Beim Essen
- Durch Umherlaufen
- Bei Einsetzen der Periode oder Auftreten eines Ausschlags

ERNÄHRUNG:
- Abneigung gegen Fisch oder Süßigkeiten
- Man ist gegen 11 Uhr vormittags sehr hungrig.

Glossar

ARZNEIMITTELPRÜFUNG
Samuel Hahnemann protokollierte die Symptome, die ein homöopathisches Mittel sowohl auslösen als auch heilen kann (siehe S. 10), indem er gesunden Menschen diese Mittel verabreichte. Die Gesamtheit dieser Symptome nannte er Arzneimittelbild. Sie können gelegentlich nach Einnahme eines homöopathischen Mittels bei einer bestimmten Erkrankung eintreten (siehe S. 10–11).

ERSTVERSCHLIMMERUNG
Mitunter kann nach der Einnahme eines homöopathischen Mittels zunächst eine Verstärkung der Beschwerden eintreten. Es handelt sich dabei um die sogenannte Erstverschlimmerung. Im Falle einer Erstverschlimmerung verweisen wir auf die S. 10–11.

KONSTITUTIONSBEHANDLUNG
Sie beruht auf der gesamten Persönlichkeit der Patientin, einschließlich ihrer Veranlagung, Lebenserfahrung, seelischen und geistigen Fähigkeiten und körperlichen Reaktion auf die Umwelt. Gelegentlich sind Angaben über Statur, Haut- und Haarfarbe etc. wichtig. Ein Mittel, das diese Faktoren berücksichtigt, bezeichnet man mitunter auch als Konstitutionsmittel.

MATERIA MEDICA
In der Homöopathie dient die Bezeichnung Materia Medica zur Beschreibung der Gesamtheit aller durch ein bestimmtes Mittel gelinderten Symptome. (Anm. d. Übers.: Die Materia Medica wird auch als Arzneimittellehre bezeichnet, in der alle geprüften Substanzen und ihre Arzneimittelbilder zusammengefaßt sind. Sie kann als die umfangreichste Arzneimittellehre überhaupt angesehen werden. aus: Augustin/Schmiedel, Praxisleitfaden Naturheilkunde, Jungjohann-Verlag, S. 133).

POTENZ
Eine Potenz wird aus einer sehr kleinen Menge Urtinktur erzeugt, die systematisch in einem Gemisch aus Wasser und Alkohol gelöst und kräftig zwischen jeder Verdünnungsstufe verschüttelt wird (s. auch S. 10).

STOFFWECHSEL
Der biochemische Umwandlungsprozeß, der ständig in unserem Körper stattfindet, wird als Stoffwechsel bezeichnet. Komplexe Substanzen, wie z. B. Proteine, werden aus einfacheren Stoffen aufgebaut und andere komplexe Substanzen werden meist unter Freisetzung von Energie in einfache Stoffe zerlegt.

SYMPTOMMITTEL
Bei einem Symptommittel handelt es sich um eine Arznei, die von den Symptomen abhängt, die die Patientin verspürt. Die Symptome können in direktem Zusammenhang mit der Erkrankung stehen, wie z. B. Knieschmerzen bei Arthritis, oder allgemeiner Art sein, z. B. großer Durst auf kalte Getränke. Die Aussicht auf ein erfolgreiches Behandlungsergebnis wächst, wenn soviele Merkmale wie möglich auf die für diese Arznei beschriebenen Charakteristika zutreffen.

URTINKTUR
Bei der Urtinktur handelt es sich um das Konzentrat eines Mittels, aus dem die verschiedenen Potenzen hergestellt werden.

Literaturhinweise

Dannheisser, J., Edwards, P.: **SANFTE WEGE ZUR GESUNDHEIT. HOMÖOPATHIE,** Könemann Verlagsgesellschaft, Köln, 1999

Marks, C.: **ALTERNATIVE HEILKUNDE. HOMÖOPATHIE,** Könemann Verlagsgesellschaft, Köln, 1999

Eichelberger, O.: **KLASSISCHE HOMÖOPATHIE,** Haug-Verlag, Heidelberg

Hahnemann, S.: **ORGANON DER HEILKUNST,** Haug-Verlag, Heidelberg

Kent, J. T.: **REPERTORIUM DER HOMÖOPATHISCHEN ARZNEIMITTEL,** Haug-Verlag, Heidelberg, und Hippokrates, Stuttgart

Leduc, H.: **KRANKE KINDER HOMÖOPATHISCH BEHANDELN,** Droemer-Knauer-Verlag, München

Rau, J.: **KLASSISCHE HOMÖOPATHIE,** W. Jopp Verlag, Wiesbaden

Risch, G.: **DER SANFTE WEG. EINE INFORMATION ÜBER HOMÖOPATHIE FÜR JEDERMANN,** Eurika Verlag

STAUFFERS HOMÖOPATHISCHES TASCHENBUCH, Haug-Verlag, Heidelberg

Seng, G. (Hrsg.), J. Abele, H. Anemueller: **NATURHEILVERFAHREN UND HOMÖOPATHIE,** TRIAS-Thieme, Hippokrates, Enke, Stuttgart

Stumpf, W.: **HOMÖOPATHIE;** Gräfe und Unzer Verlag, München

Ullmann, D.: **HOMÖOPATHIE,** Scherz Verlag, Bern/München

Vithoulkas, G.: **DIE WISSENSCHAFTLICHE HOMÖOPATHIE,** U. Burgdorf Verlag, Göttingen

ders.: **MEDIZIN DER ZUKUNFT,** Wenderoth Verlag, Kassel

Nützliche Adressen

UNTER FOLGENDEN ADRESSEN ERHÄLT MAN AUSKUNFT ÜBER ÄRZTE UND HEILPRAKTIKER, DIE NACH DEN METHODEN DER KLASSISCHEN HOMÖOPATHIE BEHANDELN:

Homöopathie-Forum
Organisation klassisch homöopathisch arbeitender Heilpraktiker e.V., Grubmühlerfeldstraße 14a+b, 81321 Gauting bei München, Tel.: 0 89/8 93 41 40, 8 50 98 30, Fax: 89 34 14 66.

Deutsche Gesellschaft für klassische Homöopathie, Louise-Scherer-Str. 8, 65582 Diez

Deutscher Zentralverein homöopathischer Ärzte e.V., Münsterstr. 6, 53111 Bonn, Tel.: 02 28/69 52 49

Bundesverband Patienten für Homöopathie e.V., Lange Straße 47, 37181 Hardegsen; bei Anfragen adressierten und mit 3,– DM frankierten Umschlag beilegen.

Hahnemannia – Deutscher Verband für Homöopathie und Lebenshilfe e.V., Kapuzinerweg 20, 89150 Laicheningen.

August-Weihe-Institut für homöopathische Medizin e.V. (Ausbildungsinstitut), Benekerstr. 11, 32756 Detmold, Tel.: 0 52 31/3 41 51, Fax: 3 41 52, Email: august-weihe-institut @gmx.de

Zentralverband der Ärzte für Naturheilverfahren, Am Promenadenplatz 1, 72250 Freudenstadt, Tel.: 0 74 41/91 85 80, Fax: 9 18 58 22.

Naturärztliche Vereinigung der Schweiz, Postfach 127, CH-9119 Herisau.

Österreichische Gesellschaft für Homöopathische Medizin, Mariahilferstraße 110, A-1070 Wien, Tel.: 00 43/1/5 26 75 75, Fax: 52 67 57 54, Internet: www.homoeopathie.at

Über Apotheken, die auf Homöopathie spezialisiert sind, kann man auch eine homöopathische Hausapotheke in Etuiform beziehen. Die Mittel sind in diesem Etui als Glaszylinder zu etwa 1,5 g als Globuli abgefüllt. Bei Bedarf können diese Fläschchen nachgekauft werden.

Speziell aufbereitete homöopathische Mittel bei Nahrungsmittelunverträglichkeit (s. S. 114) können ebenfalls bei bestimmten Apotheken bestellt werden, die jedoch oft Wert darauf legen, daß ein Arzt oder Heilpraktiker die Bestellung aufgibt.

Internet: www.datadiwan.de enthält über 5000 Literatur- und 900 Adresshinweise und hilft z. B. bei der Suche nach einer naturheilkundlichen Klinik.

Apotheke zur Kaiserkrone, Mariahilfer Straße 110, A-1070 Wie, Tel.: 01/5 26 26 46, Fax: 5 26 26 47; Internet: www.kaiserkrone.co.at/apo, Email: apo@kaiserkrone.co.at; spezialisiert auf Komplementärmedizin, u. a. Homöopathie, Bachblüten.

ÜBERREGIONALE ORGANISATIONEN UND SELBSTHILFEGRUPPEN

Arbeitsgemeinschaft allergiekrankes Kind, Hauptstr. 27, 35745 Herborn

Pro Familia Deutsche Gesellschaft für Familienplanung, Sexualpädagogik und Sexualberatung e.V., Bundesverband, Stresemannallee 3, 60596 Frankfurt am Main, Tel.: 0 69/63 90 02, Fax: 63 98 52

Anorexia-Bulimia-Nervosa e.V., Ungererstr. 32, 80802 München, Tel.: 089/33 38 77

Ess- und Magersucht „Cinderella" e.V., Westendstr. 35, 80339 München

Deutsche Gesellschaft für Ernährung, Feldbergstr. 28, 60323 Frankfurt am Main

Gesellschaft für biologische Krebsabwehr e.V., Hauptstr. 27, 69117 Heidelberg, Tel.: 0 62 21/16 15 25

Anonyme Alkoholiker Interessengemeinschaft e.V., Postfach 46 02 27, 80910 München, Tel.: 0 89/3 16 43 43 und 31 69 50 00

Hilfswerk für psychisch Kranke, HIPSY, Ickstalstr. 26, 80469 München, Tel.: 0 89/2 60 69 01

Deutsche Schmerzhilfe e.V., Woldsenweg 3, 20249 Hamburg, Tel.: 0 40/46 56 46, Fax: 4 60 17 19

Verein für Suchtprävention und Therapie mit Drogenabhängigen, Solmsstr. 26, 10961 Berlin, Tel.: 0 30/6 91 70 42

Bildnachweis

A–Z Botanical Collection Ltd 89, 116, 156 rechts;
Taeke Henstra/Petit Format 34; Sam Ke Tran 42, 62;
BSIP, Alexandra 50; Julia Hancock 58, 122; Rosemary Greenwood 63 oben links; Sheila Orme 63 oben rechts, 158; Dan Sams 94, 160; Malcolm Warrington 100, 149; The Picture Store 139;
Andrew Brown 141, 171; David C. Clegg 147.
Vanessa Fletcher 1, 10, 11, 134
Image Bank, David de Lossy 110
Oxford Scientific Films, Scott Camazine 54, 132, 154;
Stan Osolinski 56, 168; G.A. MacLean 107, 138, 153
Zefa 111

Register